颅脑影像

手绘速记

徐桂兴 著

人民卫生出版社
·北 京·

图书在版编目（CIP）数据

颅脑影像手绘速记 / 徐桂兴著. -- 北京：人民卫生出版社，2024. 6. --（漫画医学丛书）. -- ISBN 978-7-117-36422-5

Ⅰ. R742. 04

中国国家版本馆 CIP 数据核字第 2024RL4233 号

漫画医学丛书
颅脑影像手绘速记
Manhua Yixue Congshu
Lunao Yingxiang Shouhui Suji

著　　者：徐桂兴
出版发行：人民卫生出版社（中继线 010-59780011）
地　　址：北京市朝阳区潘家园南里 19 号
邮　　编：100021
E - mail：pmph @ pmph.com
购书热线：010-59787592　010-59787584　010-65264830
印　　刷：廊坊一二〇六印刷厂
经　　销：新华书店
开　　本：787 × 1092　1/16　　印张：12
字　　数：227 千字
版　　次：2024 年 6 月第 1 版
印　　次：2024 年 9 月第 1 次印刷
标准书号：ISBN 978-7-117-36422-5
定　　价：79.00 元
打击盗版举报电话：010-59787491　E-mail：WQ @ pmph.com
质量问题联系电话：010-59787234　E-mail：zhiliang @ pmph.com
数字融合服务电话：4001118166　E-mail：zengzhi @ pmph.com

前 言

21世纪是“神经学时代”。神经影像技术的进展，让神经学专业的从业者，对“脑”的认识越来越深入。熟知神经解剖是神经影像阅片的基础，然而神经解剖纷繁复杂，令人“头疼”。同时，传统的一层层的文字标注式阅片教学，不利于记忆和掌握。基于以上，一位会画画的神经外科医生，制作了这本关于神经影像阅片的书。与其说这是一本专业书，倒不如把它当成一个“手绘速记本”。

手绘部分的突出特点是能够直观、生动地诠释知识点，如“Ω”征、“苹果”征、“桃心”征、“香蕉”征和“蝴蝶”征等。帮助记忆的手绘都是基于临床病例，并按照临床实际阅片的逻辑予以展示。本书内容包括颅脑正常影像和脑血管病、颅内肿瘤、颅脑损伤等临床病变影像，秉持“温度和高度并存”的原则，既包含经典征象，也对“新近征象”进行展示。为便于记忆，本书对颅脑影像的知识点进行生动和形象的联想，如“猫眼”“柠檬”等；同时，兼顾“共情”，力求让读者一看图，就有恍然大悟的感觉。

期待这本包含300多幅颅脑影像手绘的记忆笔记，能帮助各位读者找到学习神经影像的乐趣，助力大家的临床工作。

徐桂兴

2024年3月

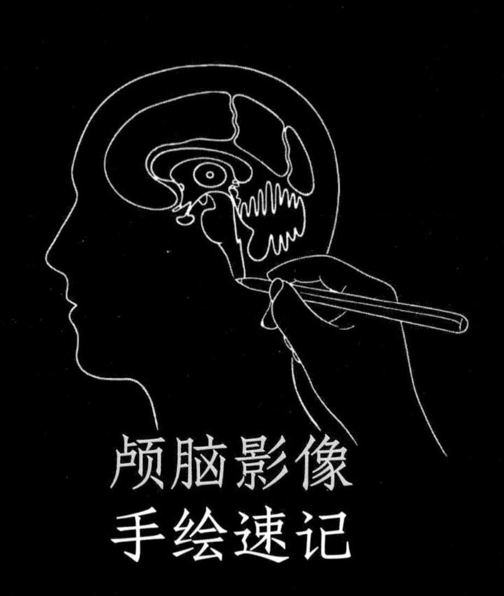
颅脑影像
手绘速记

目 录

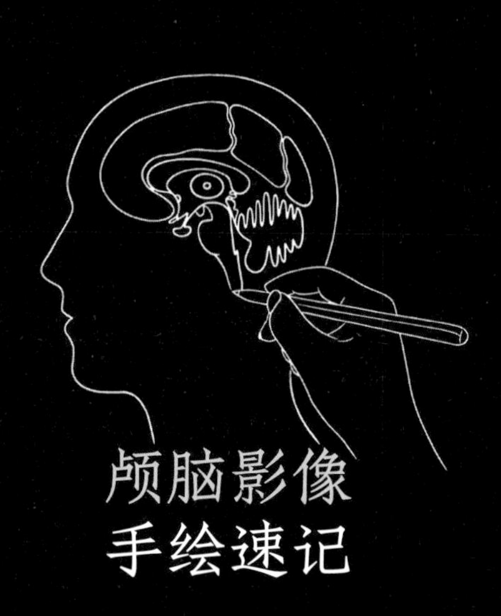

颅脑影像
手绘速记

第一章

颅脑正常影像

CT 基于“密度”成像，有辐射。CT 值和 CT 窗是阅片的两大基础，常用的 CT 窗有两个：脑窗和骨窗。顾名思义，脑窗看脑组织，骨窗看颅骨（图 1-1）。

MRI 基于“磁场”成像，无电离辐射，但禁忌“金属”。头颅 MRI 有多个加权像（WI），如 T_1WI、T_2WI、磁共振波谱成像（MRS）、液体抑制反转恢复序列（FLAIR sequence）、弥散加权成像（DWI）和弥散张量成像（DTI）等（图 1-2）。

加权，就是“突出”的意思，不同的加权，突出不同的“东西”（图 1-3）。T_1WI 和 T_2WI 是两个基本加权像，T_1WI 看解剖，T_2WI 看脑脊液、水肿和病变。

目前，CT 和 MRI 是神经系统主要的影像检查方式，两次检查方式相互补充；二者都可以提供水平位、矢状位和冠状位的成像（图 1-4）。

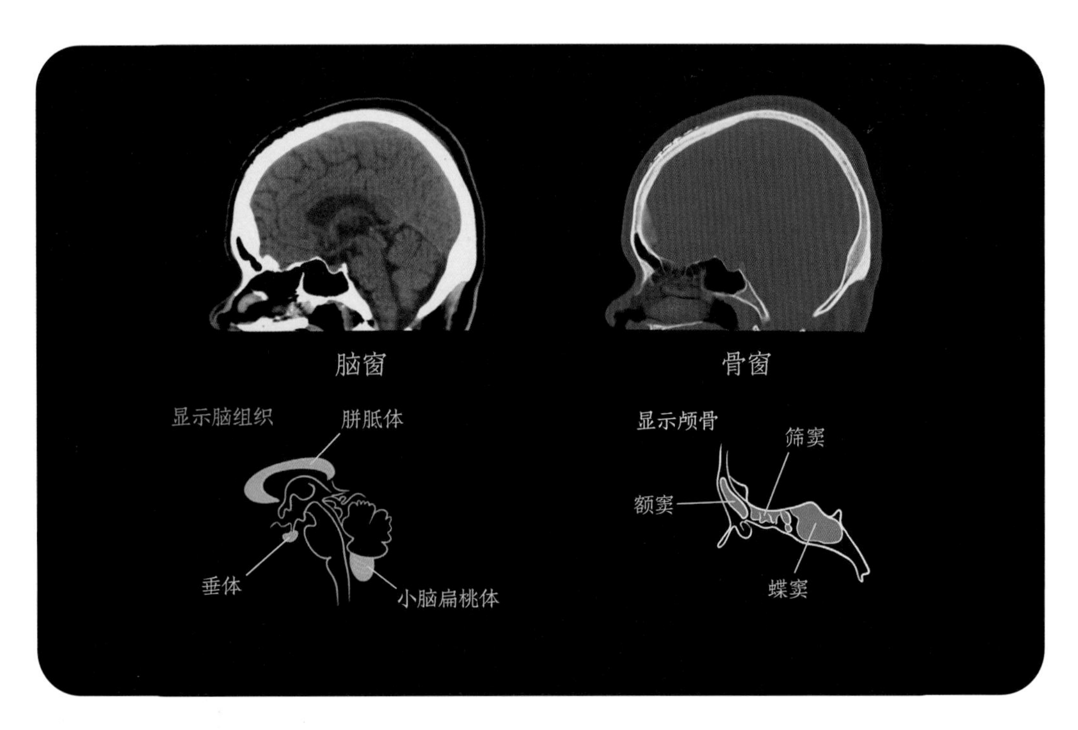

图 1-1　头颅 CT 脑窗和骨窗的差别

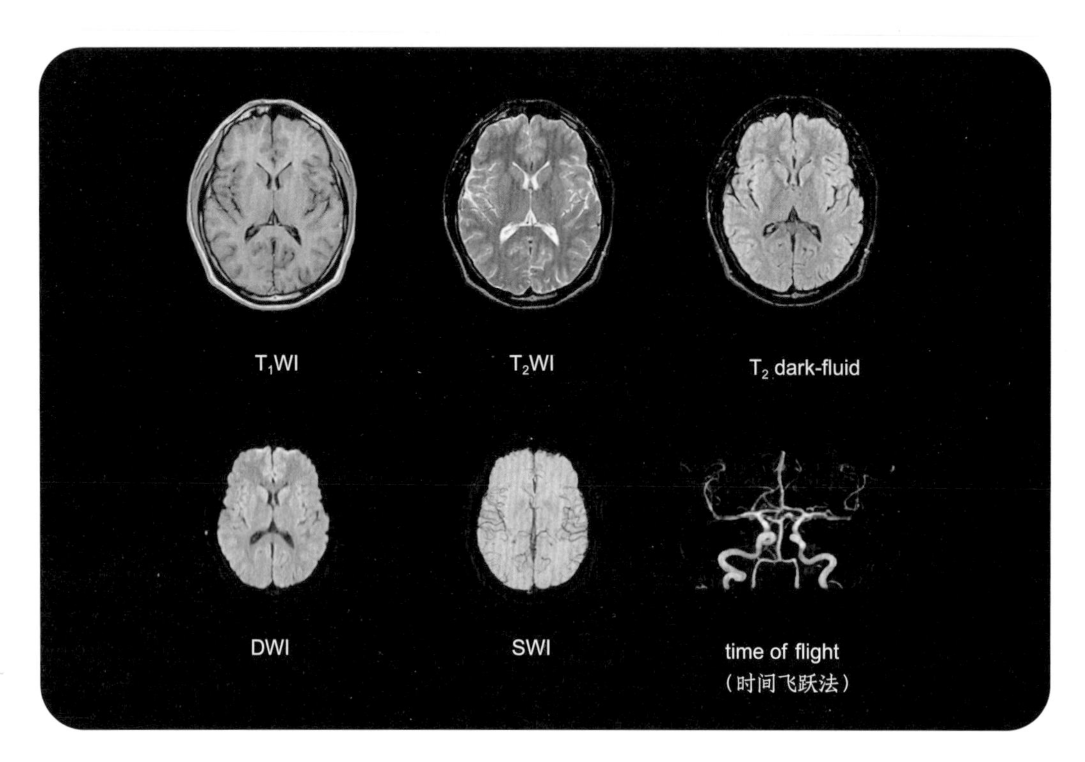

图 1-2　头颅 MRI 的常用加权像

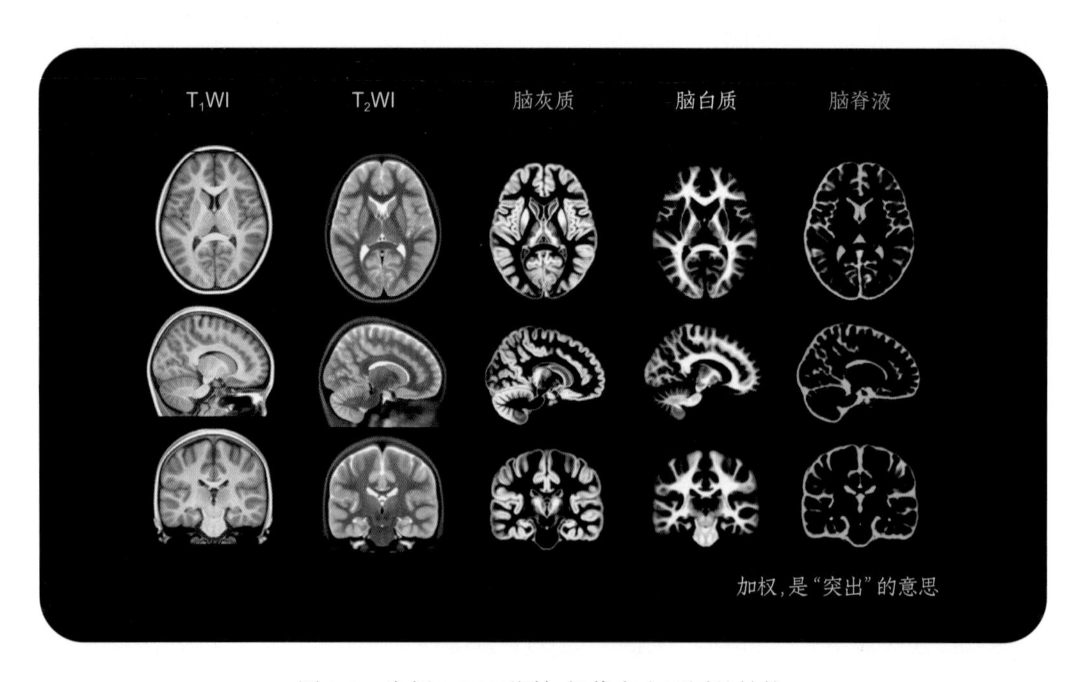

图 1-3　头颅 MRI 不同加权像突出不同的结构

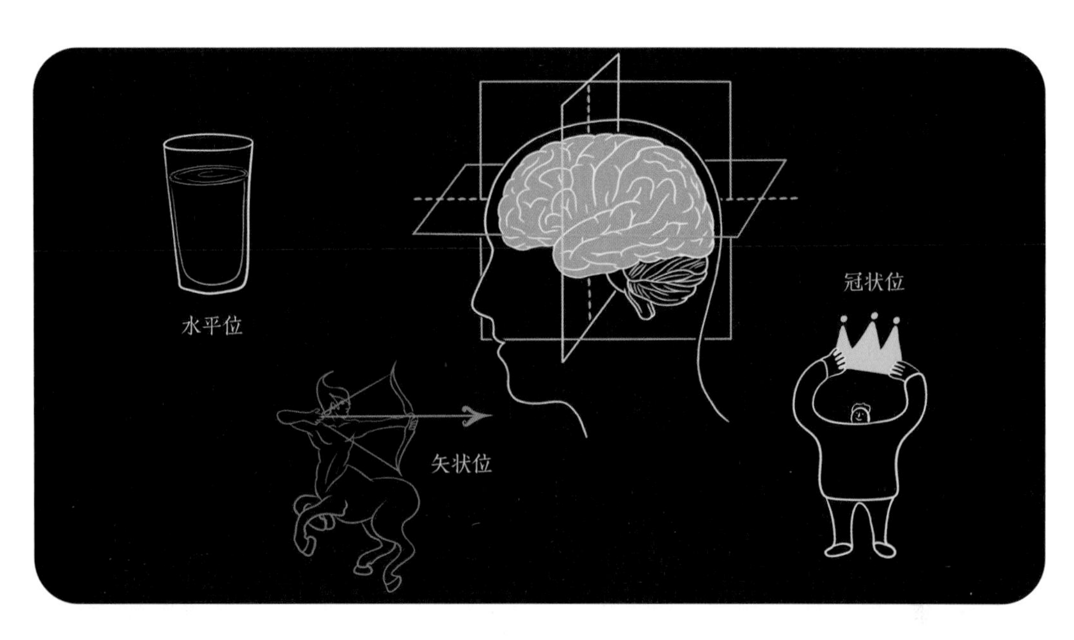

图 1-4　神经影像的三个方位

基于以上，本章节将头颅 CT 和头颅 MRI 的临床常用和实用的正常影像解剖整合在一起，按照水平位、矢状位和冠状位分别予以展示。

一、水平位

（一）七层“脑塔”

1. “Ω”层面上的沟回（图 1-5、图 1-6、图 1-7、图 1-8）和中央旁小叶（图 1-9）。

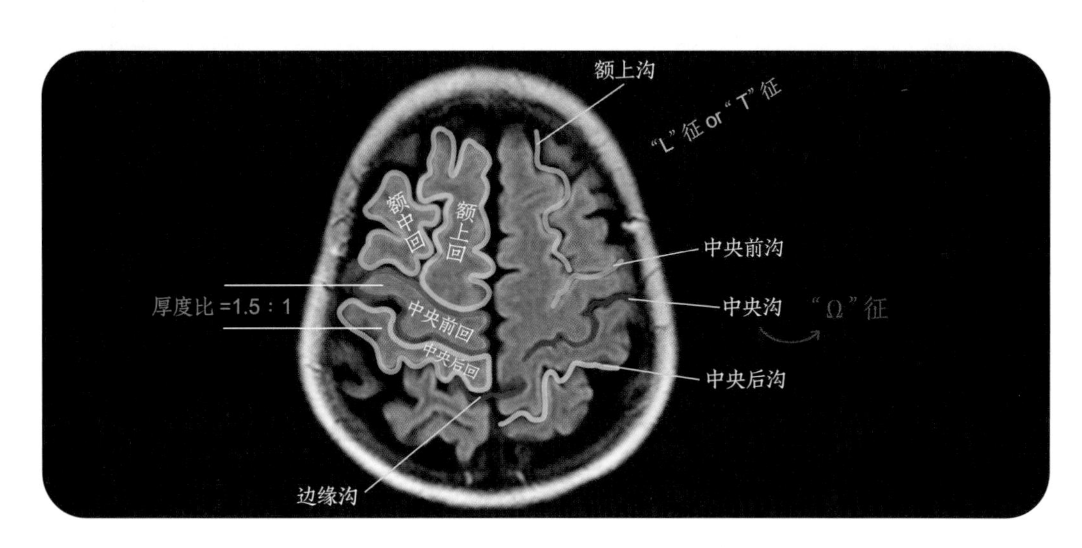

图 1-5　头颅 MRI：“Ω”层面解剖

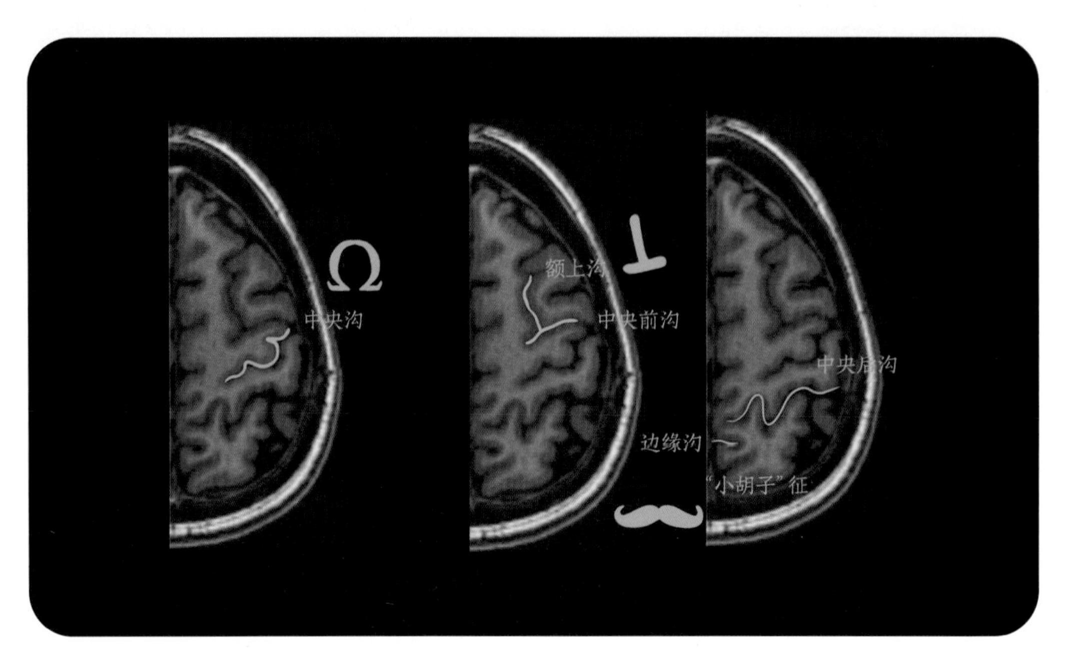

图 1-6　头颅 MRI：中央沟及相关沟

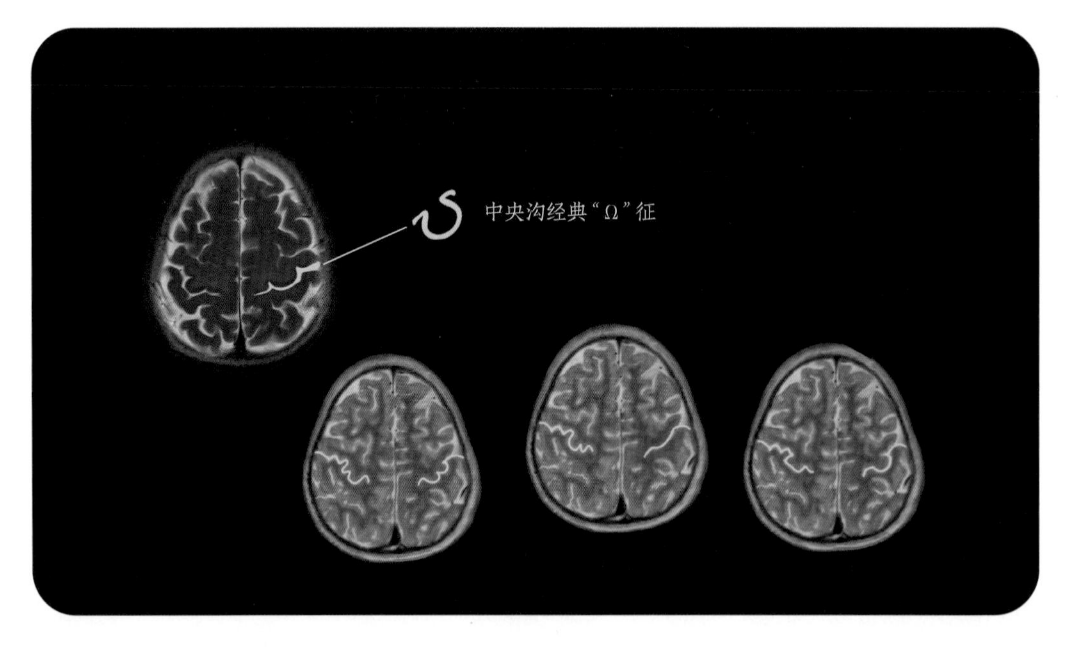

图 1-7　头颅 MRI：中央沟"Ω"征

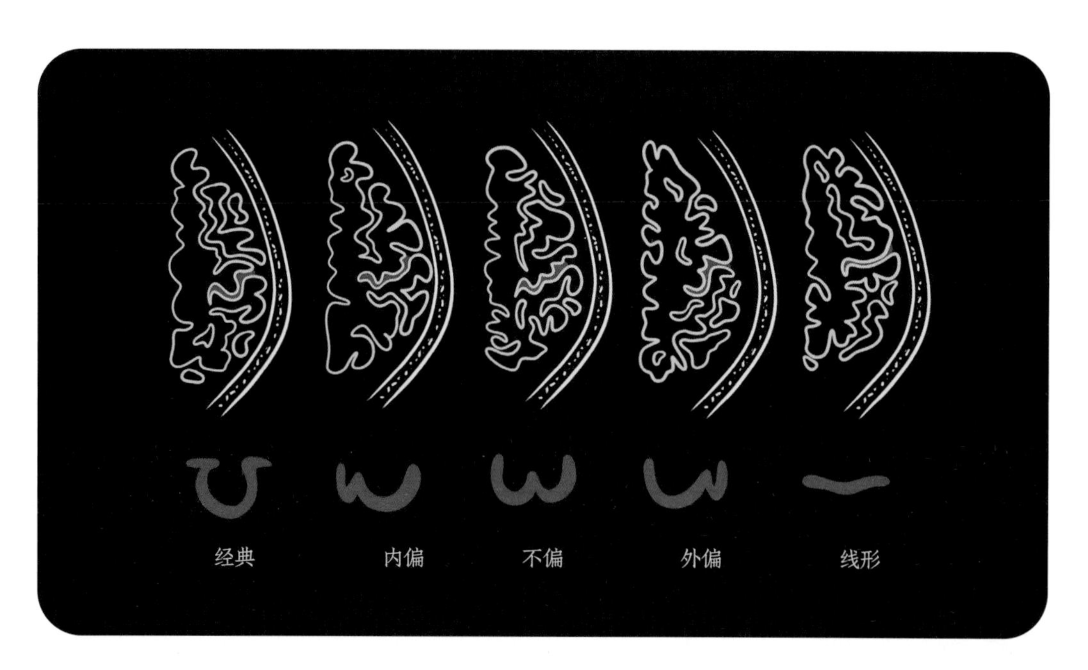

图 1-8　中央沟“Ω”征及变异

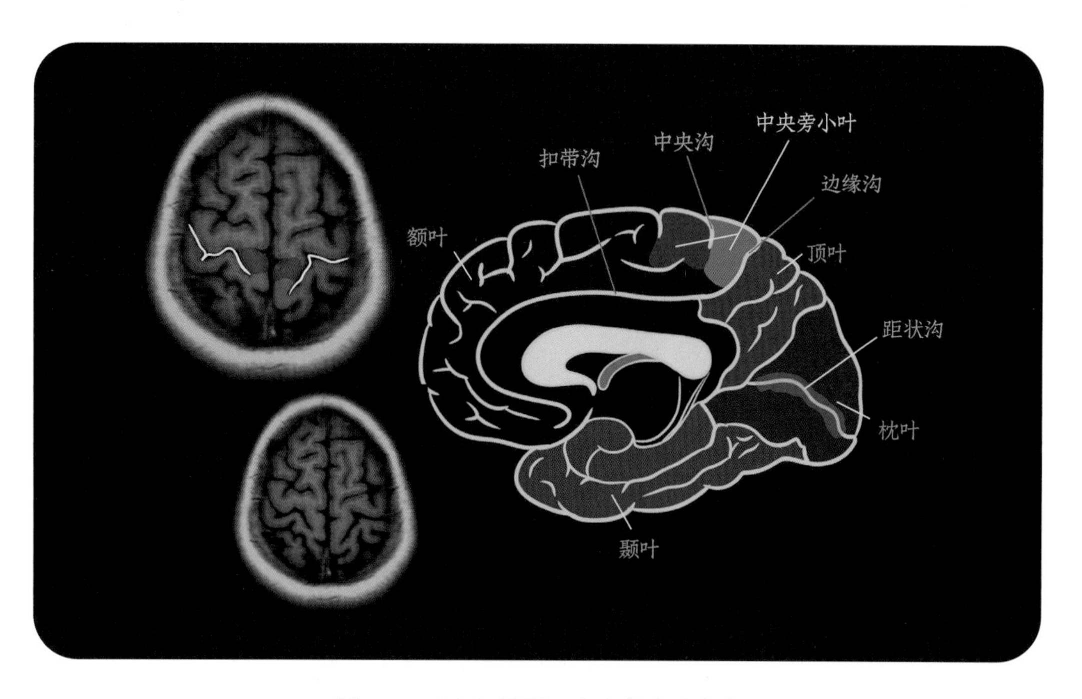

图 1-9　“Ω”层面：中央旁小叶定位

2. “半卵圆中心”层面上的“半个椭圆”（图 1-10）及其与“放射冠”的关系（图 1-11）。

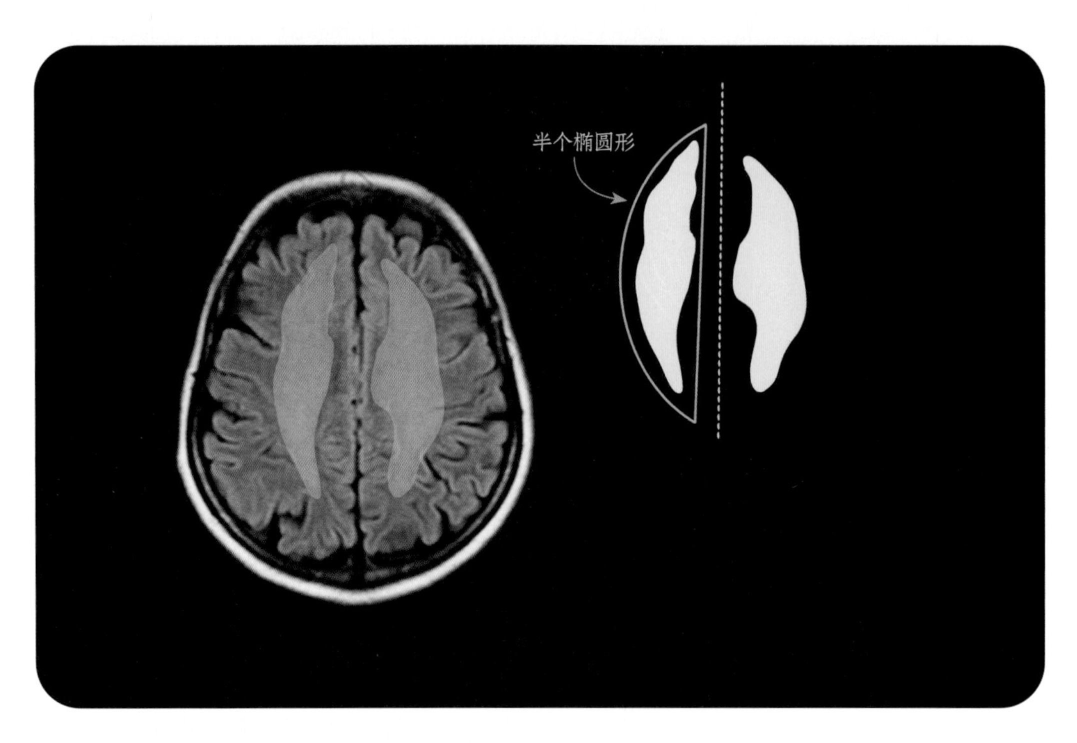

图 1-10　头颅 MRI：半卵圆中心

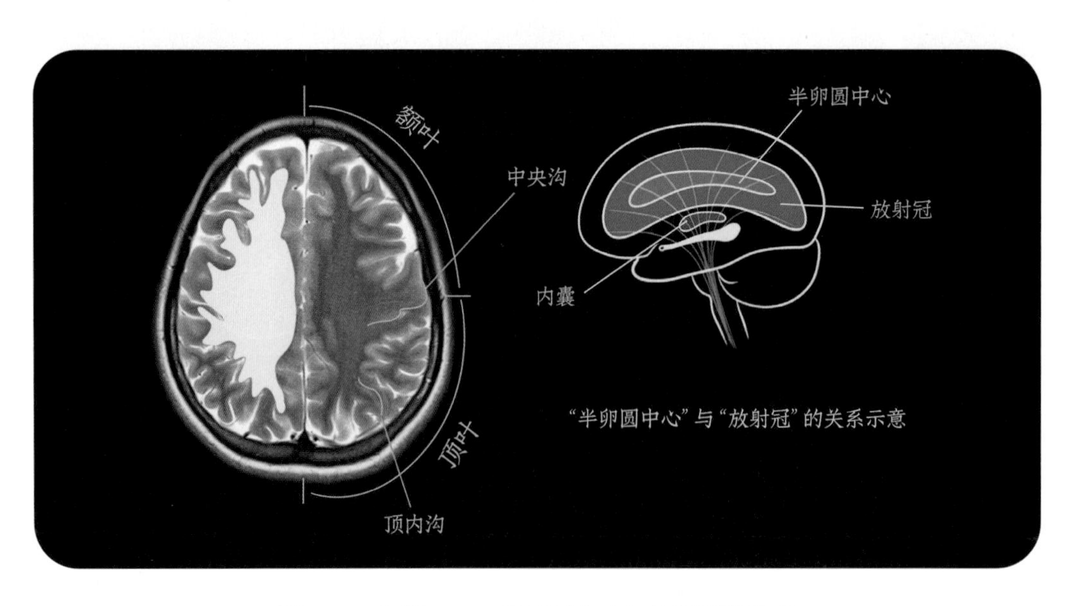

图 1-11　头颅 MRI：半卵圆中心与放射冠的关系

3. “香蕉”层面上的放射冠(图 1-12)和放射冠血供(图 1-13)。

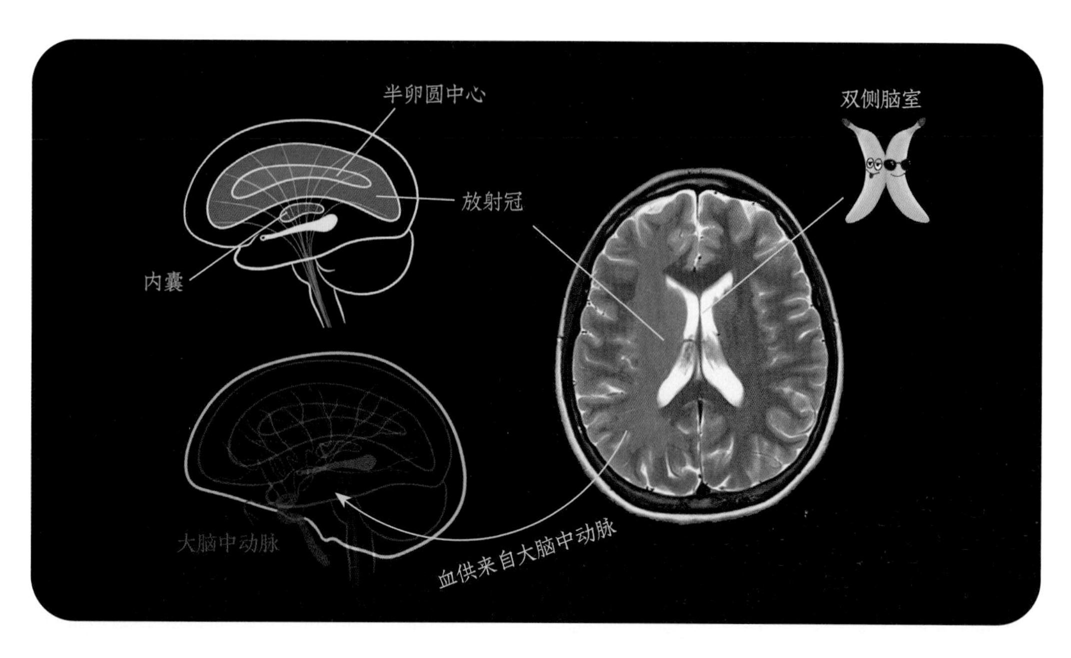

图 1-12 头颅 MRI:“香蕉”层面上的放射冠

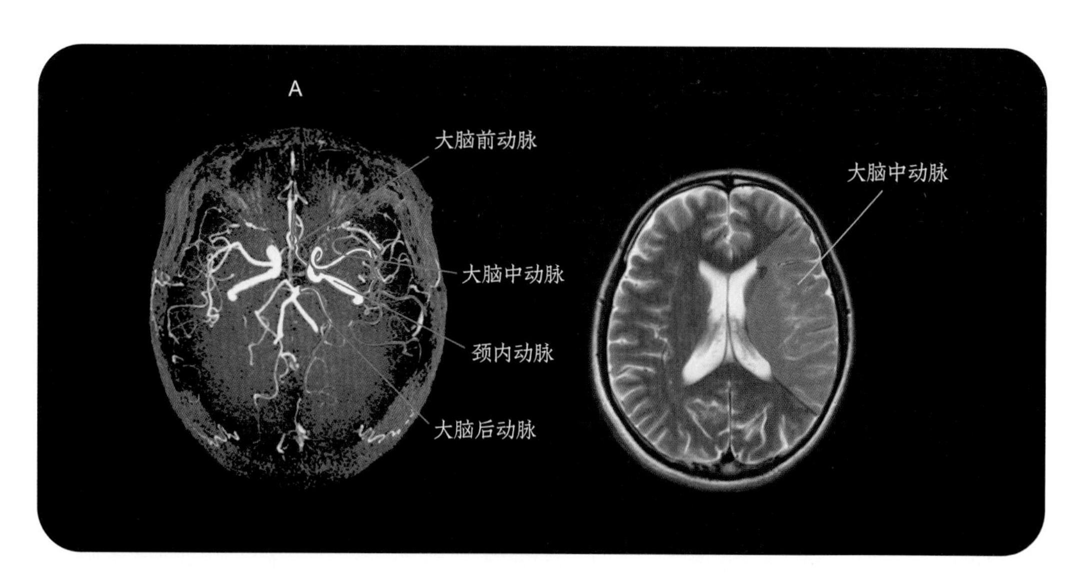

图 1-13 头颅 MRA:放射冠血供

4. 经典的基底核层面上的解剖定位(图 1-14、图 1-15、图 1-16)、岛叶(图 1-17)、功能区（图 1-18、图 1-19、图 1-20）、钙化（图 1-21）、丘脑的血供（图 1-22）和静脉回流（图 1-23）。

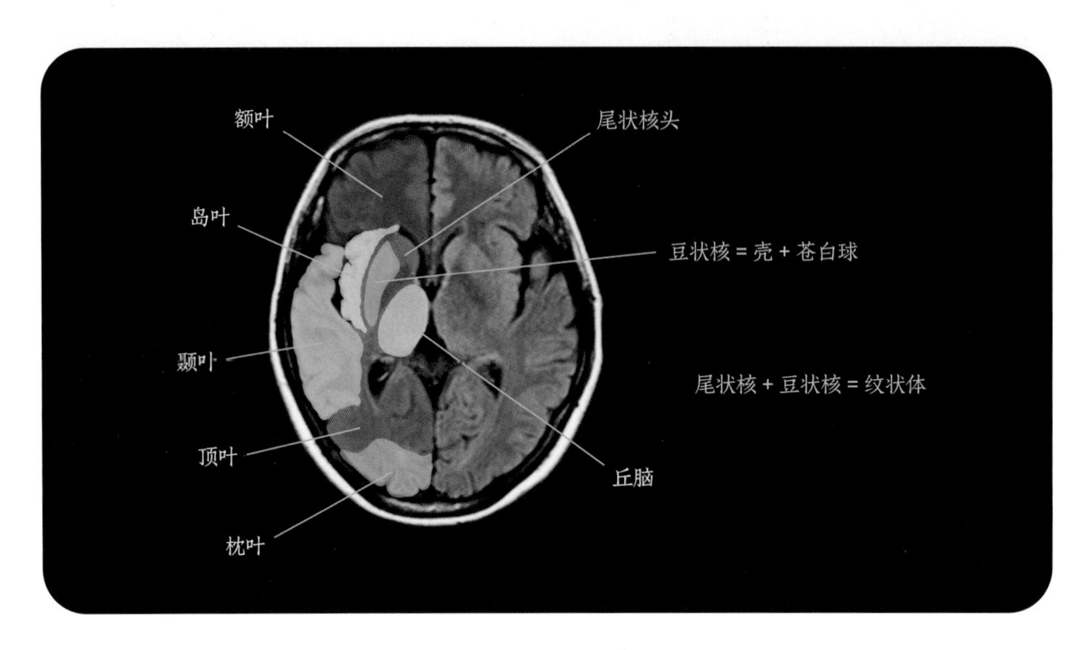

图 1-14　头颅 MRI：基底核层面脑叶和核团的定位

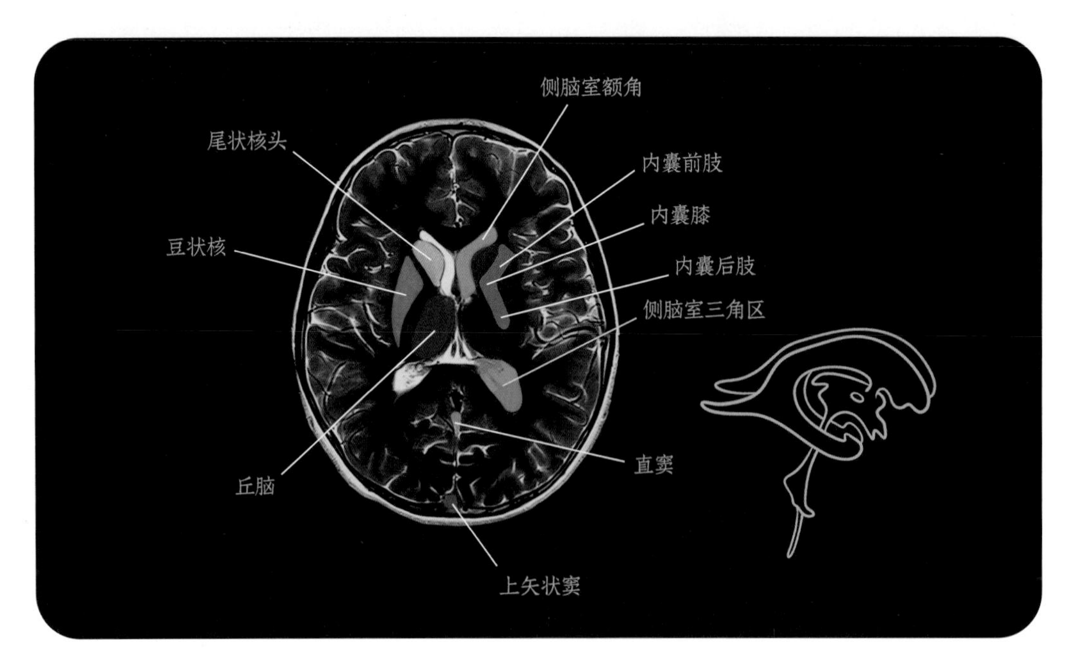

图 1-15　头颅 MRI：基底核层面的内囊定位与解剖

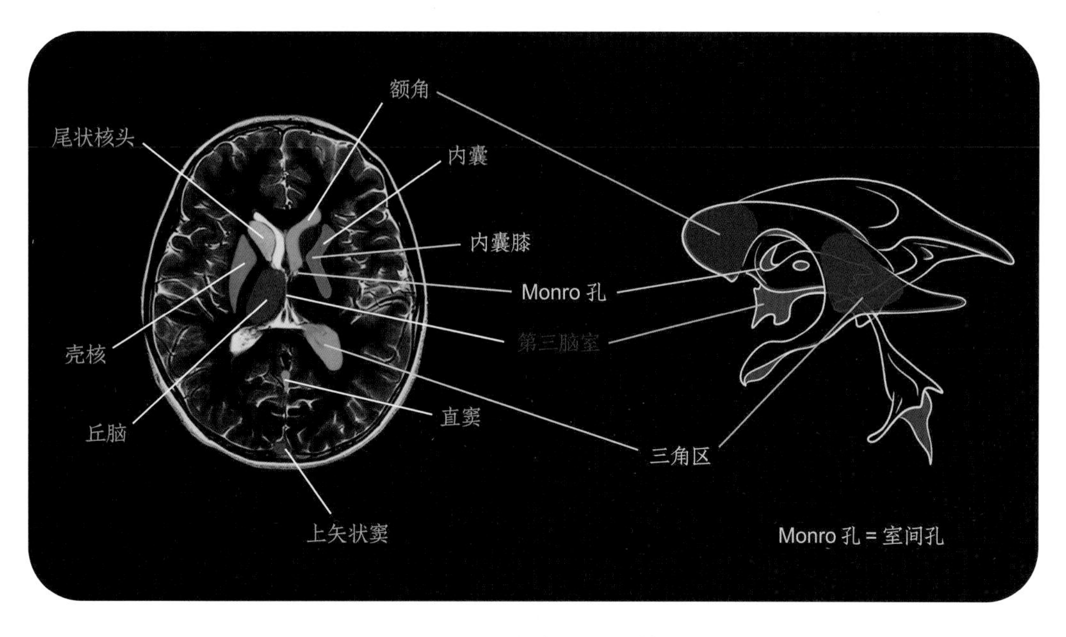

图 1-16　头颅 MRI：基底核与侧脑室、第三脑室的位置关系

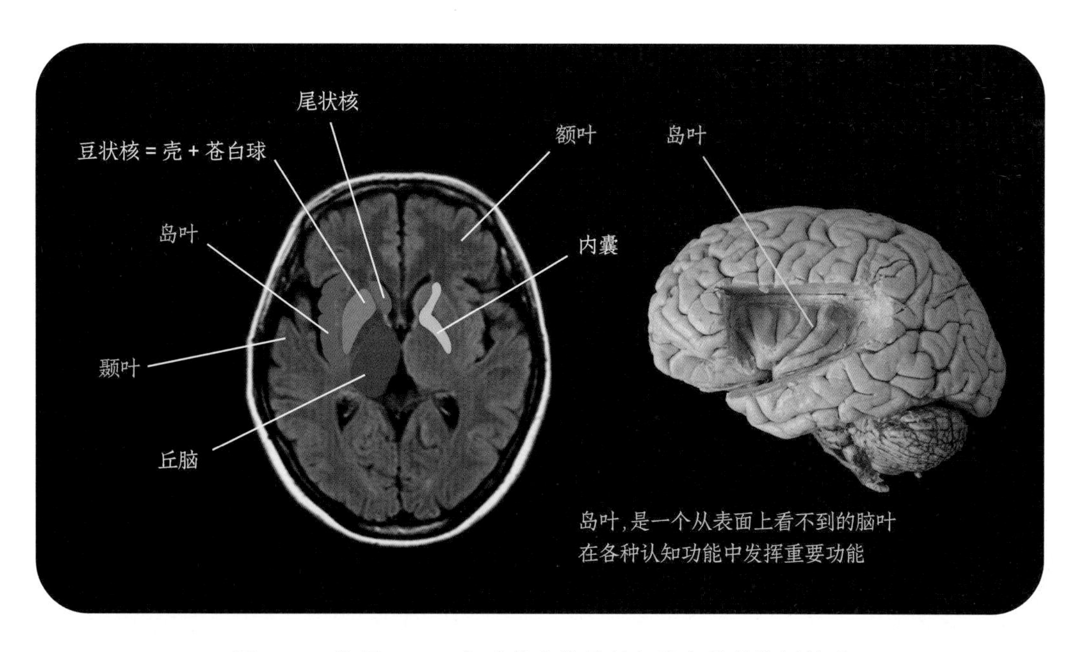

图 1-17　头颅 MRI：岛叶的定位及其与基底核的位置关系

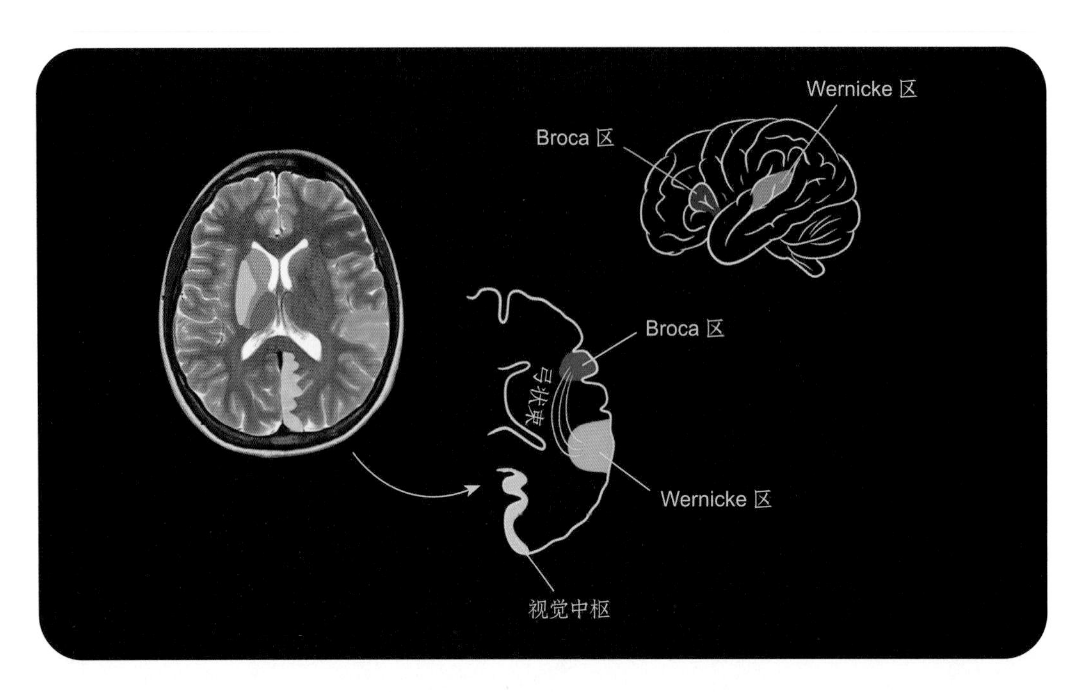

图 1-18　头颅 MRI：基底核层面的语言中枢

Broca 区：布罗卡区；Wernicke 区：韦尼克区。

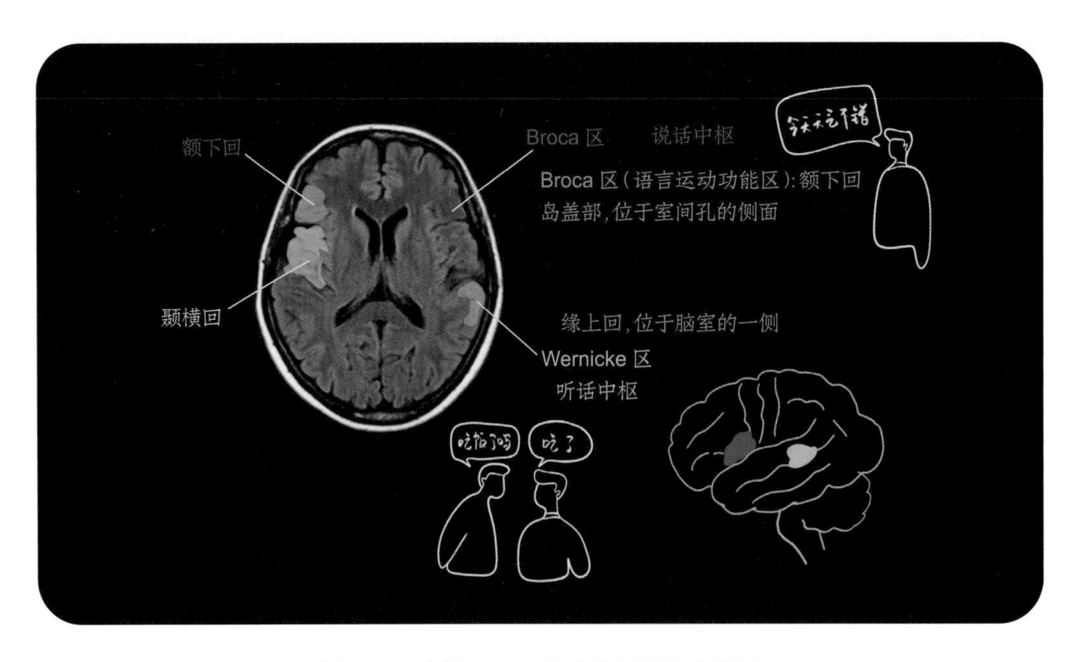

图 1-19　头颅 MRI：基底核层面的功能区

Broca 区：布罗卡区；Wernicke 区：韦尼克区。

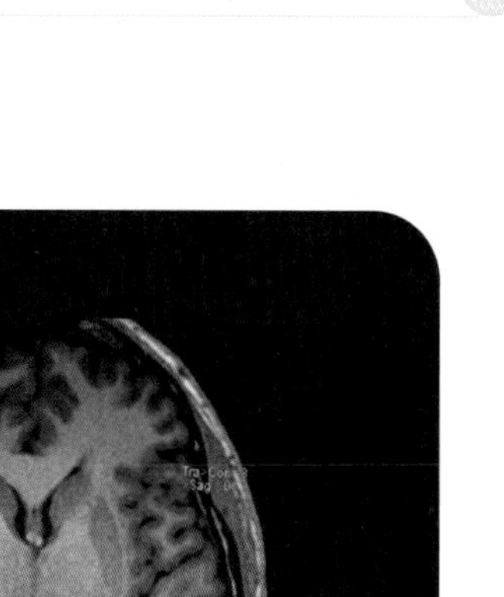

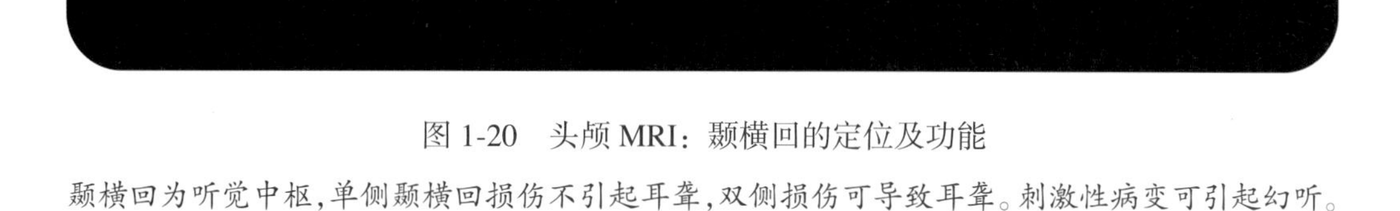

图 1-20　头颅 MRI：颞横回的定位及功能

颞横回为听觉中枢，单侧颞横回损伤不引起耳聋，双侧损伤可导致耳聋。刺激性病变可引起幻听。

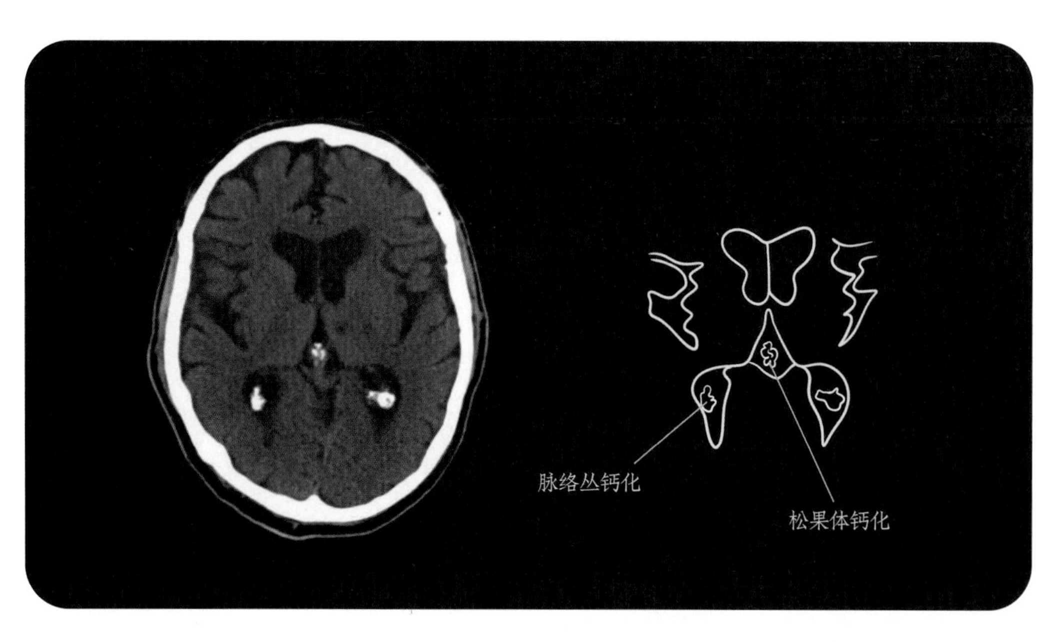

图 1-21　头颅 CT：基底核层面的钙化

正常情况下，两种钙化在同一个层面。

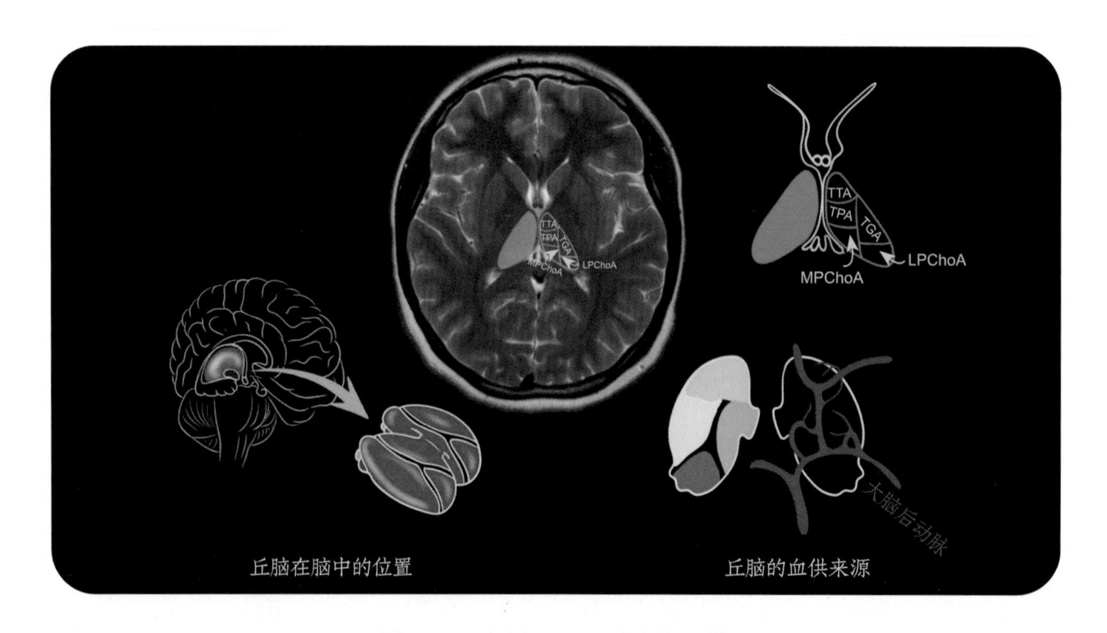

图 1-22　头颅 MRI：丘脑的血供

LPChoA：脉络膜后外侧动脉；MPChoA：脉络膜后内侧动脉；TPA：丘脑穿通动脉；TTA：丘脑结节动脉；TGA：丘脑膝状体动脉。

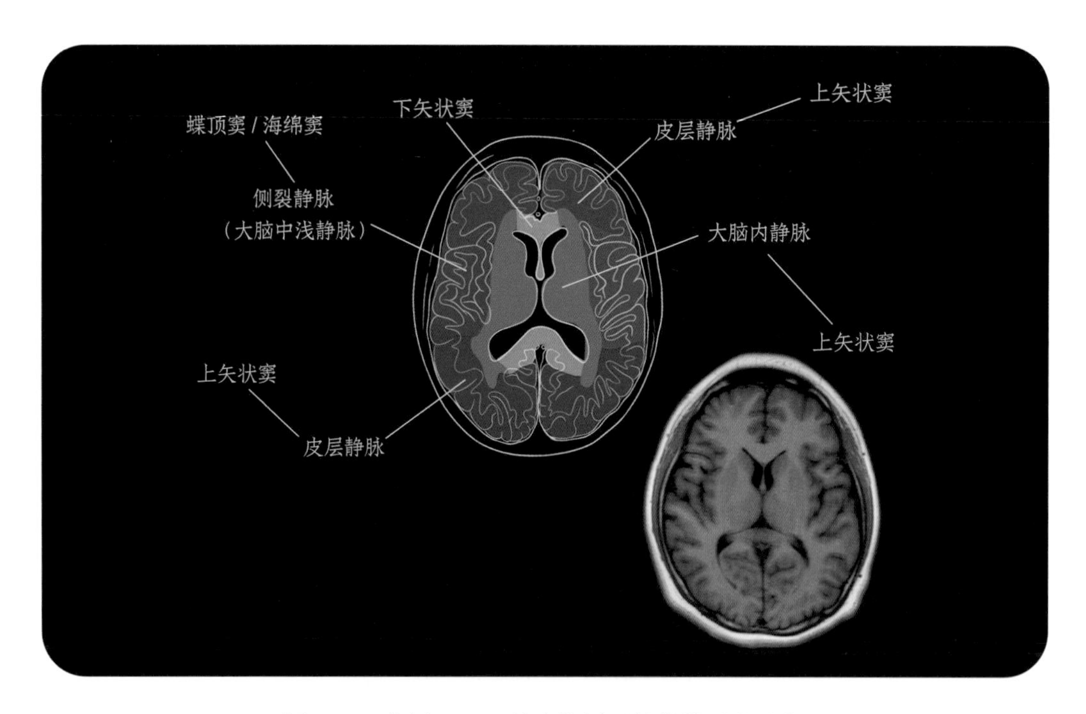

图 1-23　头颅 MRI：基底核层面的静脉回流示意

5. “心形”中脑层面上的海马（图 1-24）、视觉传导通路（图 1-25）、脑池（图 1-26、图 1-27）、Willis 环（图 1-28、图 1-29）和“红酒杯”（图 1-30）。

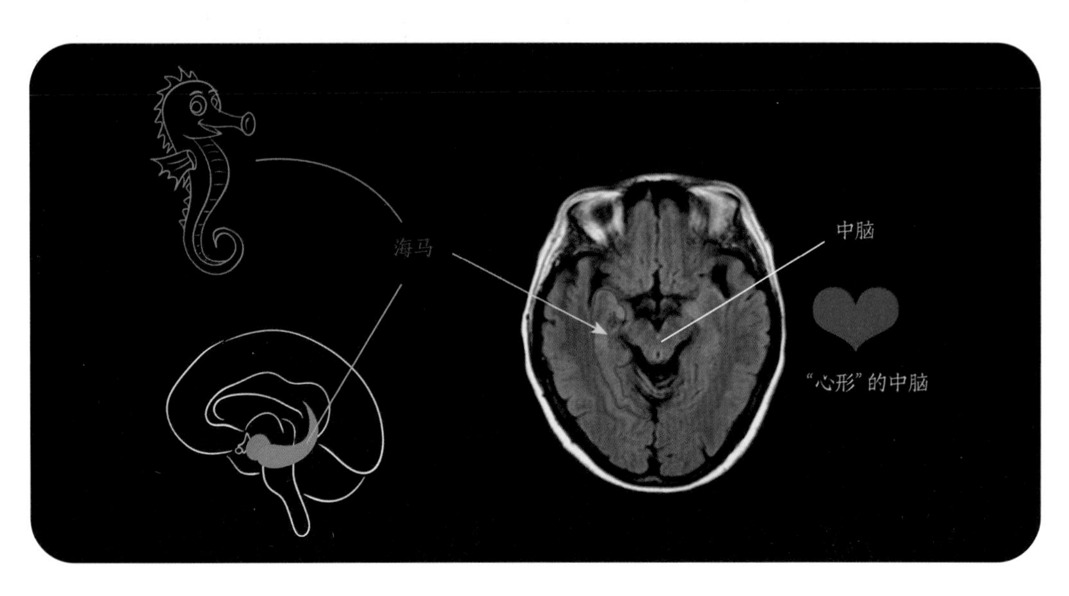

图 1-24　头颅 MRI：“心形”层面上的海马

海马相当于电脑的“内存”，储存短时信息，形成瞬时、短时记忆。

另外，海马还处理与声音、味觉等有关的特殊感觉。

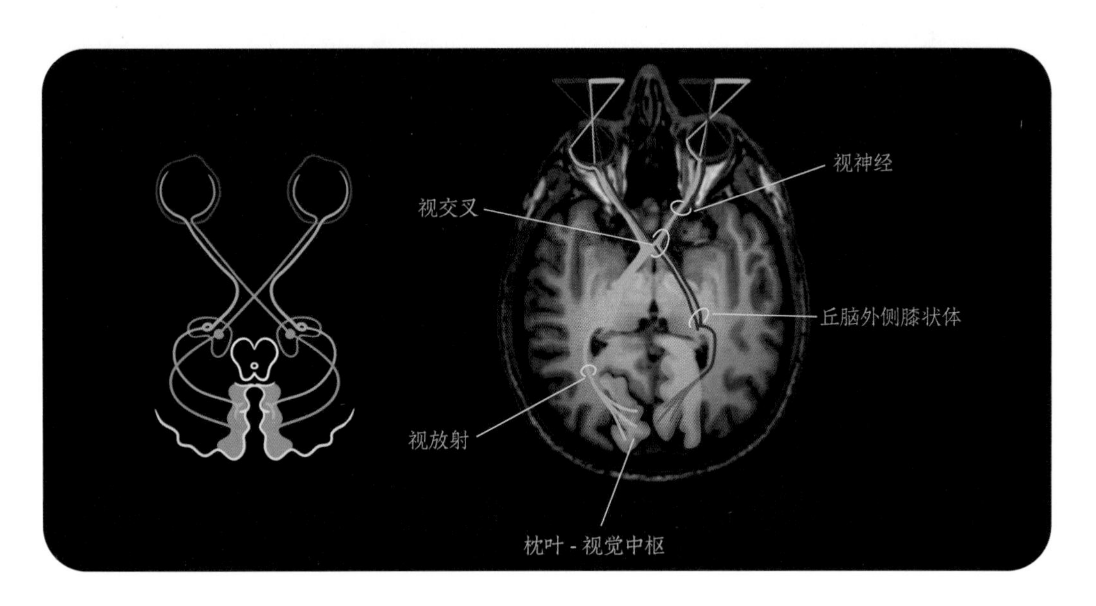

图 1-25　头颅 MRI：视觉传导通路（T_2-FLAIR）

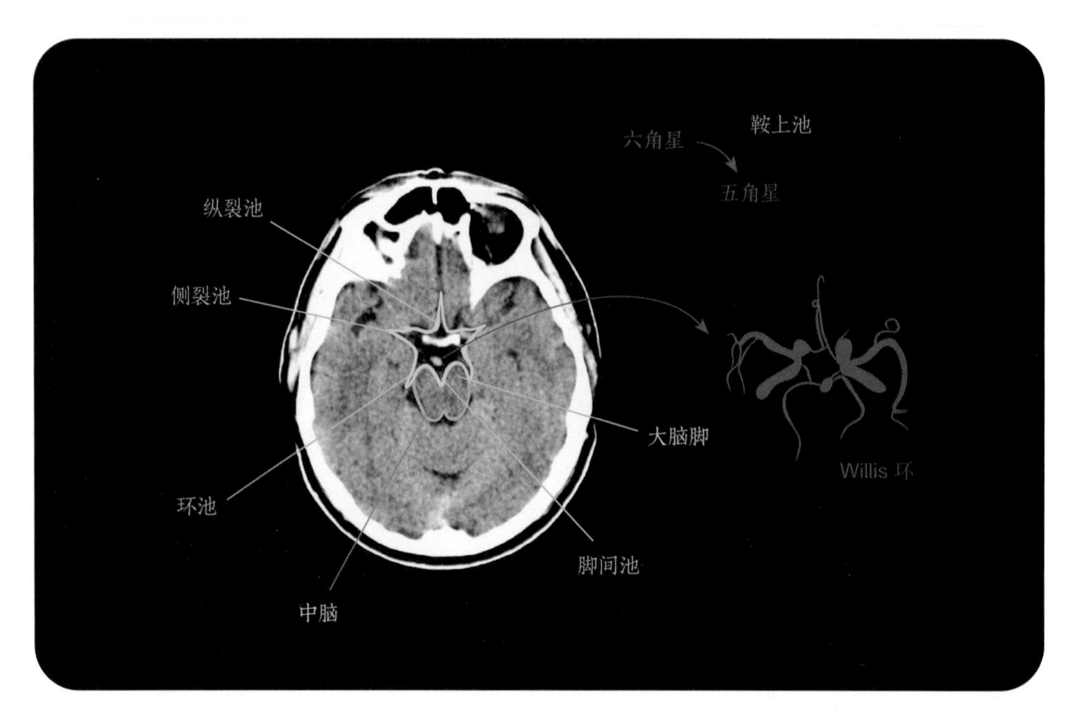

图 1-26　头颅 CT：中脑层面上的脑池

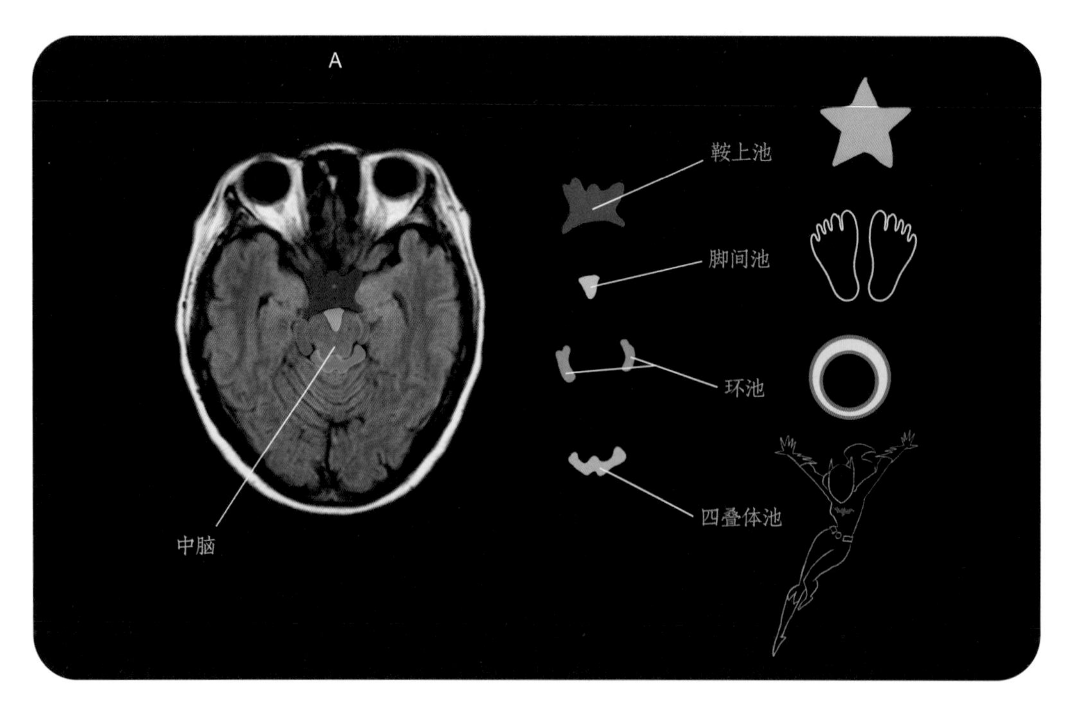

图 1-27　头颅 MRI：中脑层面上的脑池

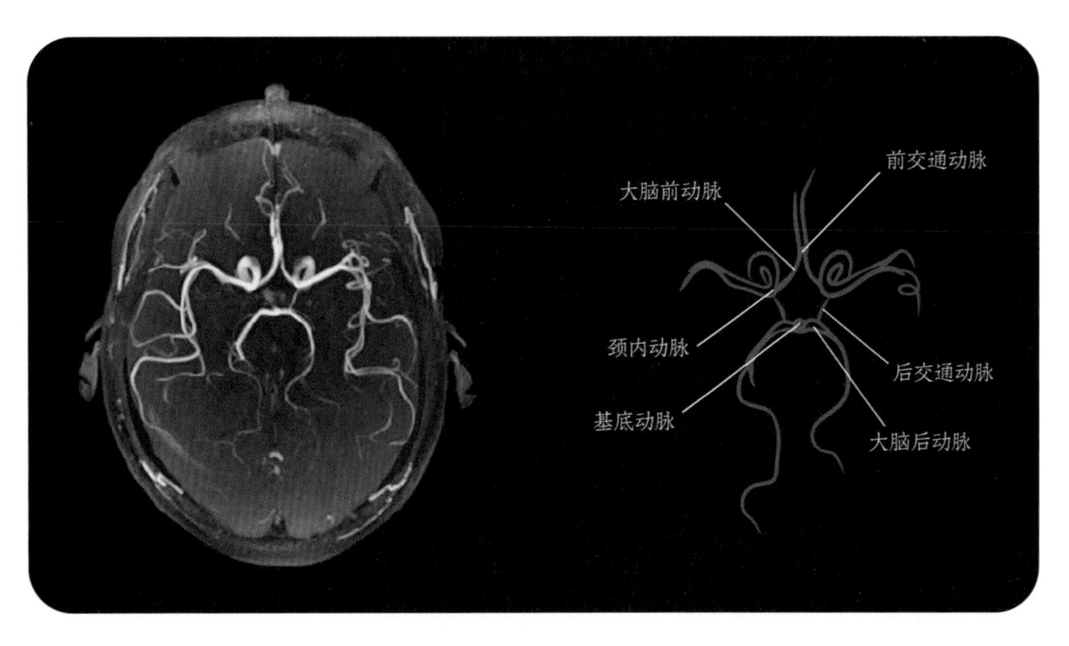

图 1-28 头颅 MRA：Willis 环构成

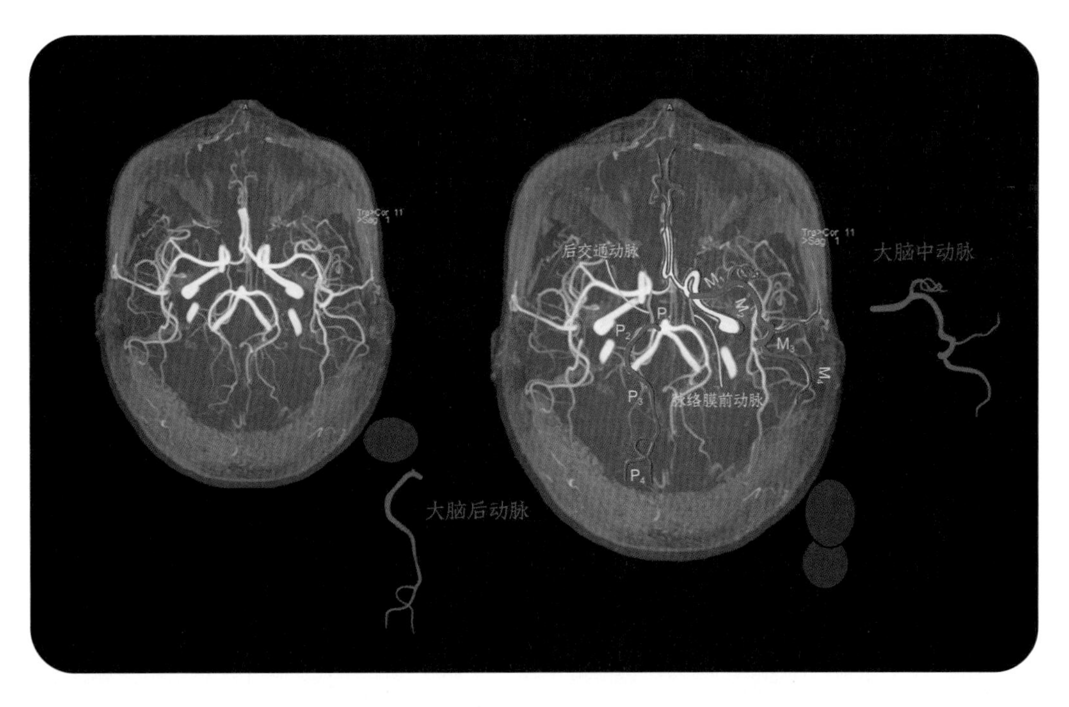

图 1-29 头颅 MRA：大脑中动脉和大脑后动脉

M_1、M_2、M_3、M_4 为大脑中动脉分段；P_1、P_2、P_3、P_4 为大脑后动脉分段。

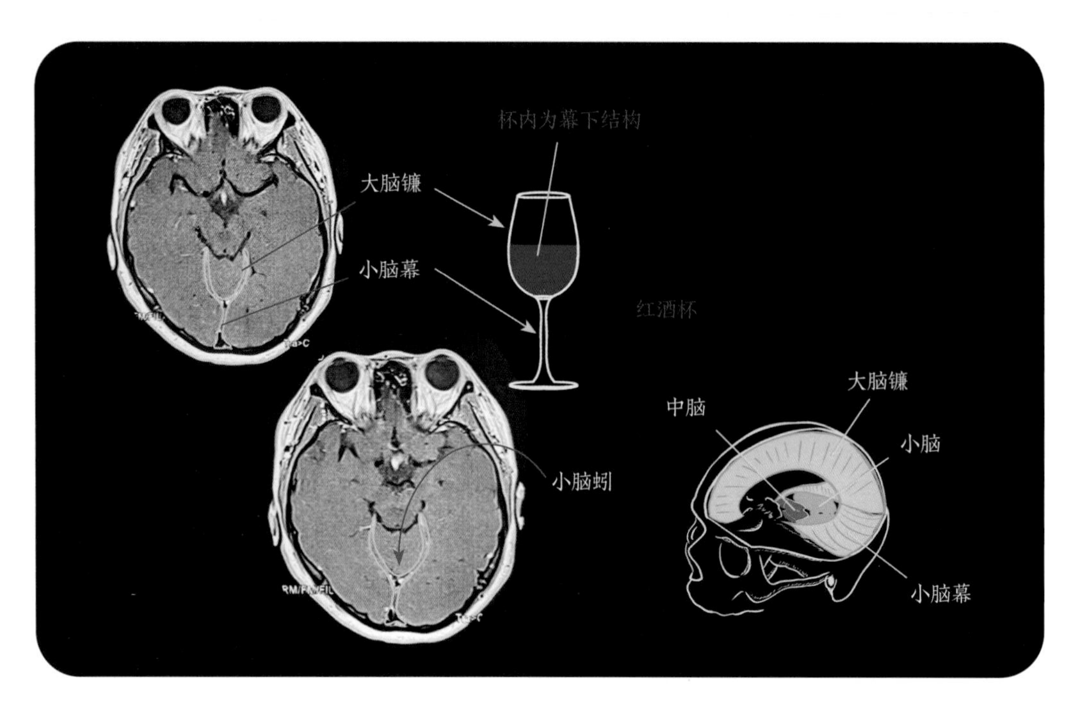

图 1-30　小脑幕与大脑镰的“红酒杯”造型

6. 脑桥层面上的“晴天娃娃”(图 1-31)和小脑上动脉供血区(图 1-32)。

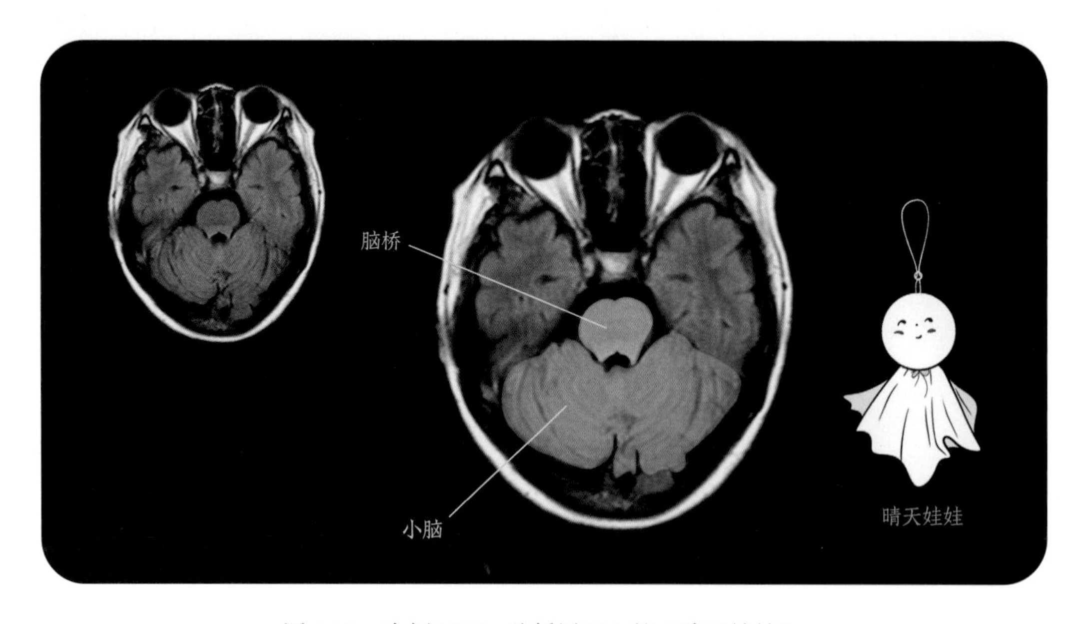

图 1-31　头颅 MRI：脑桥层面上的“晴天娃娃”

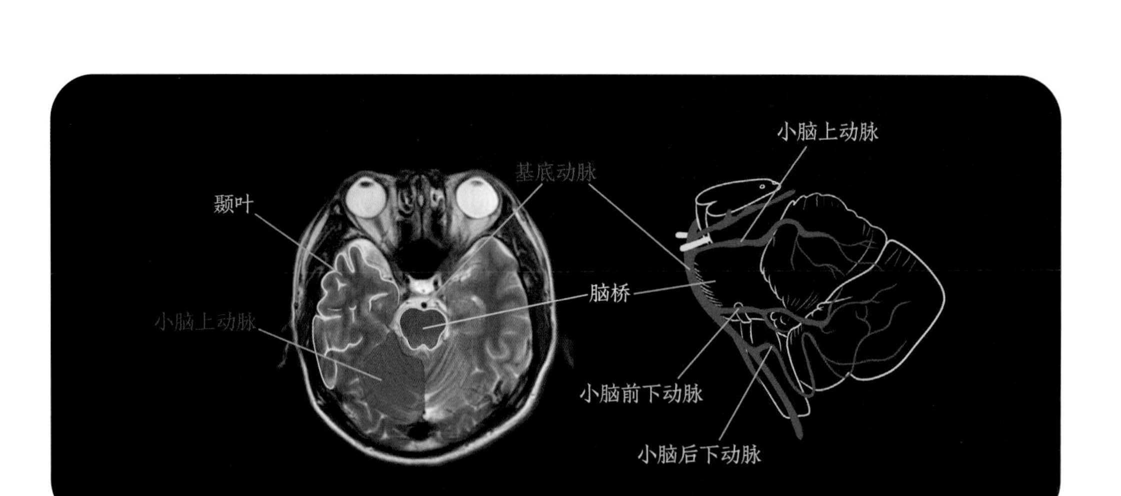

图 1-32 头颅 MRI：中脑层面小脑上动脉供血区

7. 延髓层面上的“蝴蝶”（图 1-33）、小脑三支动脉（图 1-32、图 1-34）和脑干三节段征象汇总（图 1-35）。

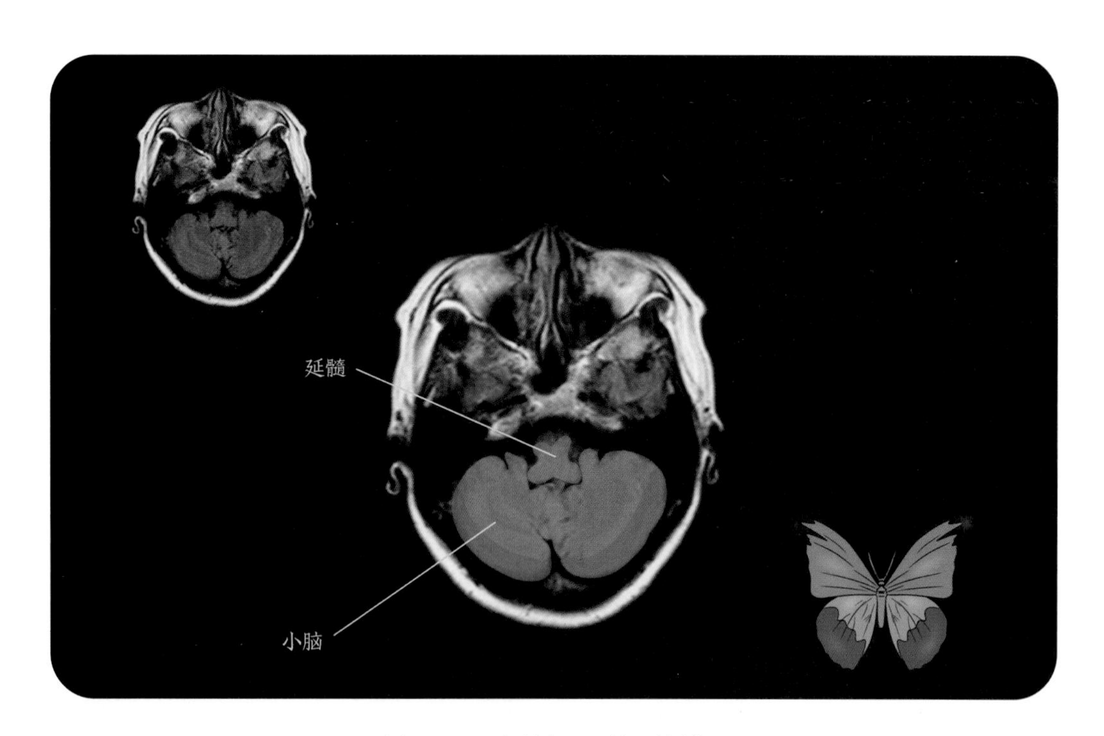

图 1-33 延髓层面上的“蝴蝶”

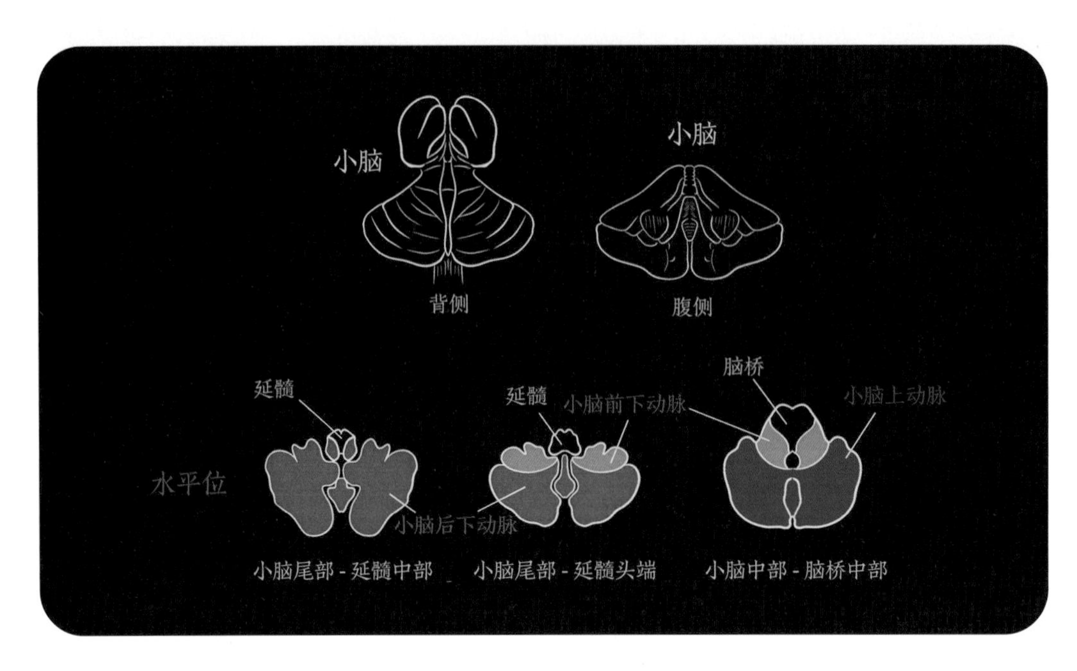

图 1-34 小脑三支血管的供血区

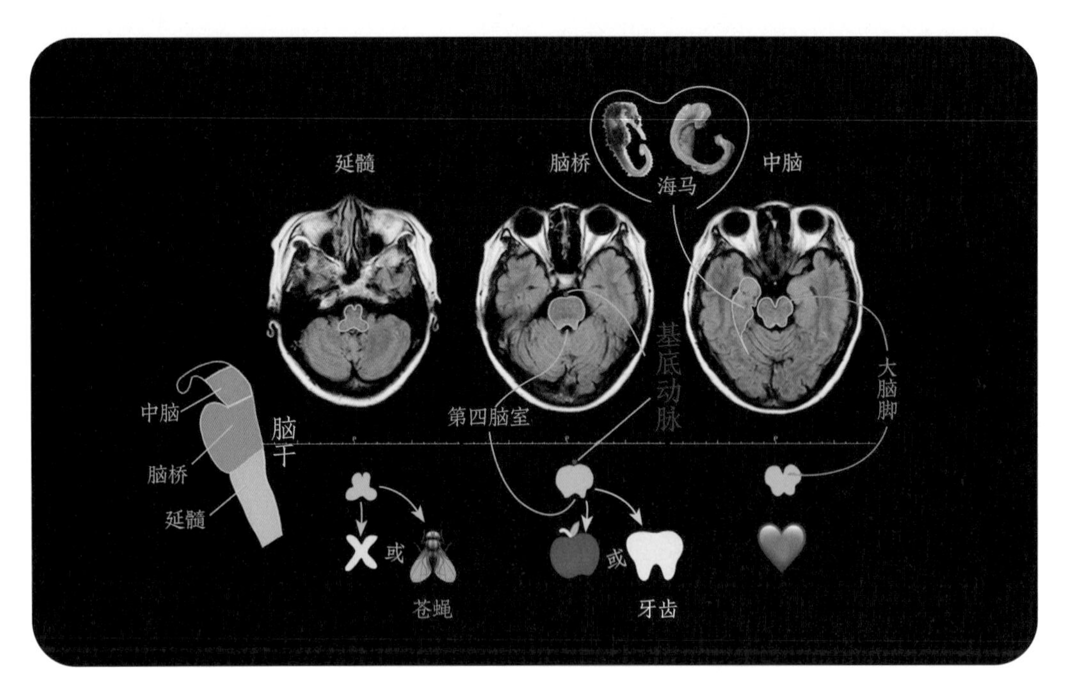

图 1-35 头颅 MRI：脑干三节段的外形

（二）与脑干相连的脑神经

1. 走行在脚间池的动眼神经（图 1-36）。

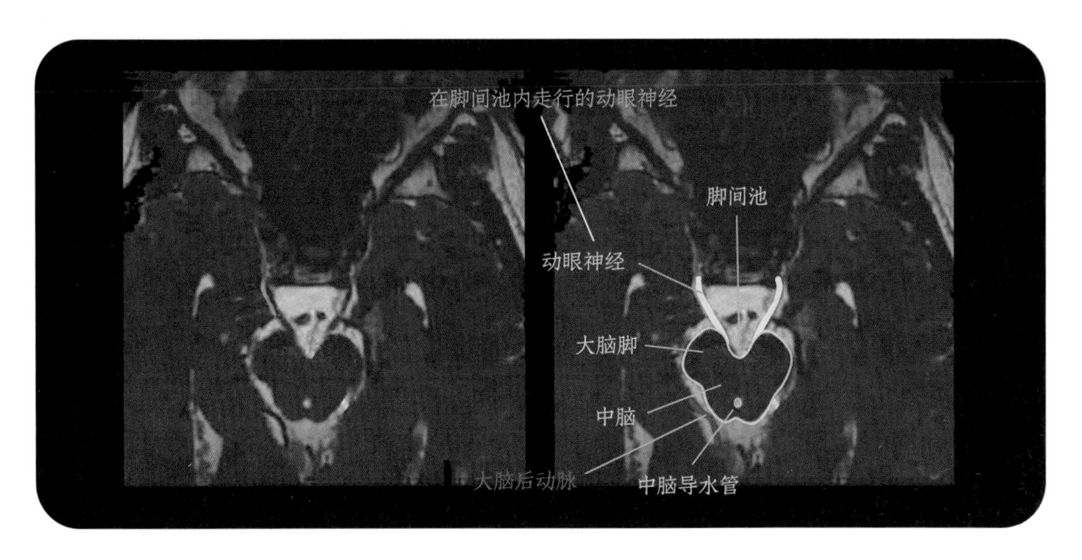

图 1-36　动眼神经

2. 唯一"走后门"的滑车神经（图 1-37）。

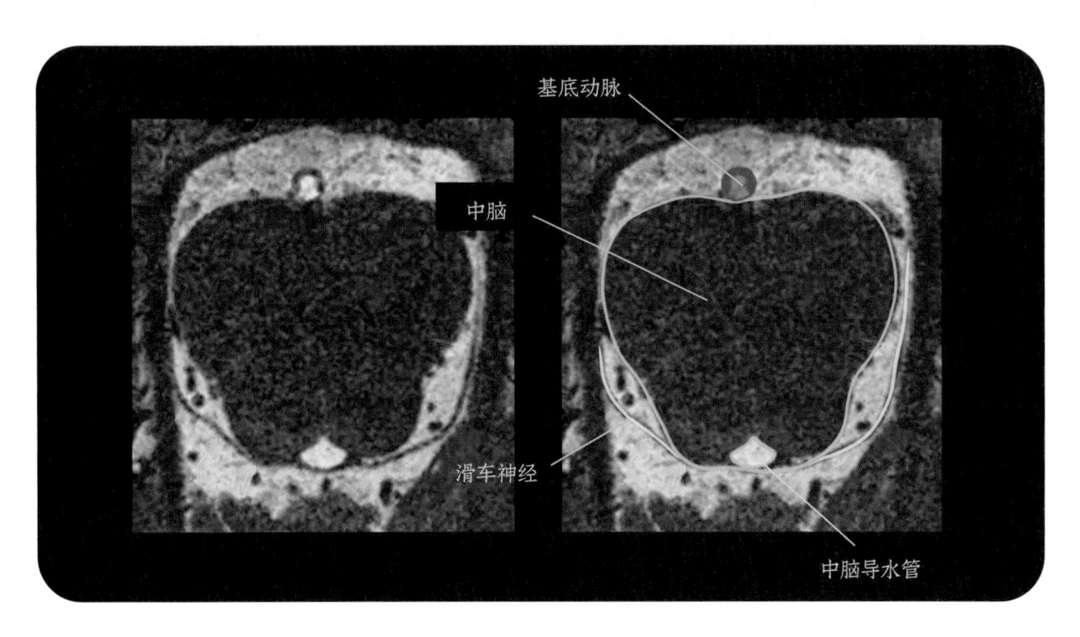

图 1-37　滑车神经

3. 与“胖子”有关的三叉神经（图 1-38、图 1-39）。

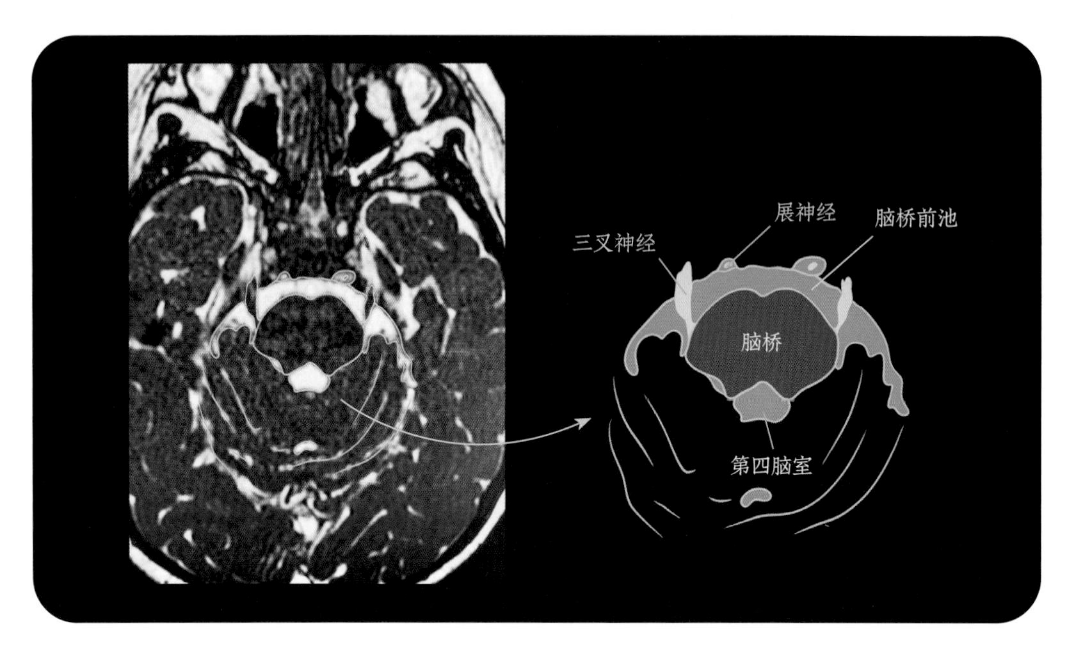

图 1-38　三叉神经

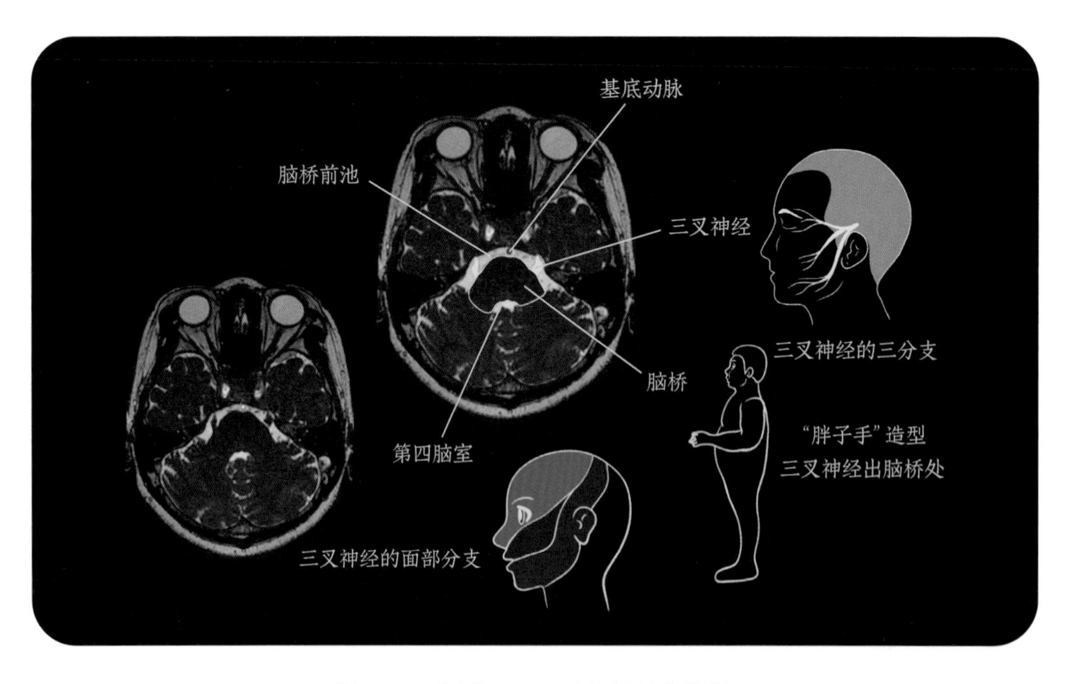

图 1-39　头颅 MRI：三叉神经的位置

4. 在颅内走行“最长”的展神经（图 1-40）。

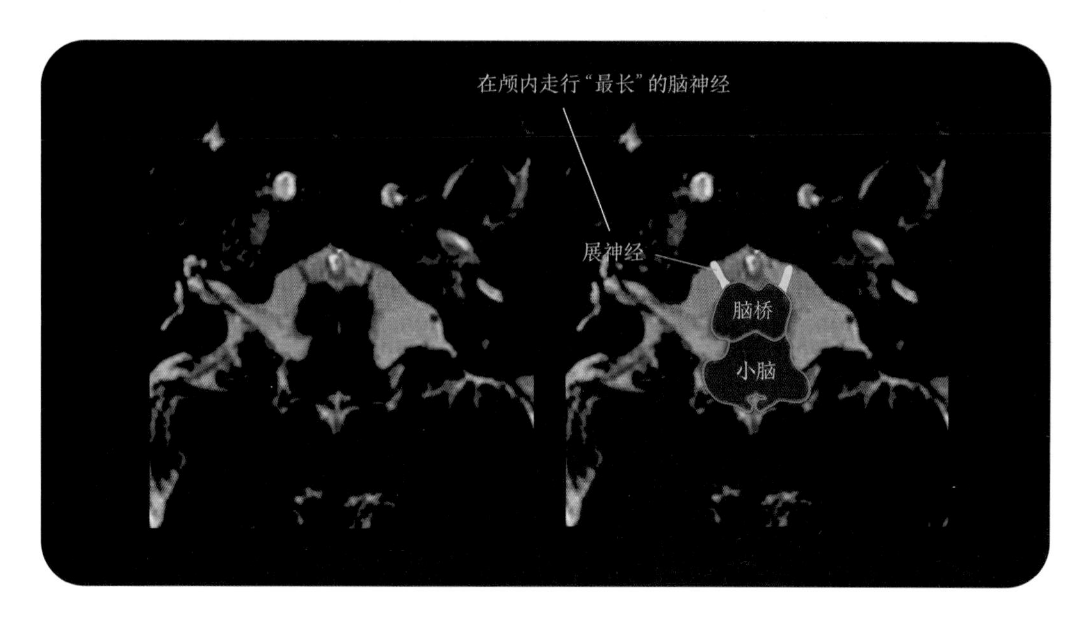

图 1-40 展神经

5. “结伴同行”的面神经和听神经（图 1-41）、同位于桥小脑角区的面神经和前庭蜗神经（图 1-42）。

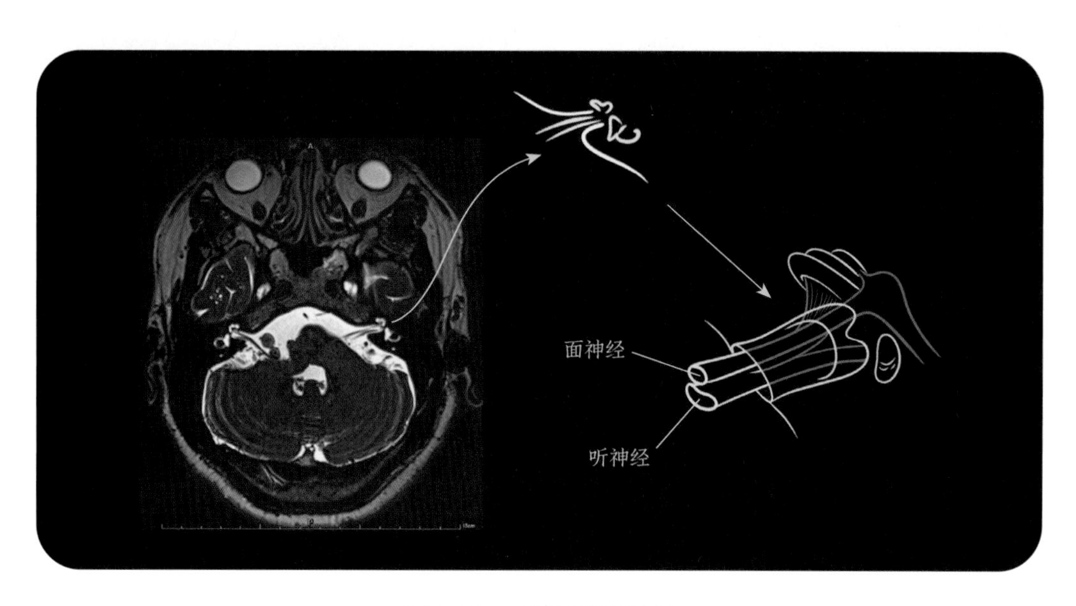

图 1-41 面神经和听神经

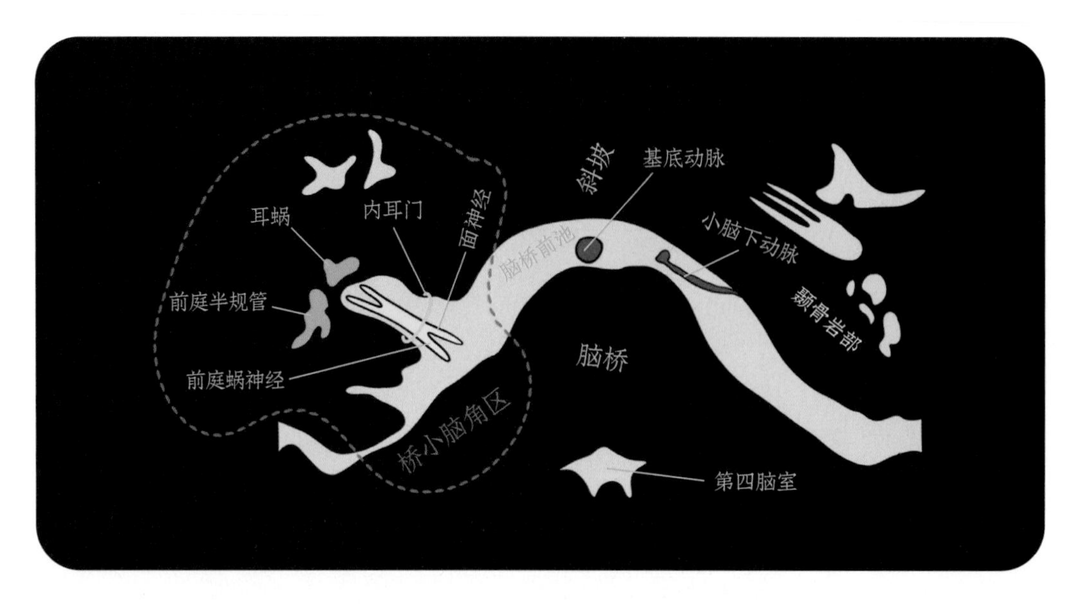

图 1-42　桥小脑角区解剖

6. 与“舌”有关的舌咽神经和舌下神经(图 1-43、图 1-44)。

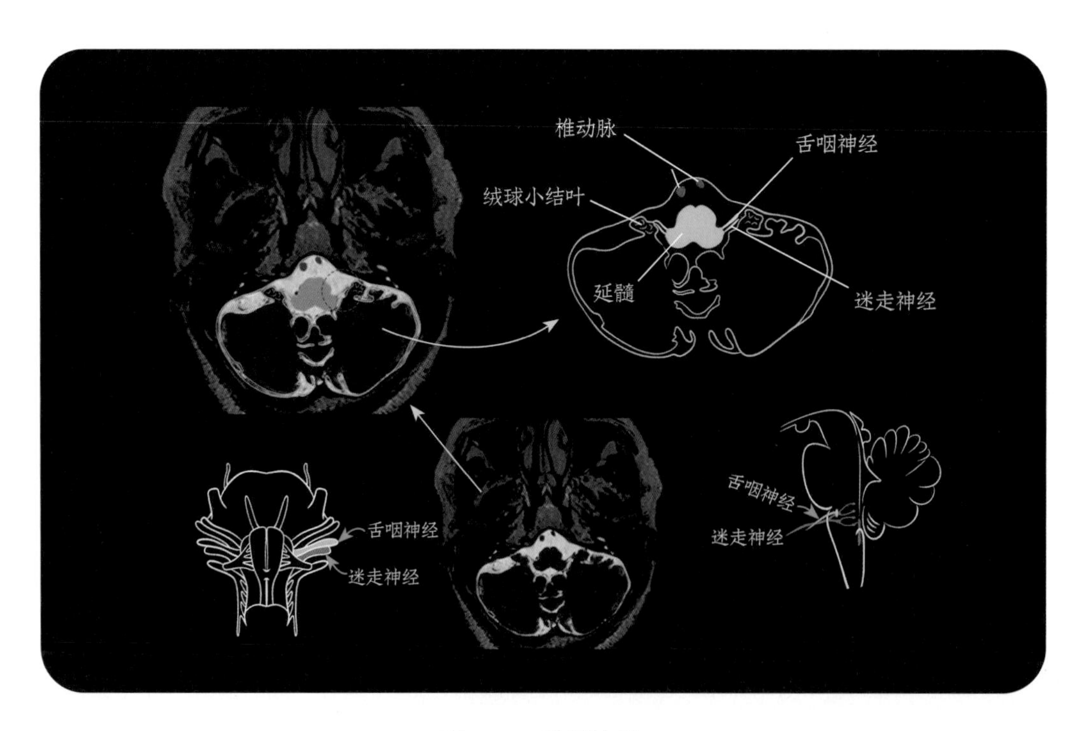

图 1-43　舌咽神经

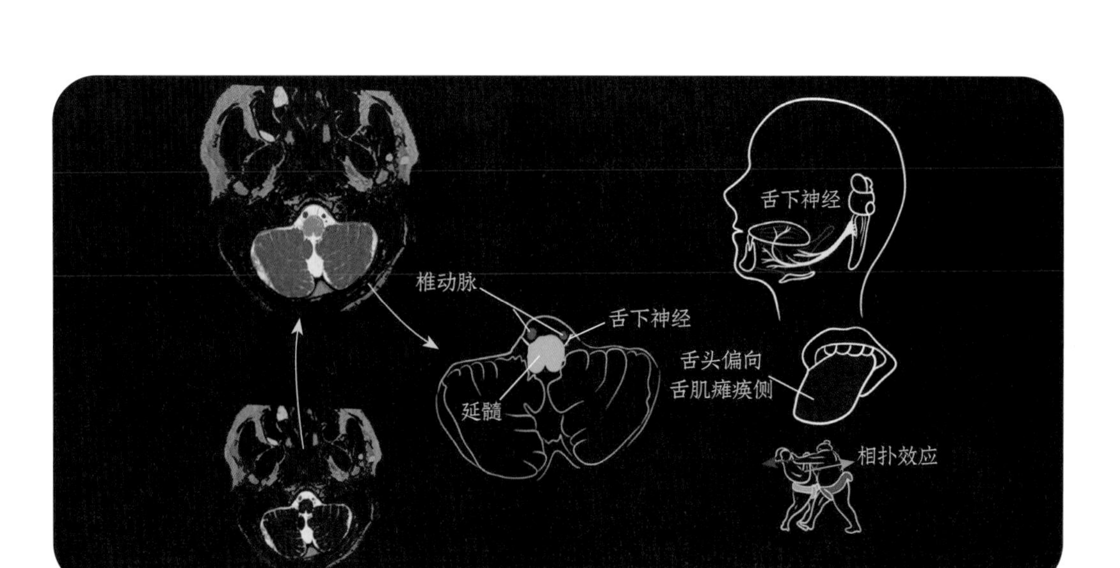

图 1-44　舌下神经与相扑效应

相扑效应：左侧的舌肌收缩，舌头向右偏；右侧的舌肌收缩，舌头向左偏；如果一侧舌肌瘫痪，伸舌偏向舌肌瘫痪侧。

（三）颅底相关的应用解剖

1. 颈内动脉经颈动脉管入颅（图 1-45），最终延伸为大脑中动脉（middle cerebral artery，MCA），大脑中动脉与蝶骨嵴的位置关系见图 1-46。

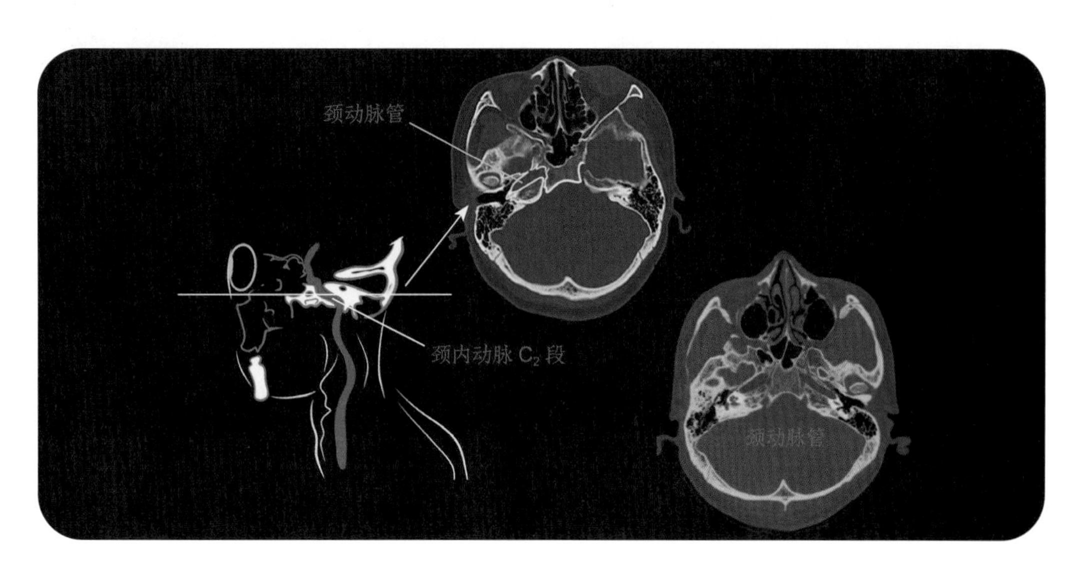

图 1-45　头颅 CT：颈动脉管定位

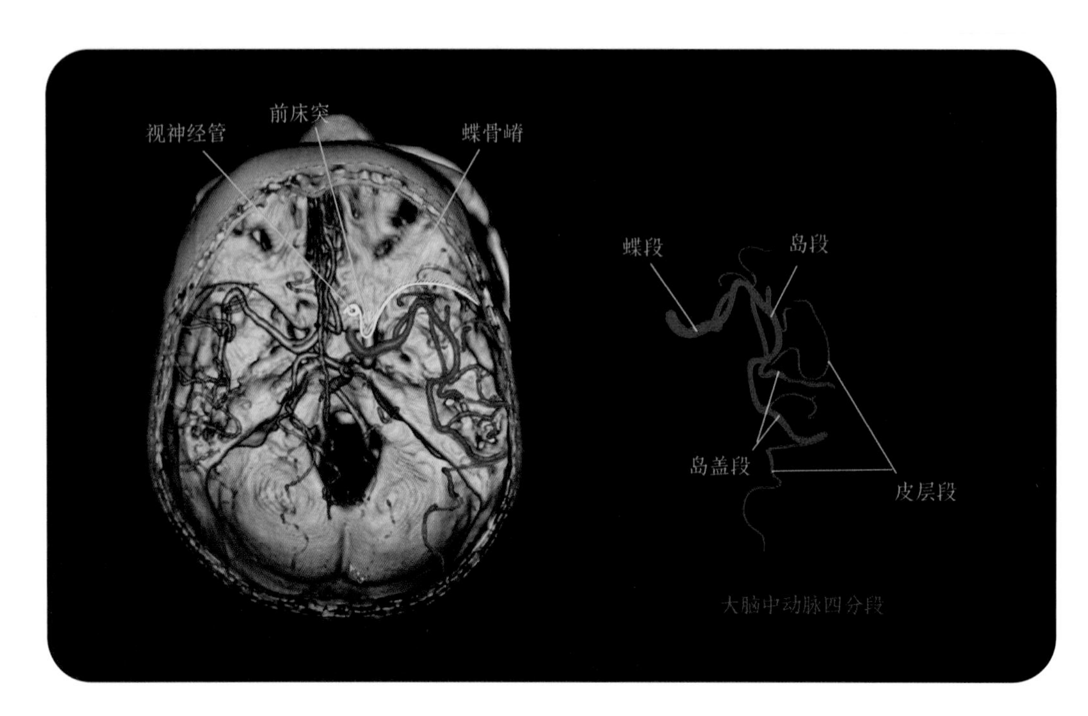

图 1-46 头颅 MRI：大脑中动脉与蝶骨嵴的位置关系

2. 眶上裂定位（图 1-47）。

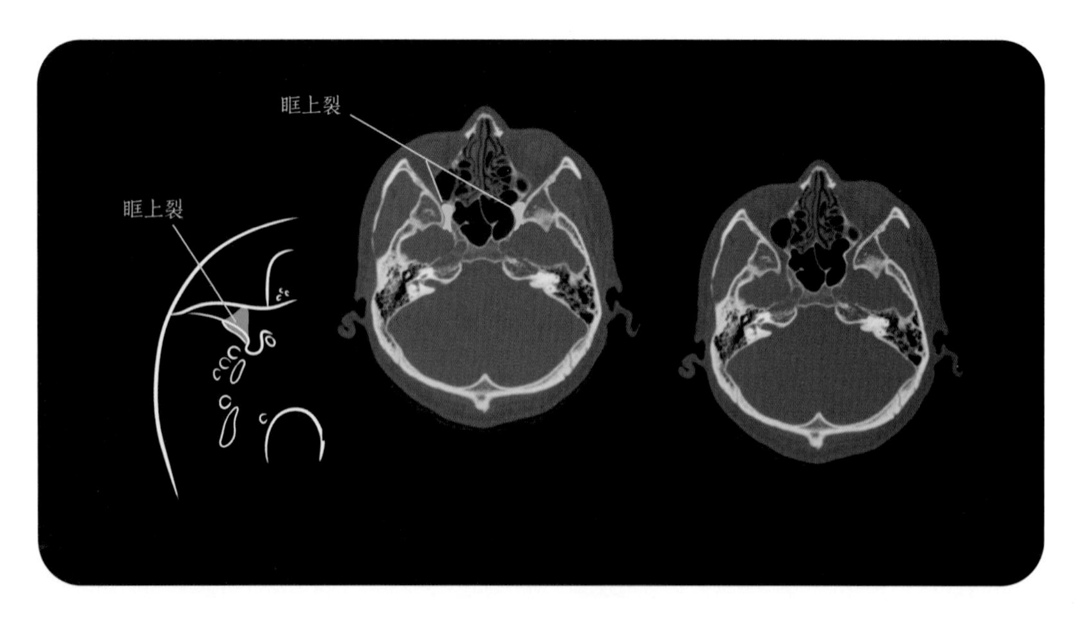

图 1-47 头颅 CT：眶上裂定位

3. 圆孔定位（图 1-48）。

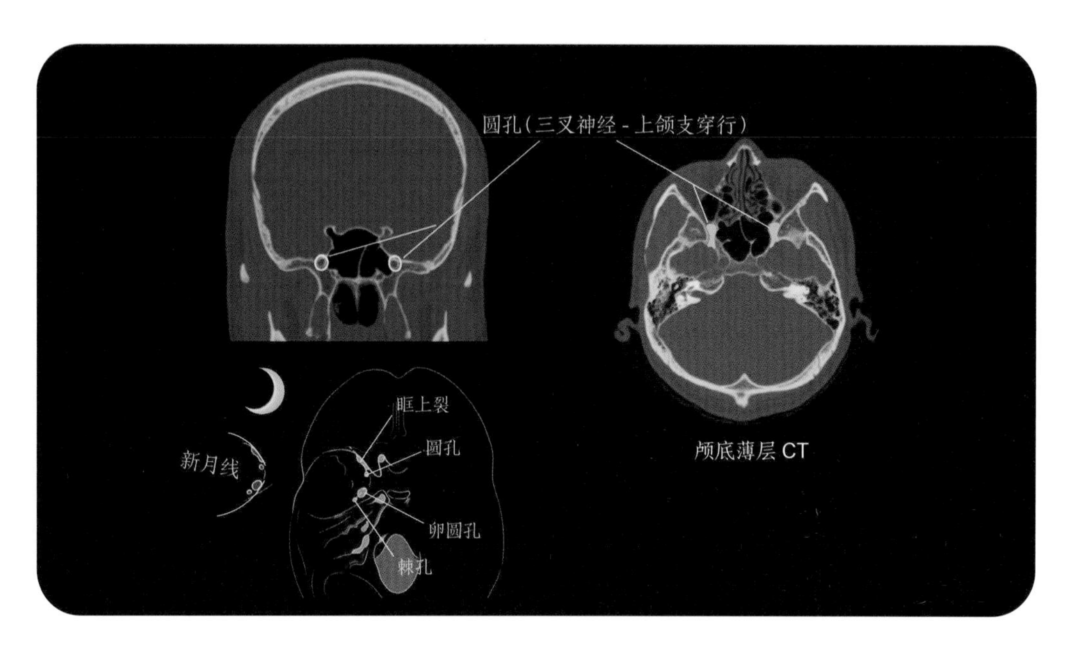

图 1-48　头颅 CT：圆孔定位

4. 颈静脉孔定位（图 1-49）。

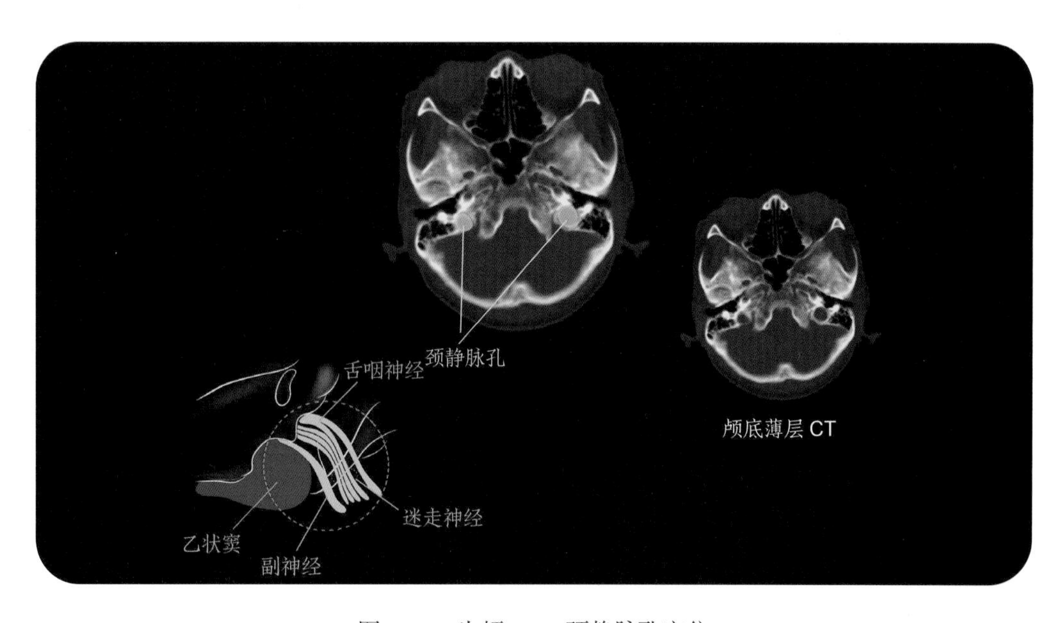

图 1-49　头颅 CT：颈静脉孔定位

5. 眶下孔定位（图 1-50）。

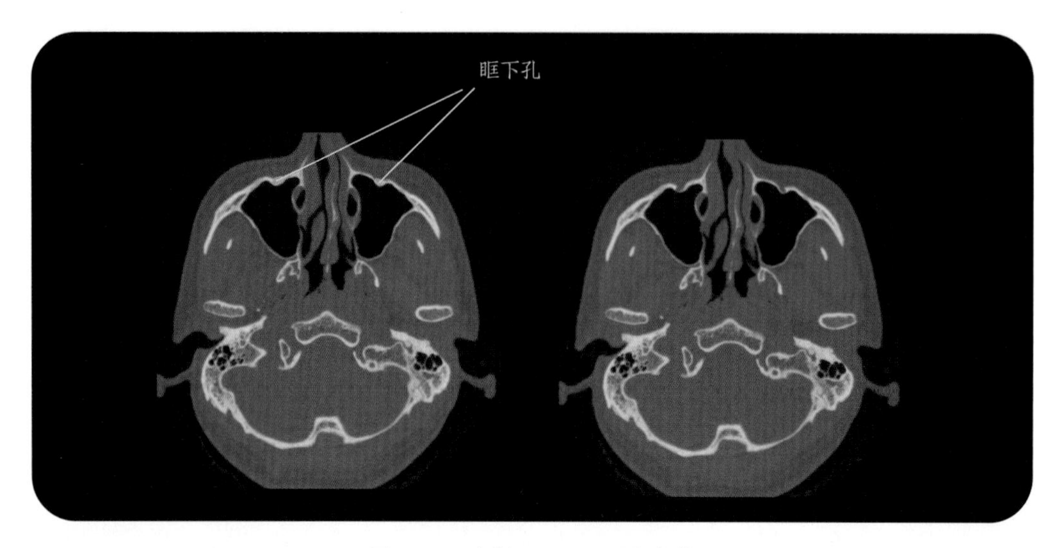

图 1-50　头颅 CT：眶下孔定位

二、矢状位

（一）“M” 切面

1. M 形的额下回（图 1-51）。

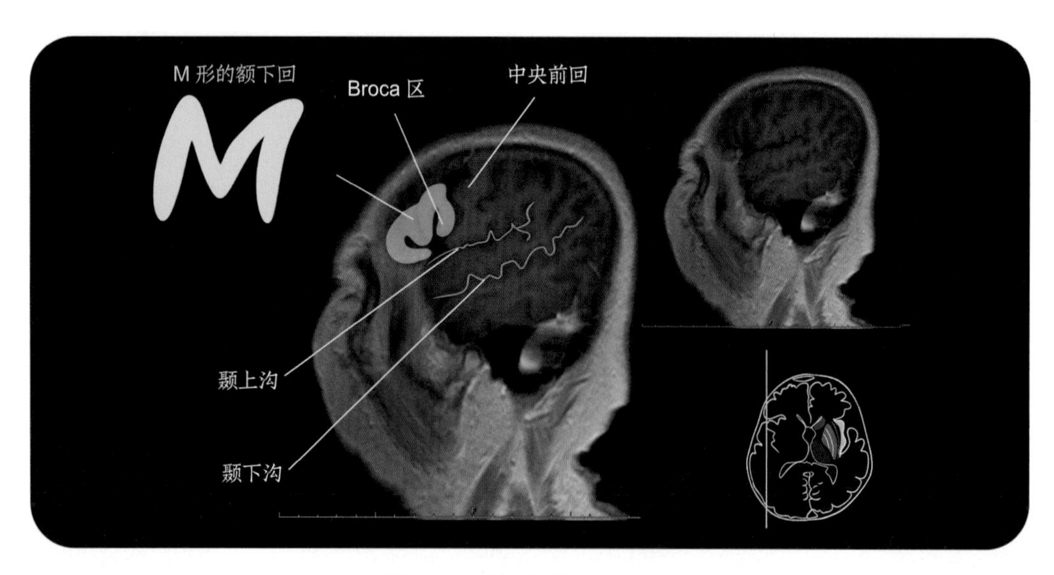

图 1-51　额下回与 Broca 区

Broca 区：布罗卡区。

2. “M” 切面解剖(图 1-52)。

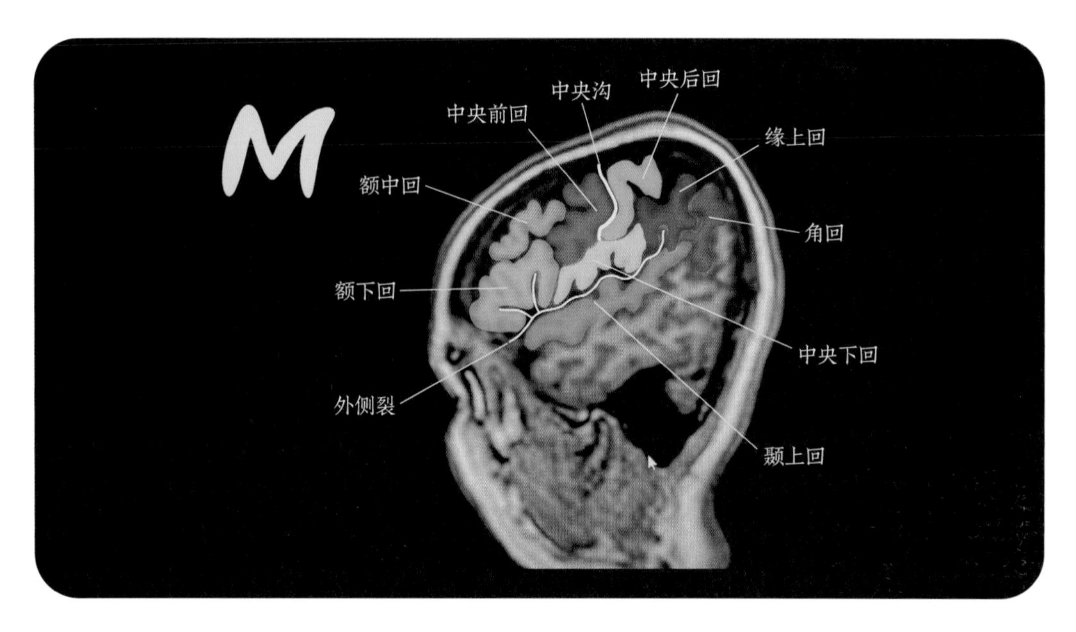

图 1-52 头颅 MRI：“M”切面上的解剖

(二)岛叶切面

1. 岛叶定位(图 1-53)。

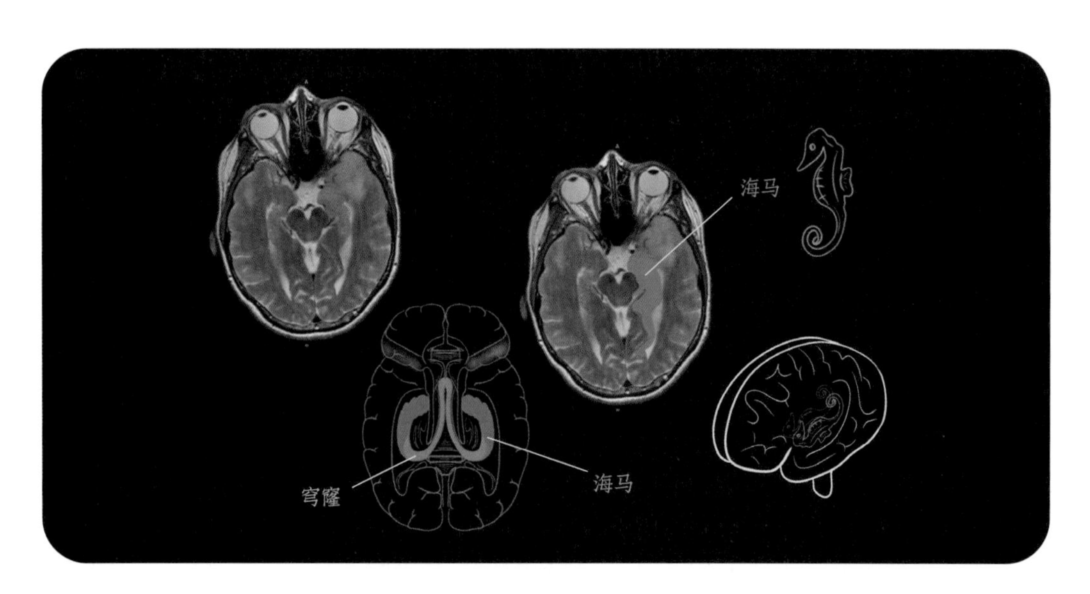

图 1-53 头颅 MRI：岛叶定位

2. 颞横回定位(图 1-54)。

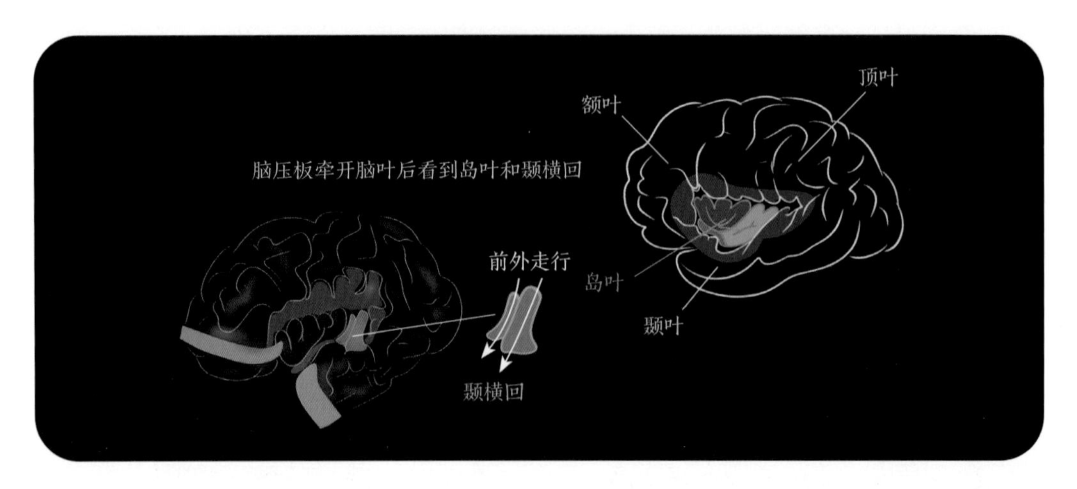

图 1-54　颞横回定位

颞横回位于颞叶上的大脑外侧裂与颞上沟之间的部分,背侧面形成大脑外侧裂的下缘,其后部有 2～3 个斜向前外的小回,称为颞横回。岛叶,又称脑岛,位于外侧沟的底部,通过周围的环形沟与额叶、颞叶和顶叶隔开。

(三)正中矢状位

1. “核心区”的解剖(图 1-55、图 1-56)。

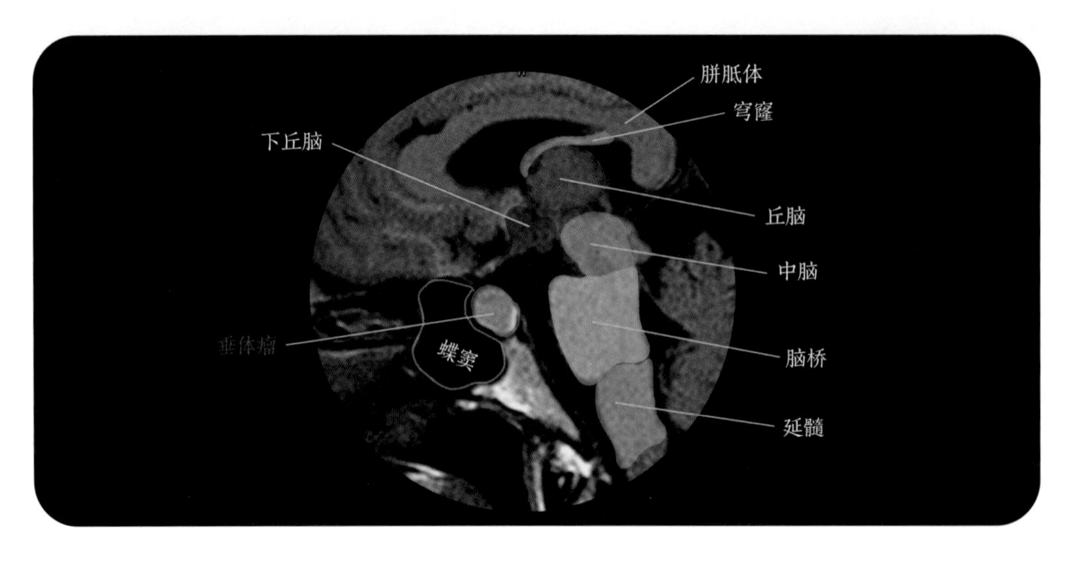

图 1-55　脑核心区中的丘脑和下丘脑

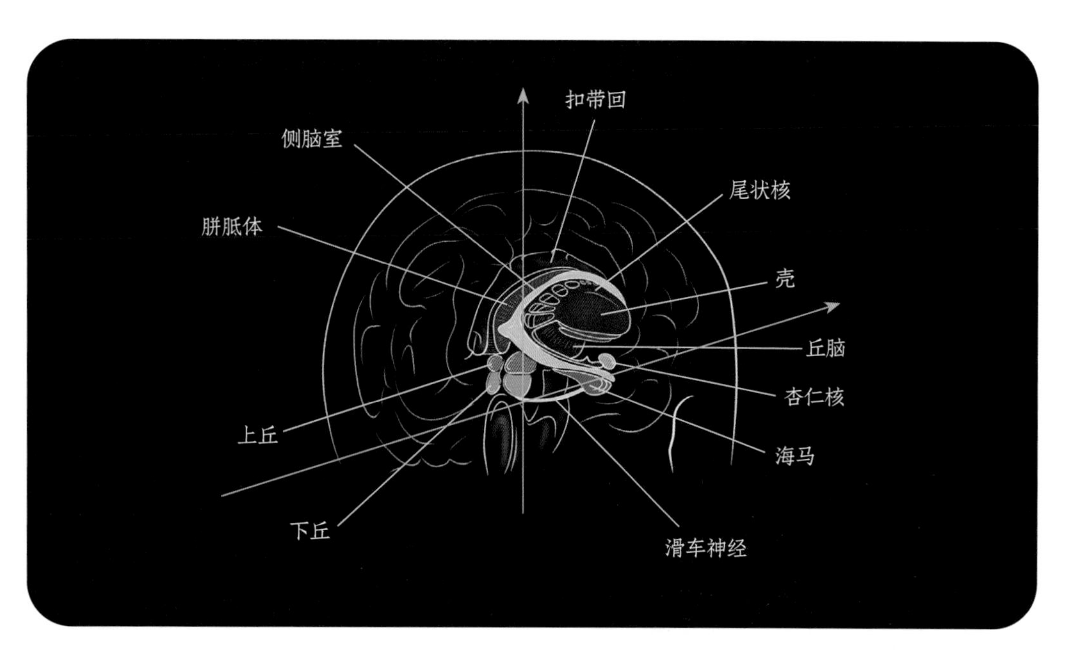

图 1-56　脑核心区的立体观

2. **脑的"内分泌"结构(图 1-57)**　垂体(图 1-58、图 1-59、图 1-60)、松果体(图 1-61)和下丘脑(图 1-62)。

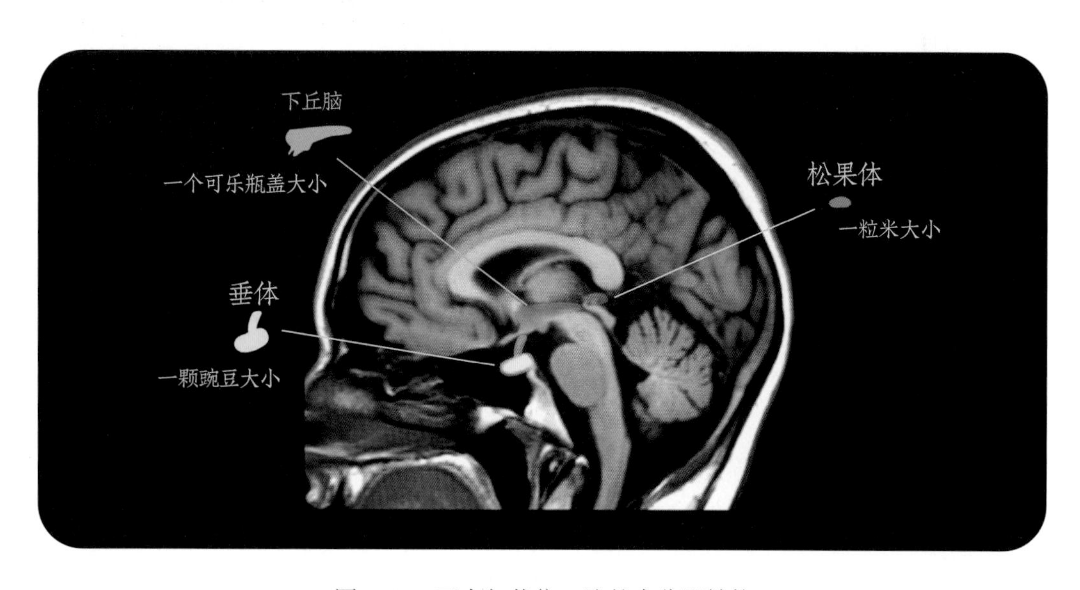

图 1-57　正中矢状位：脑的内分泌结构

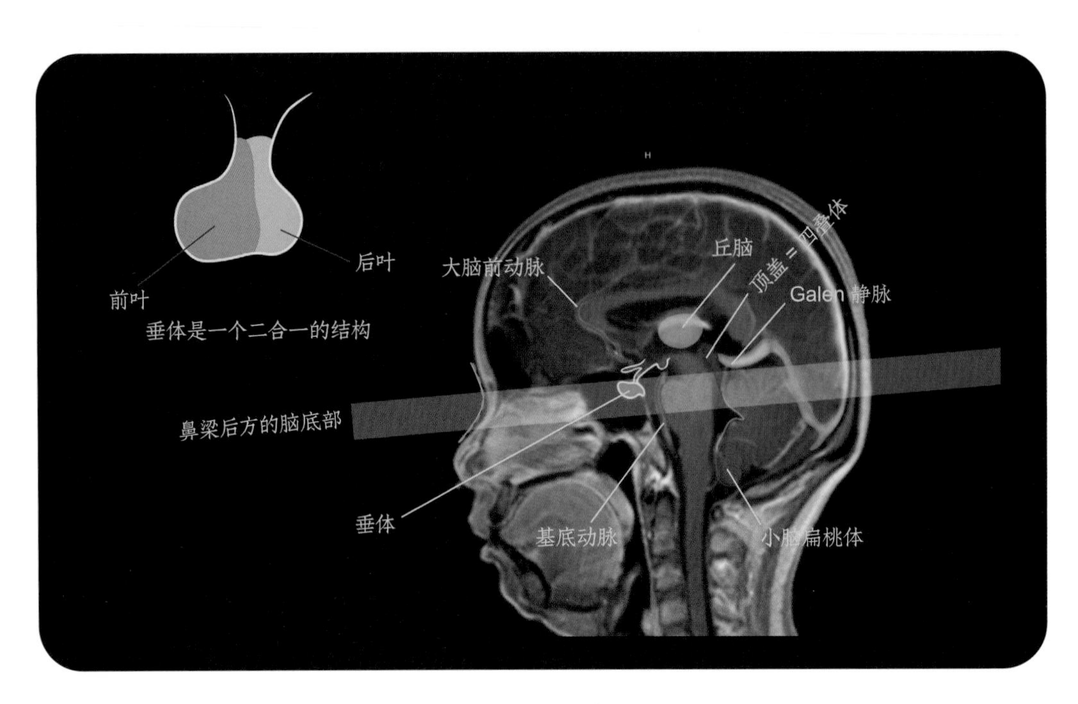

图 1-58　正中矢状位：垂体在脑中的位置

Galen 静脉：大脑大静脉。

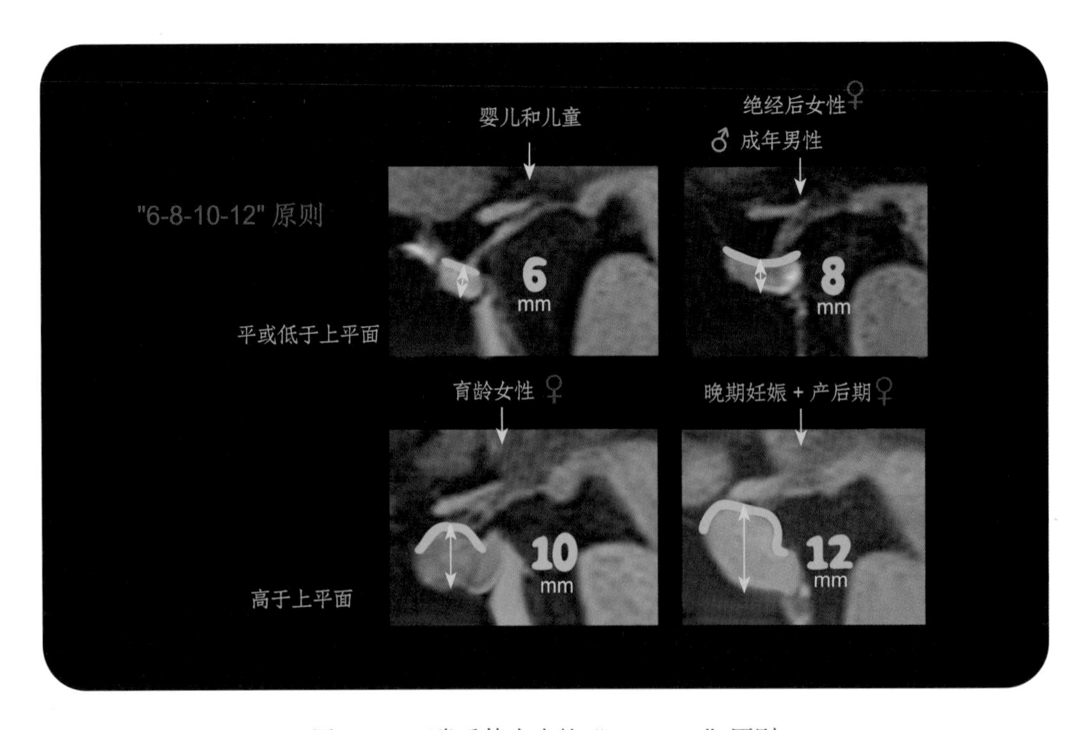

图 1-59　正常垂体大小的“6-8-10-12”原则

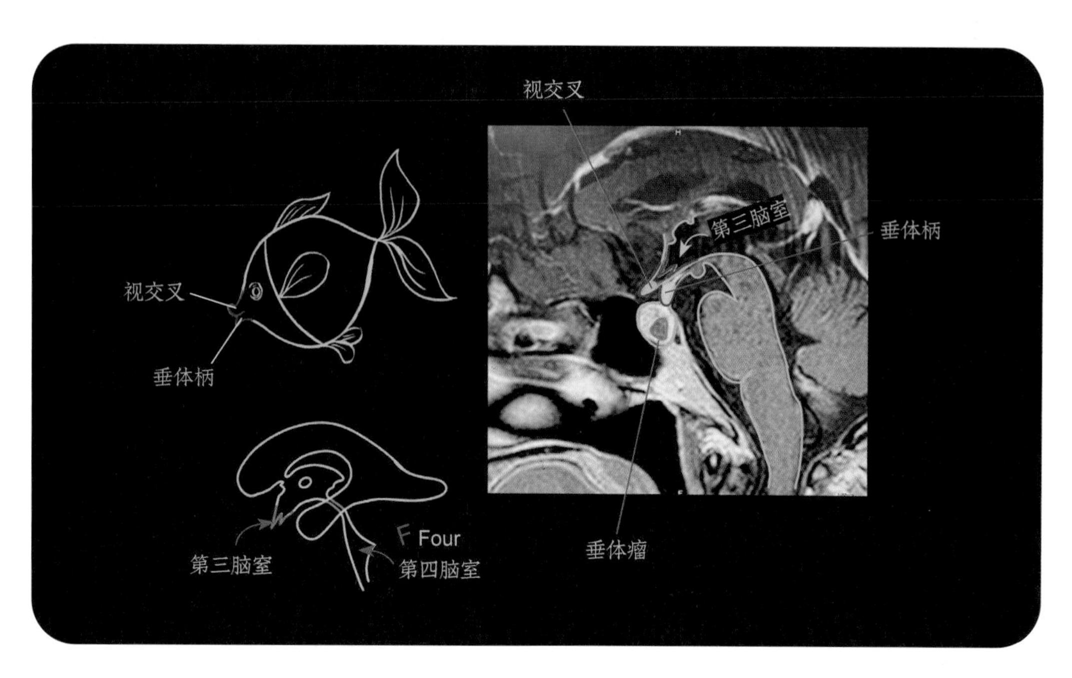

图 1-60 正中矢状位上的“鱼嘴”造型

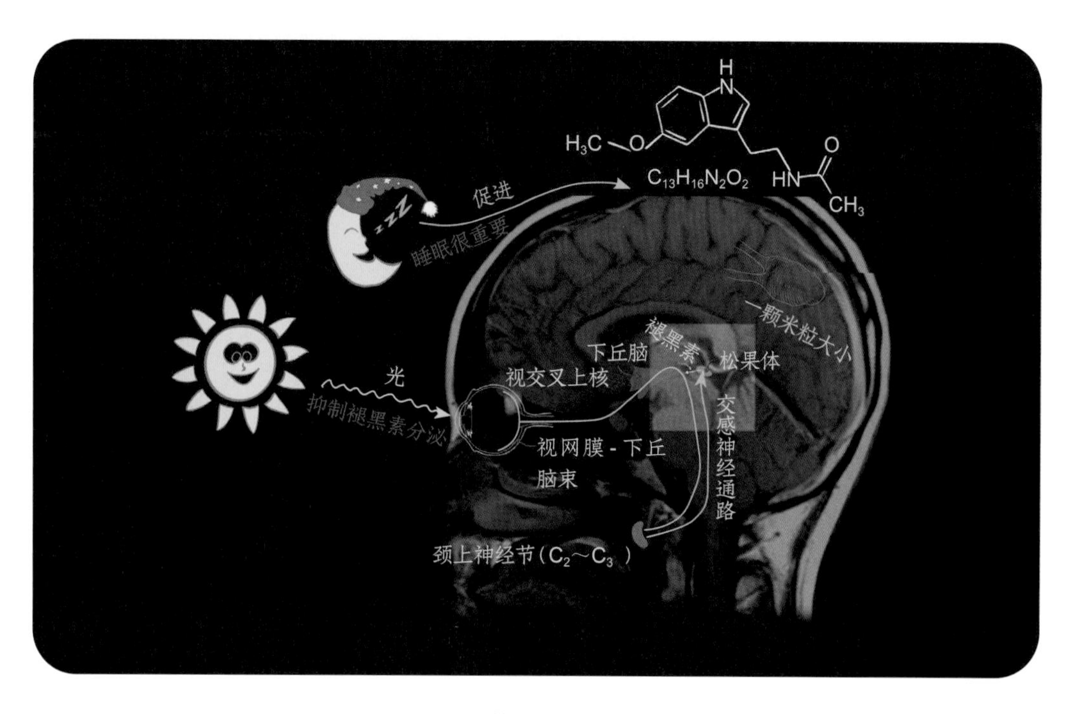

图 1-61 松果体在脑中的位置及功能

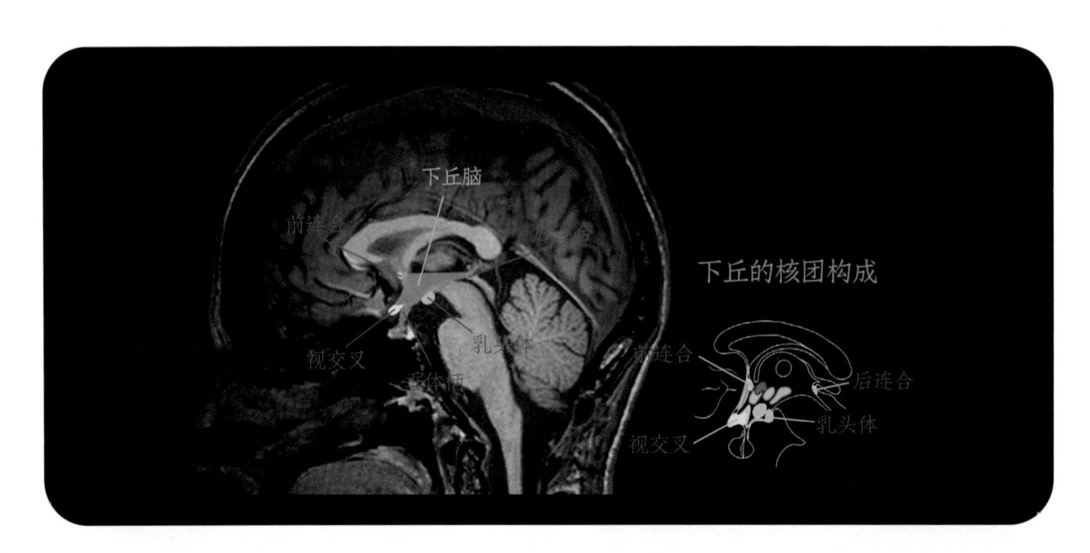

图 1-62　下丘脑在脑中的位置

3. **临床常用解剖结构定位**　中央旁小叶（图 1-63）、舌回（图 1-64）、四叠体（图 1-65）和小脑扁桃体（图 1-66）。

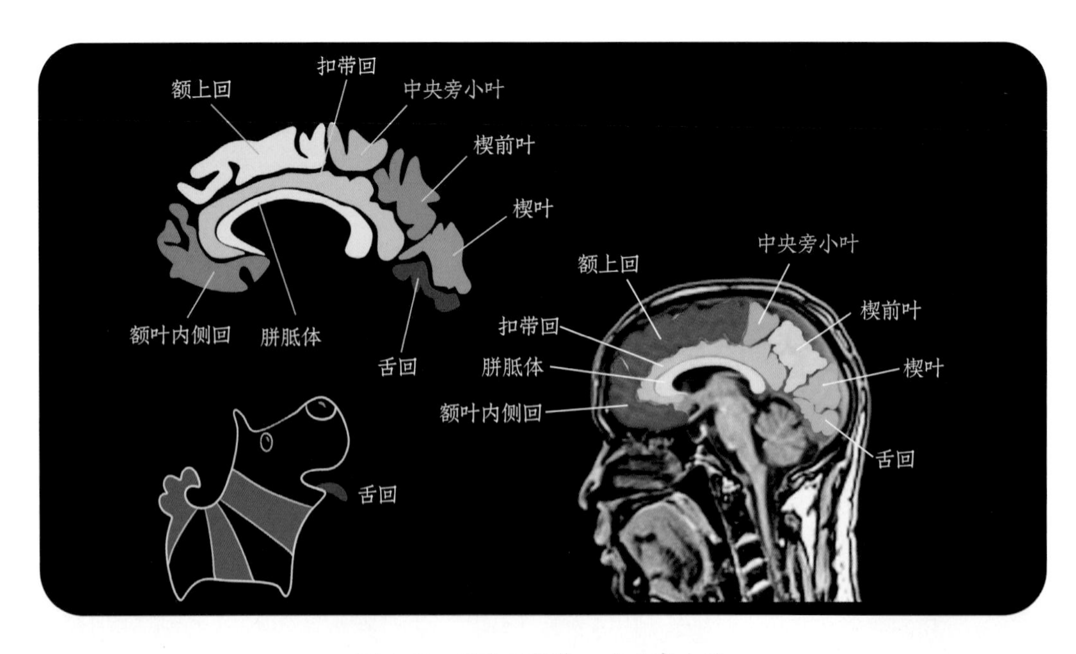

图 1-63　正中矢状位：中央旁小叶

中央旁小叶位于大脑半球内侧面，相当于中央前、后回折入内侧面的部分；
分前、后两部分：前部属于额叶，后部属于顶叶；与对侧小腿和足的运动和感觉有关。

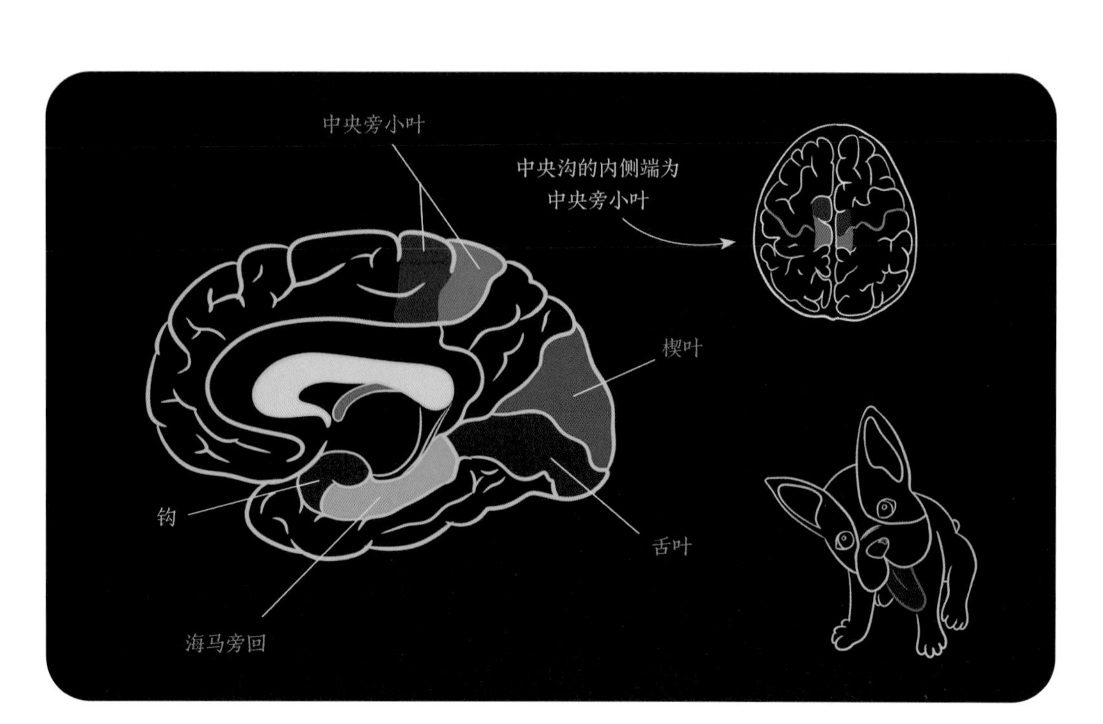

图 1-64　舌回的位置及功能

舌回，也称为颞枕叶内侧回，与视觉处理相关，尤其是与字母有关的视觉信息。

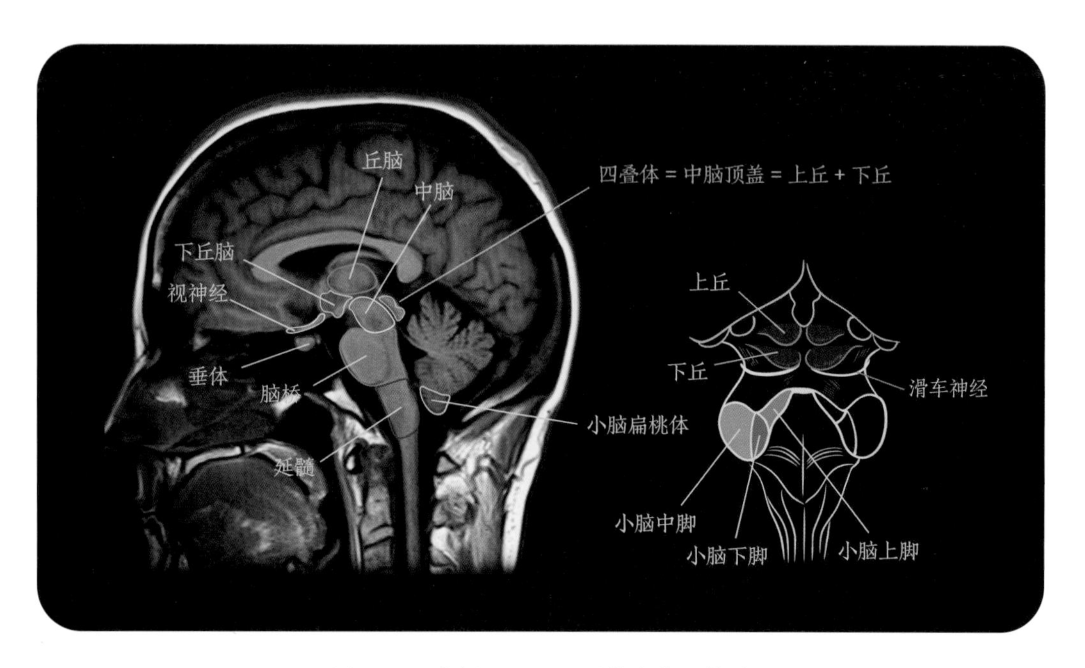

图 1-65　头颅 MRI：四叠体定位及构成

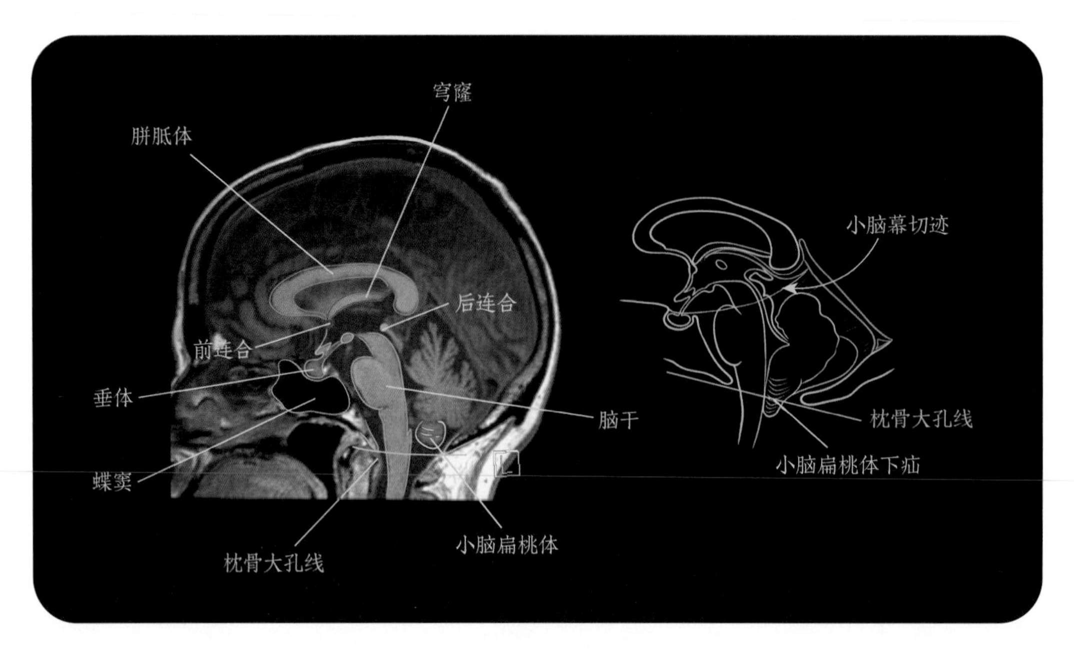

图 1-66　正中矢状位：小脑扁桃体定位

4. **脑动脉的“融合”**　颈内动脉系统（图 1-67）、椎 - 基底动脉（图 1-68）和小脑三支动脉（图 1-69）。

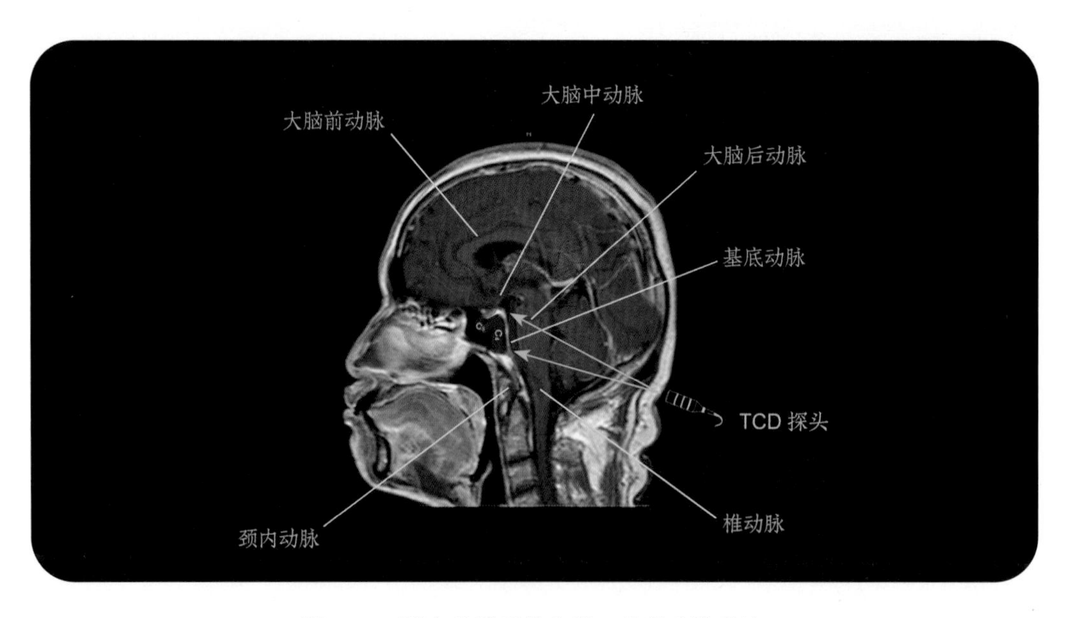

图 1-67　颈内动脉系统和椎 - 基底动脉系统

TCD：经颅多谱勒超声。

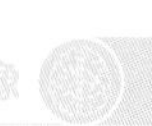

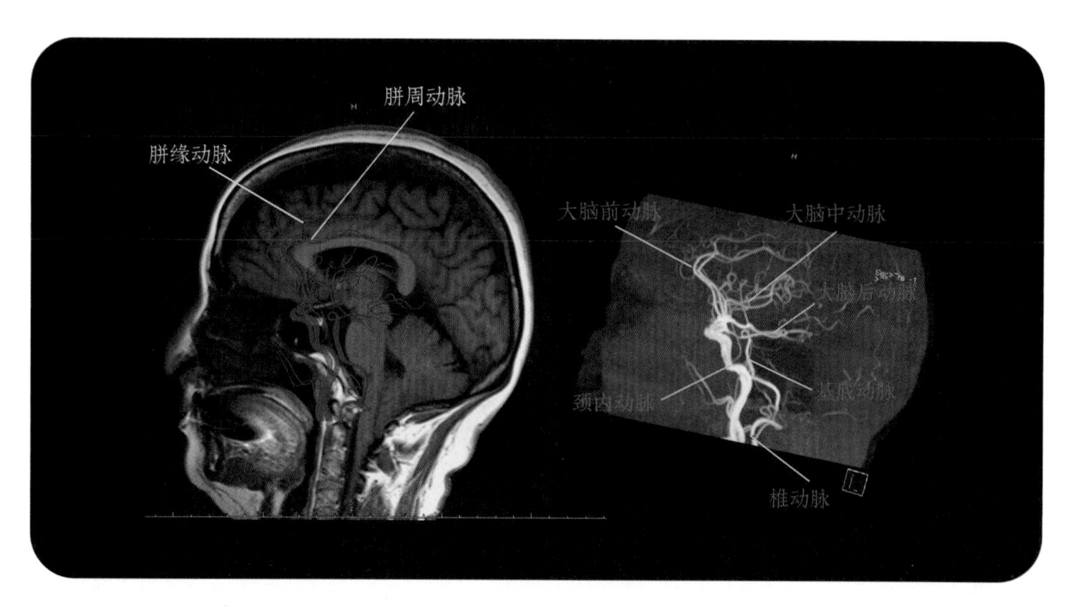

图 1-68 颈内动脉系统和椎 - 基底动脉系统的分支

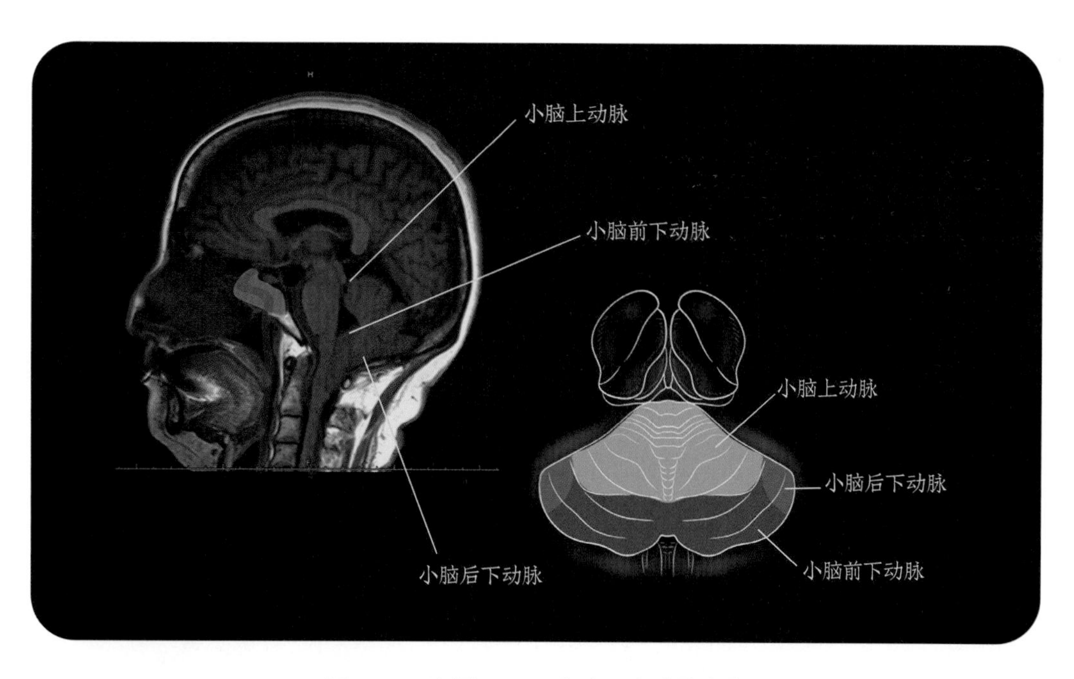

图 1-69 头颅 MRI：小脑三支动脉定位

5. 脑静脉和静脉窦 静脉回流（图 1-70）、重要静脉窦（图 1-71）和 Galen 静脉（图 1-72）。

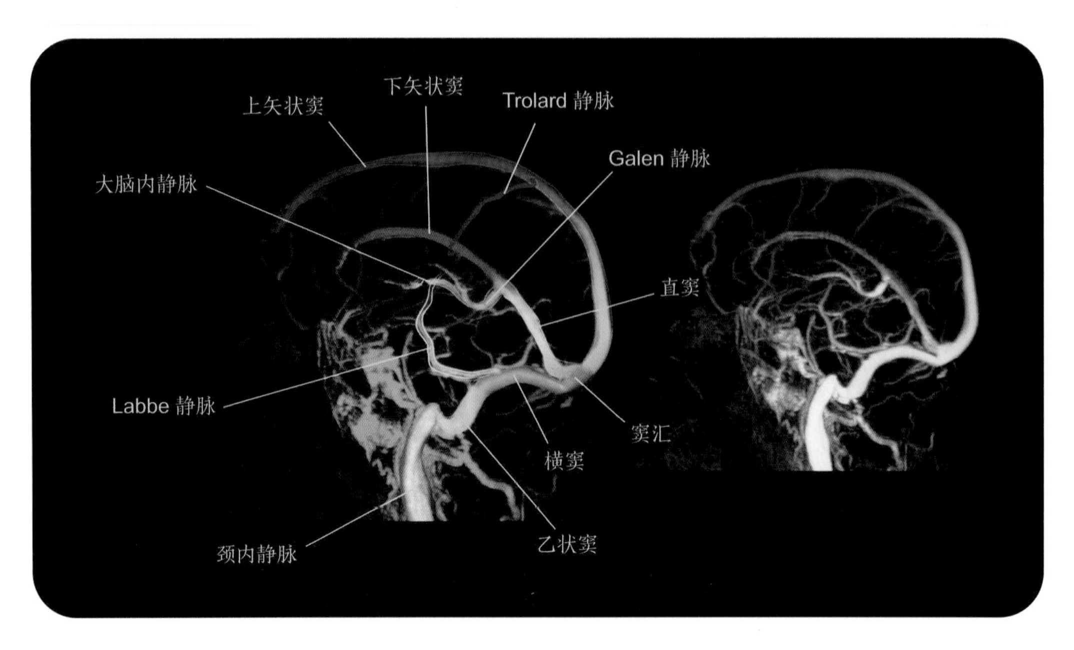

图 1-70　头颅 MRV：脑静脉回流

Trolard 静脉：上吻合静脉；Galen 静脉：大脑大静脉；Labbe 静脉：下吻合静脉。

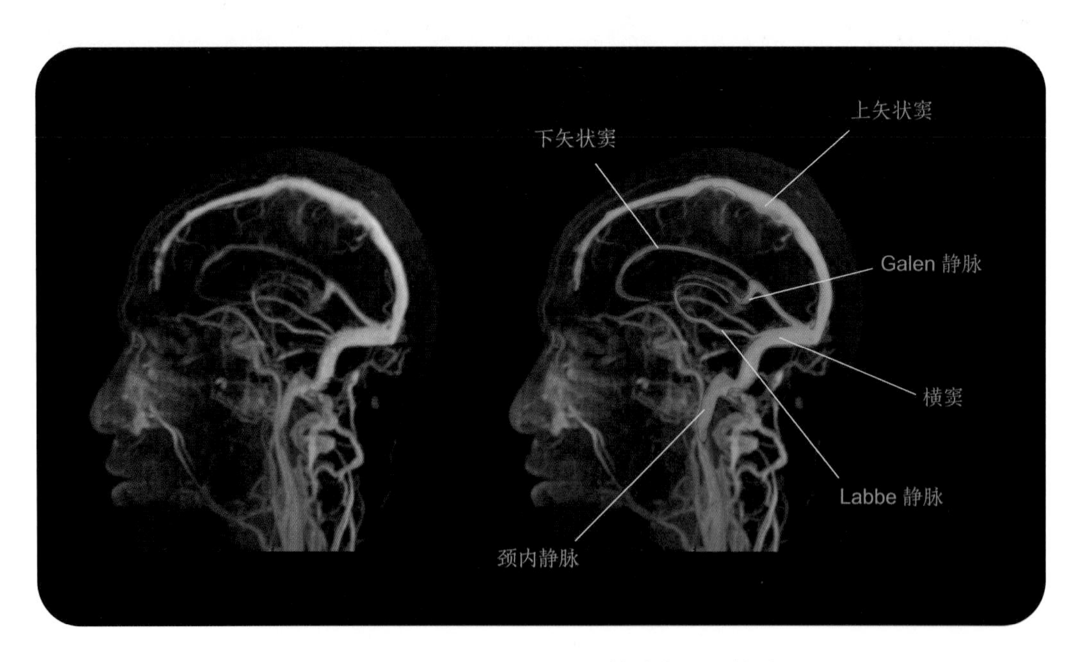

图 1-71　头颅 MRV：重要脑静脉窦和脑静脉

Galen 静脉：大脑大静脉；Labbe 静脉：下吻合静脉。

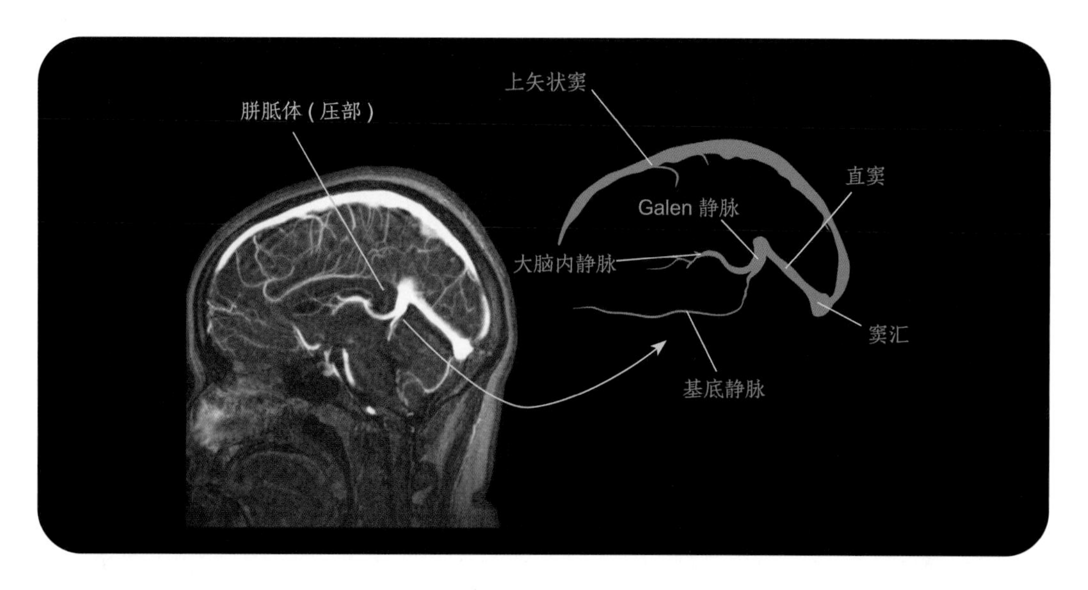

图 1-72 弧形向上的 Galen 静脉

Galen 静脉即大脑大静脉,是连接和汇入直窦的最大静脉,长 10mm,管径为 4mm,在胼胝体压部由两条大脑内静脉汇合而成,然后向后上呈一浅下弧形与下矢状窦一起汇入直窦。

6. 脑室和脑池 脑室和脑脊液循环(图 1-73、图 1-74)、松果体区脑池(图 1-75)和脑池汇总(图 1-76)。

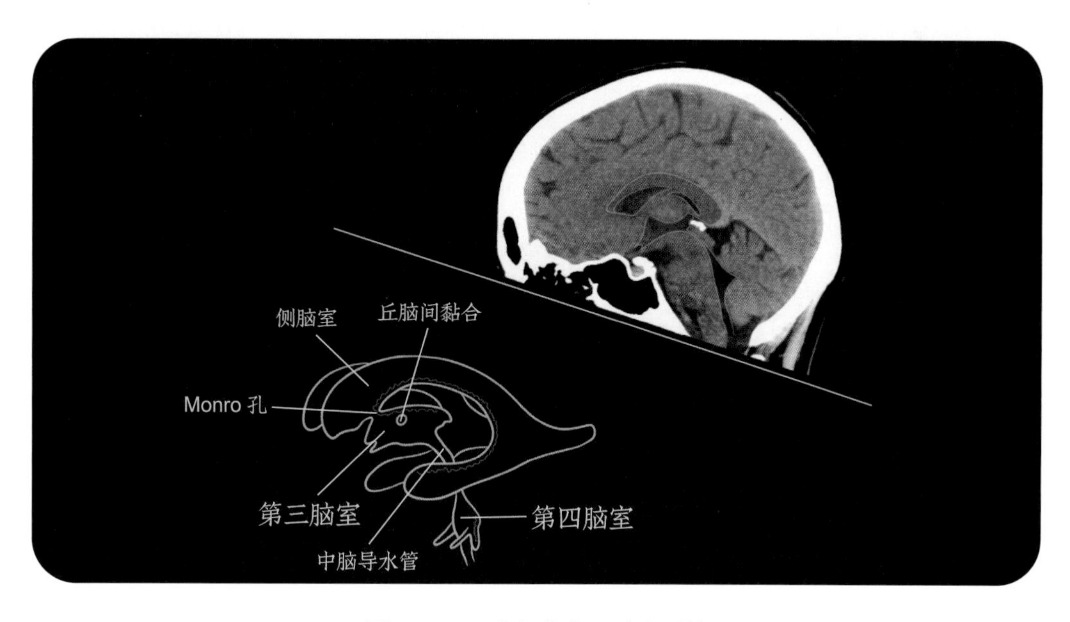

图 1-73 正中矢状位:脑室系统

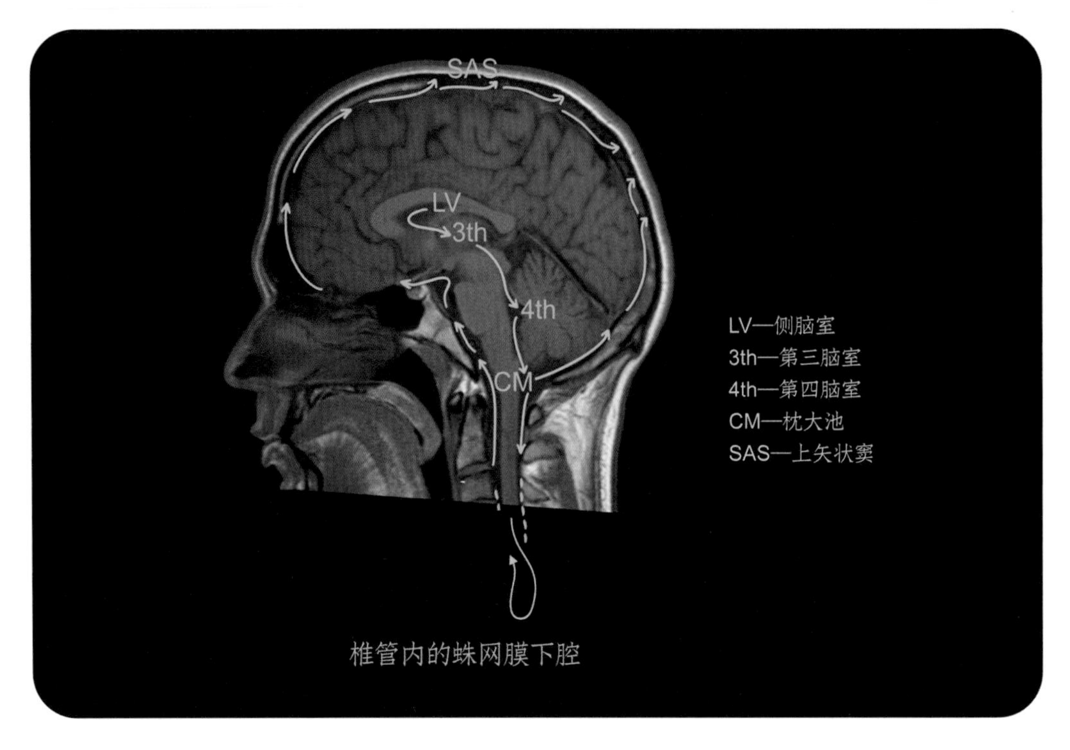

图 1-74 正中矢状位：脑脊液循环通路

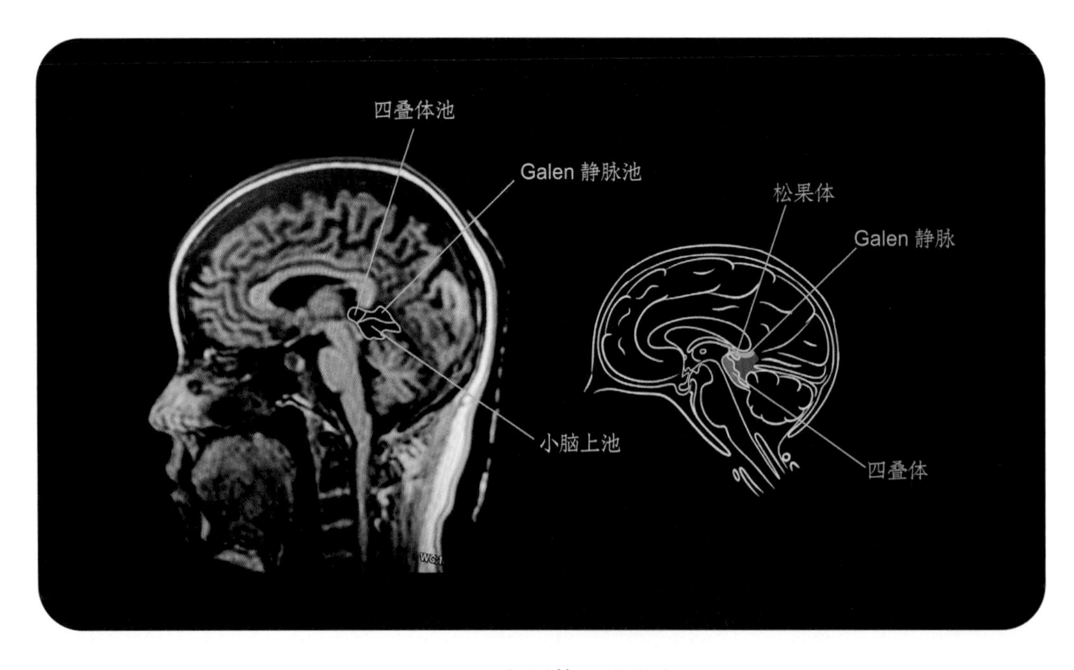

图 1-75 松果体区的脑池

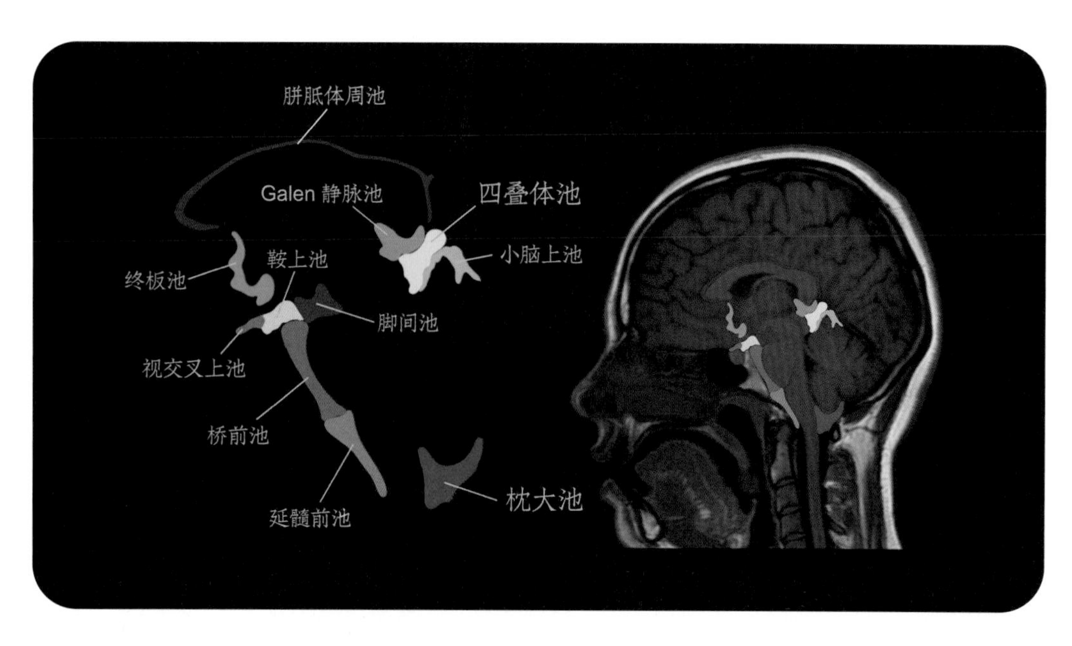

图 1-76　正中矢状位：脑池解剖

7. **脑神经的"融合"**　12 对脑神经的定位（图 1-77）。

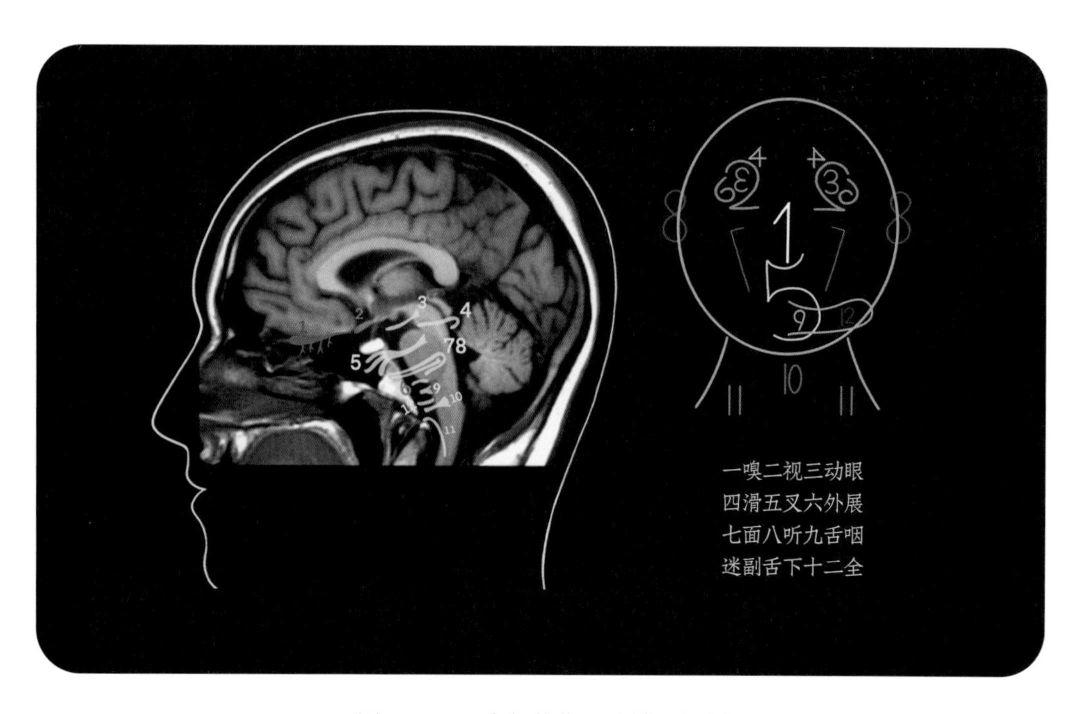

图 1-77　正中矢状位：脑神经解剖

8. 实用性“脑沟”定位　正中位内侧面脑沟（图 1-78）、中央沟（图 1-79）和汇总（图 1-80）。

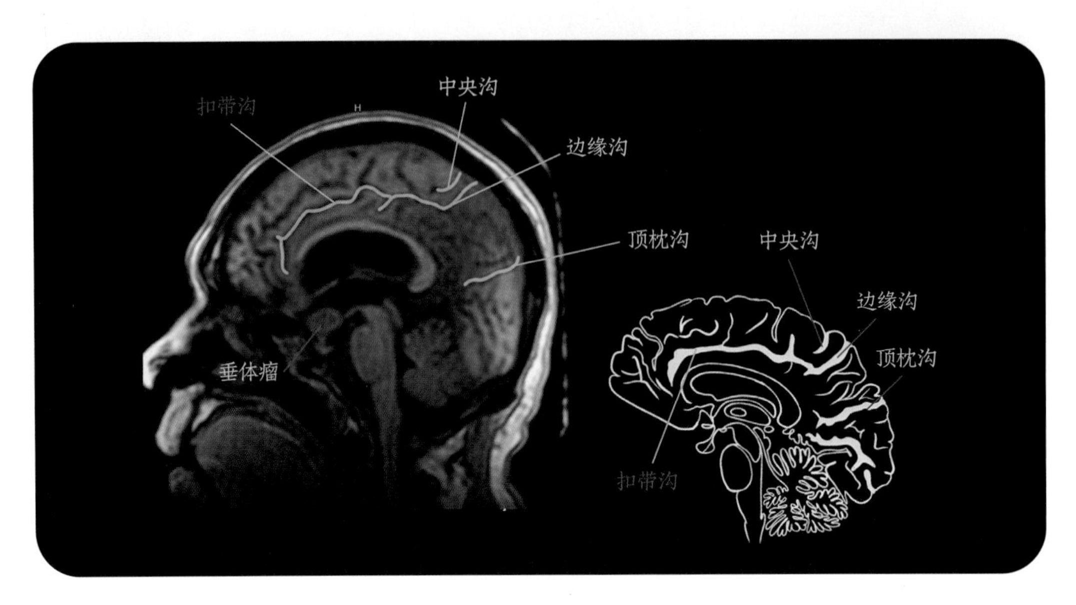

图 1-78　正中矢状位：脑内侧面脑沟走行

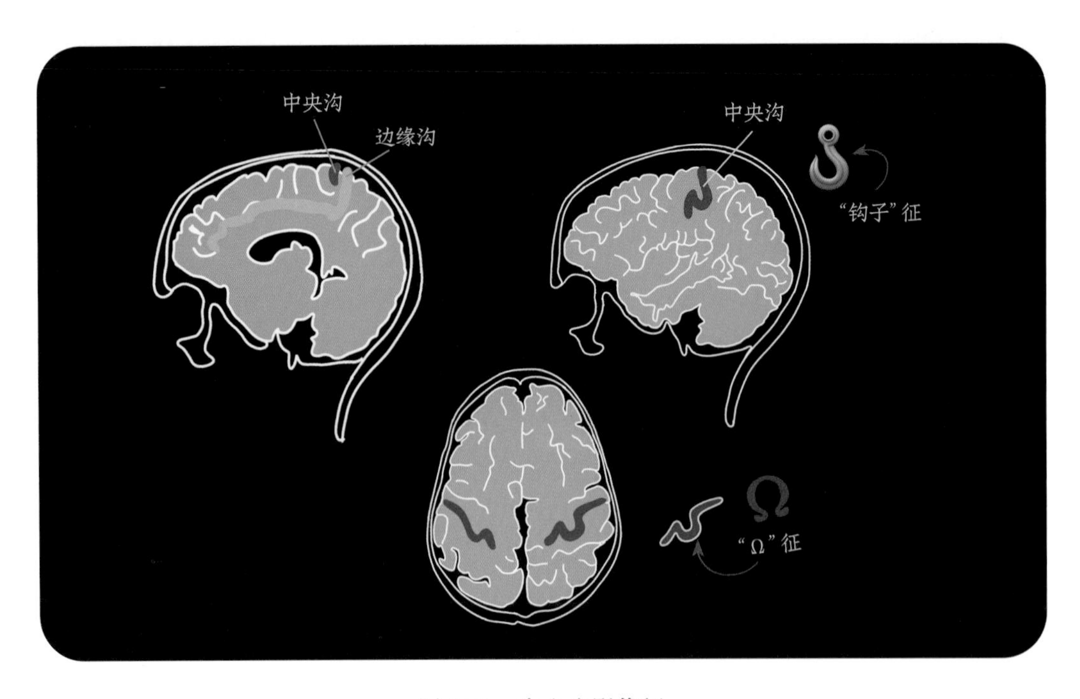

图 1-79　中央沟影像征

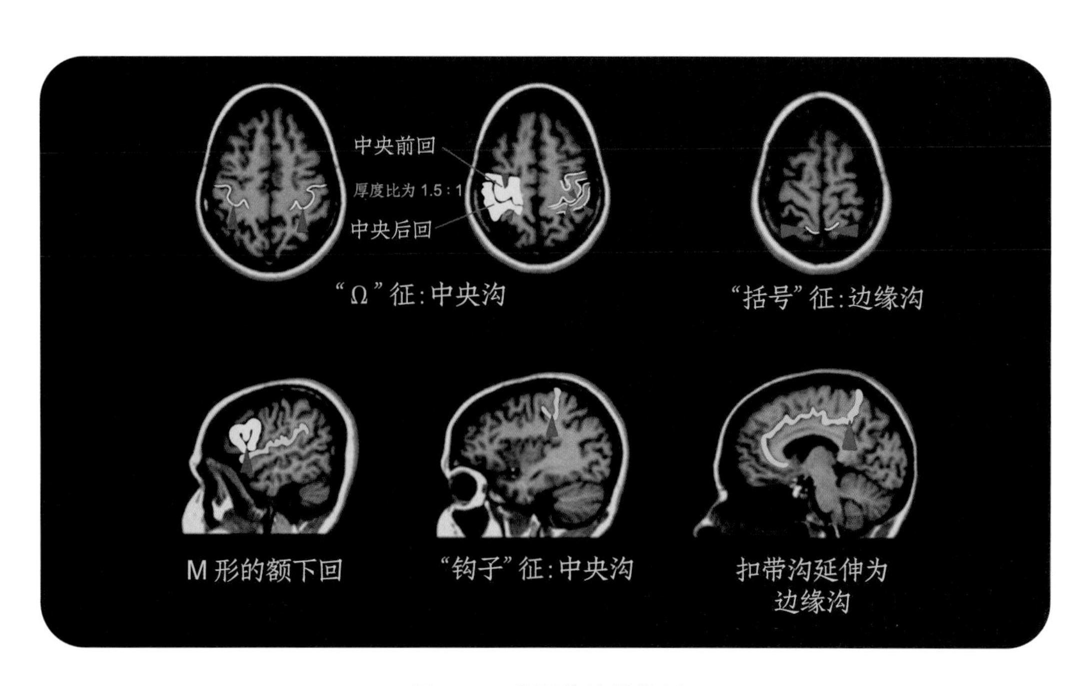

图 1-80　常用脑沟影像征

9. 天幕角（图 1-81）和前连合 - 后连合连线（图 1-82）。

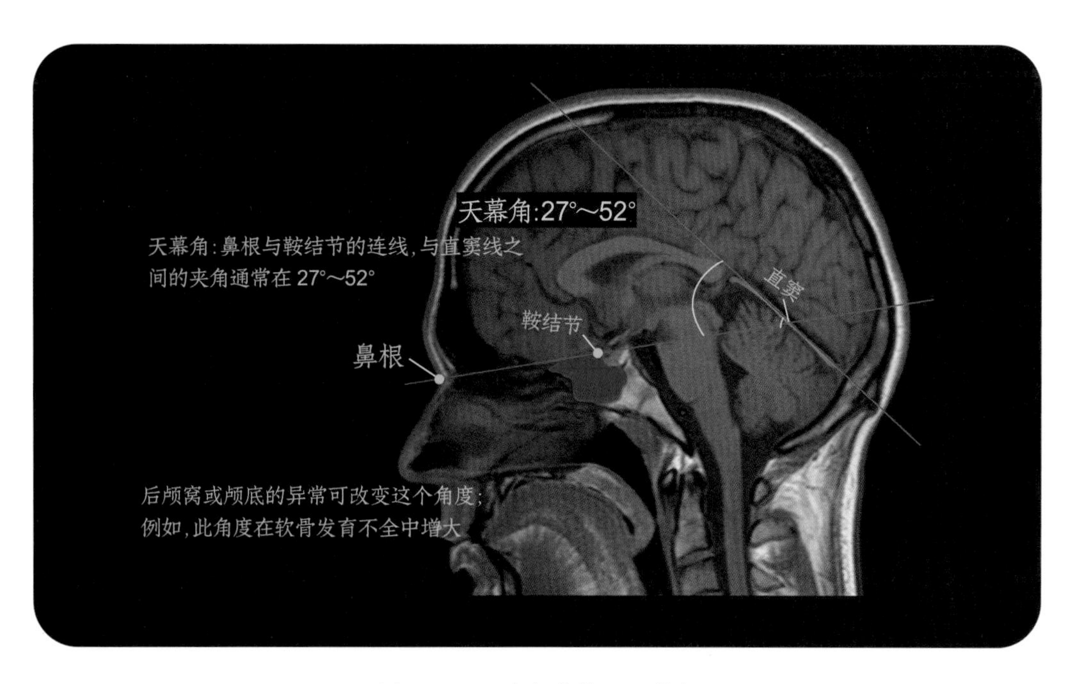

图 1-81　正中矢状位：天幕角

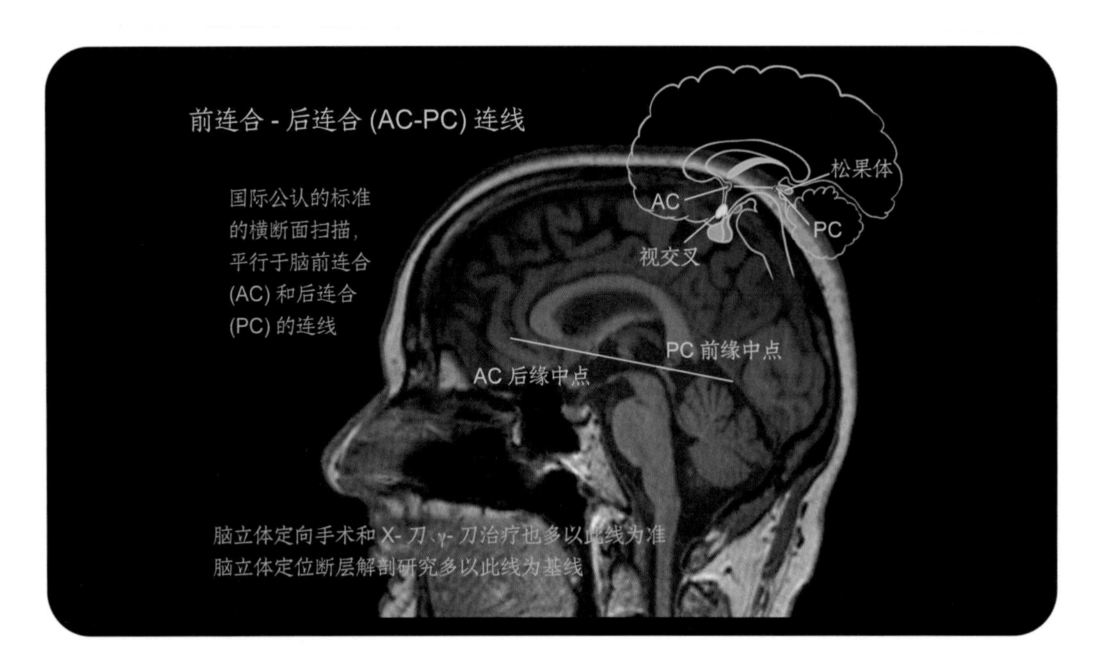

图 1-82　正中矢状位：前连合 - 后连合连线

三、冠状位

1. 经眼眶切面上的眼外肌和视神经（图 1-83）。

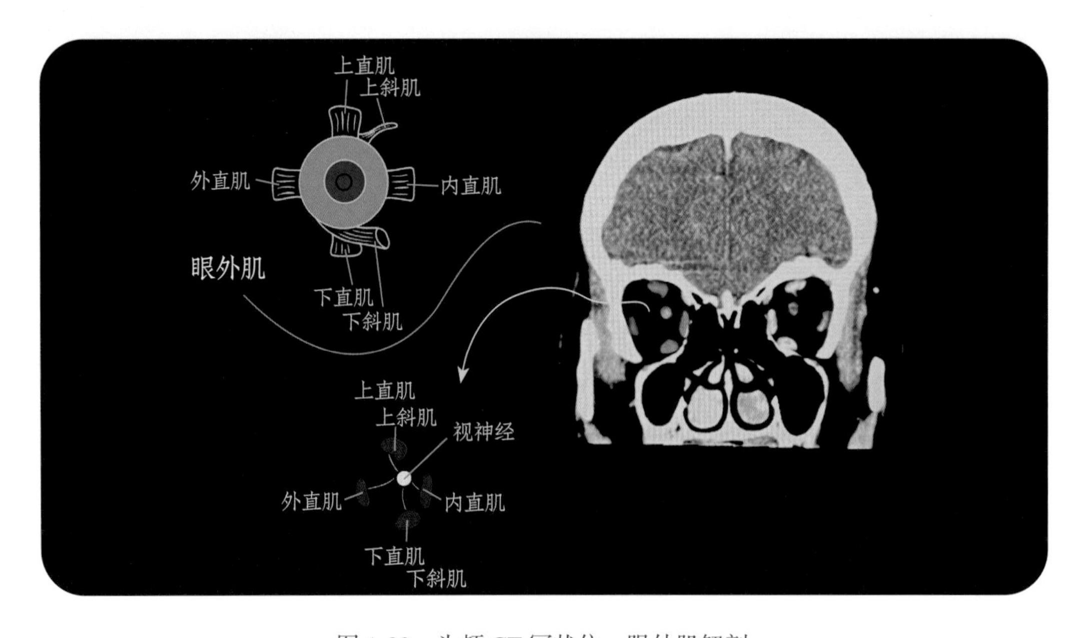

图 1-83　头颅 CT 冠状位：眼外肌解剖

2. 中央旁小叶（图 1-84）和颞叶精细解剖（图 1-85）。

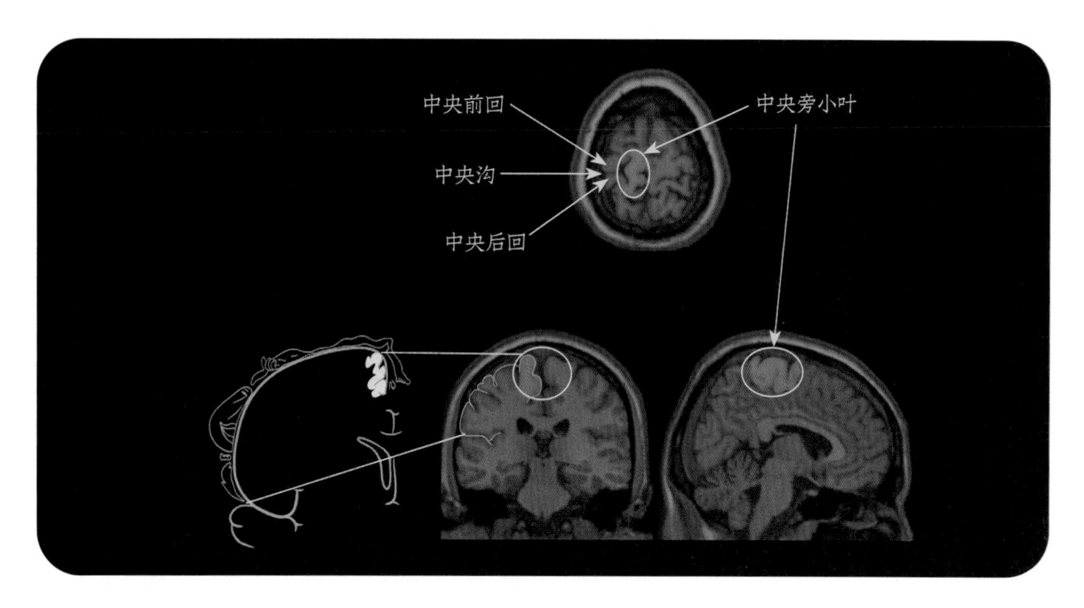

图 1-84　头颅 MRI：中央旁小叶定位

中央旁小叶位于大脑半球的内侧面，是中央前回和中央后回在内侧面的延伸结构。大脑半球一侧的中央旁小叶支配身体另一侧下肢的运动和感觉，同时控制排便和排尿。

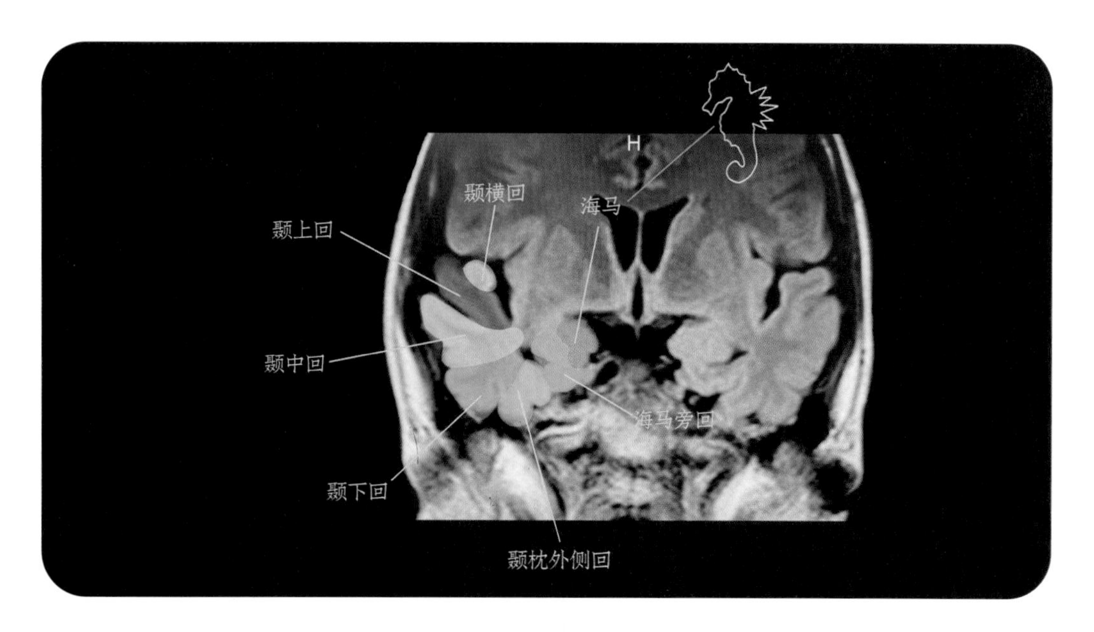

图 1-85　头颅 MRI 冠状位：颞叶精细解剖

3. 海绵窦定位（图 1-86）和解剖（图 1-87）。

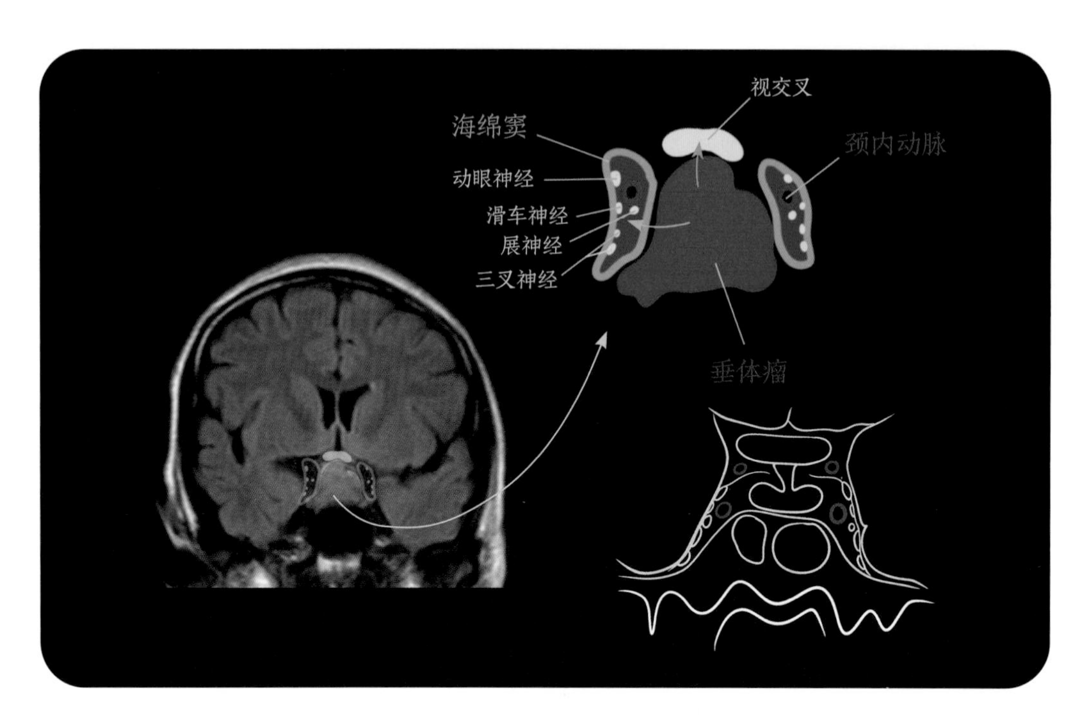

图 1-86　头颅 MRI 冠状位：海绵窦定位

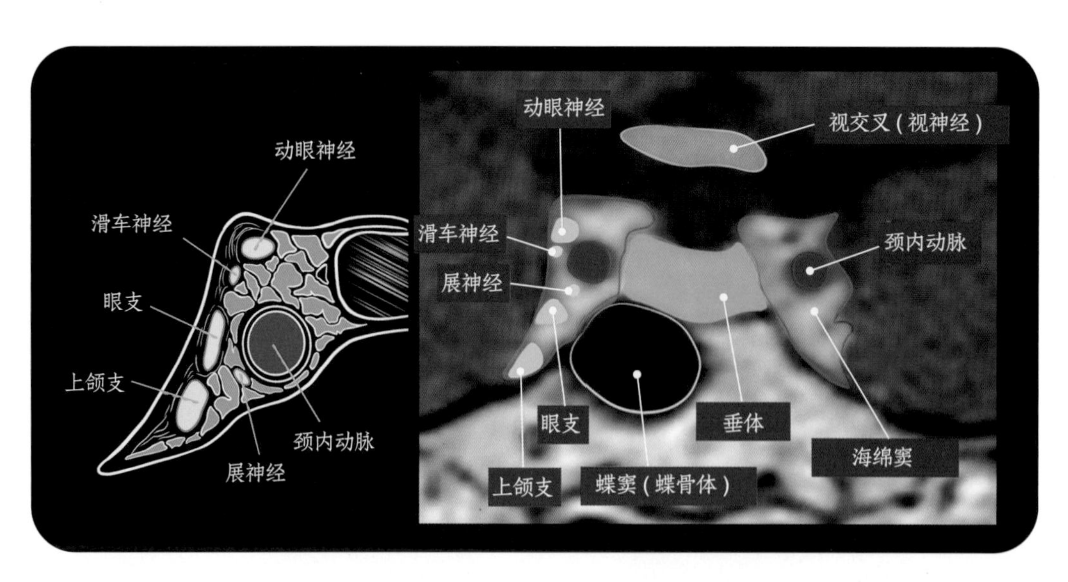

图 1-87　头颅 MRI 冠状位：海绵窦精细解剖

海绵窦是一团围绕颈内动脉的粗细不等的静脉丛，相邻的管状静脉形成小梁样结构。

4. **脑血管“融合”** 大脑中动脉的“双手”造型（图 1-88）。

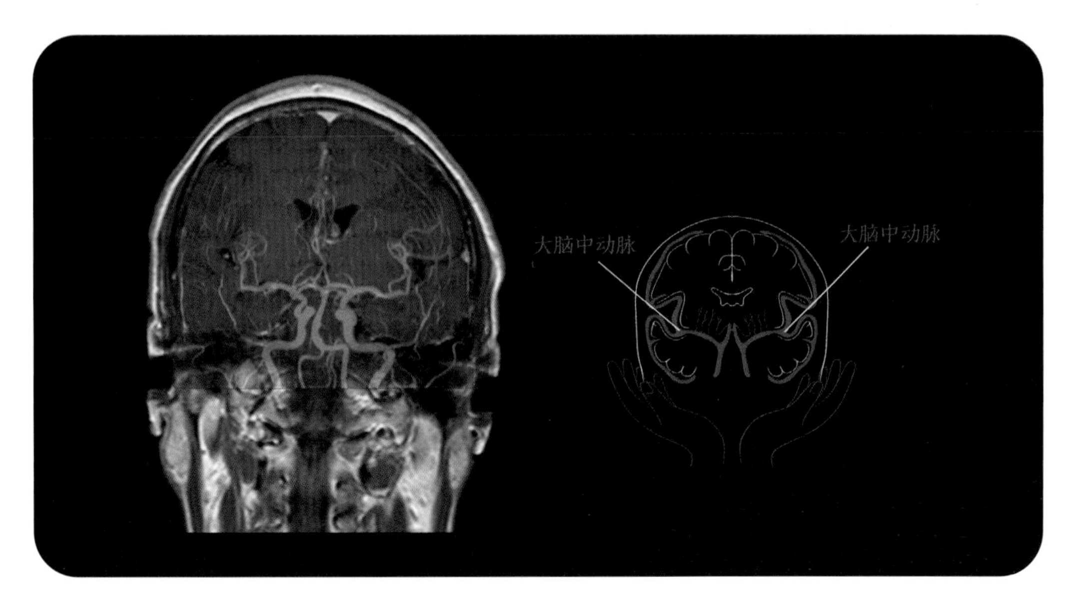

图 1-88 头颅 MRI 冠状位：大脑中动脉

5. 血液从心到脑（图 1-89）和颈内动脉“虹吸段”（图 1-90）。

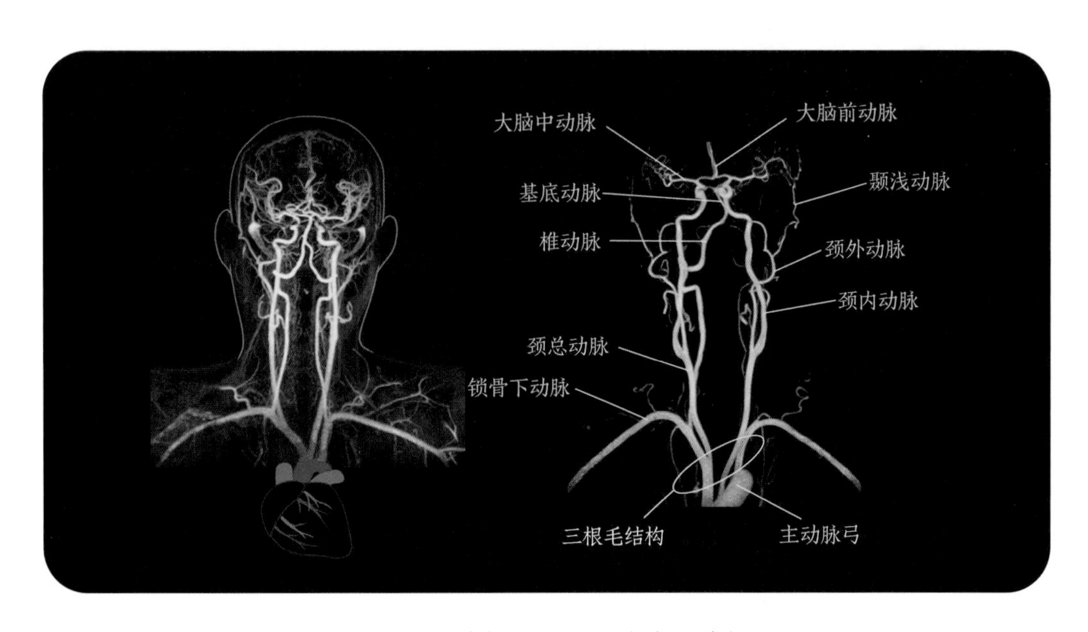

图 1-89 头颅 MRA：血流从心到脑

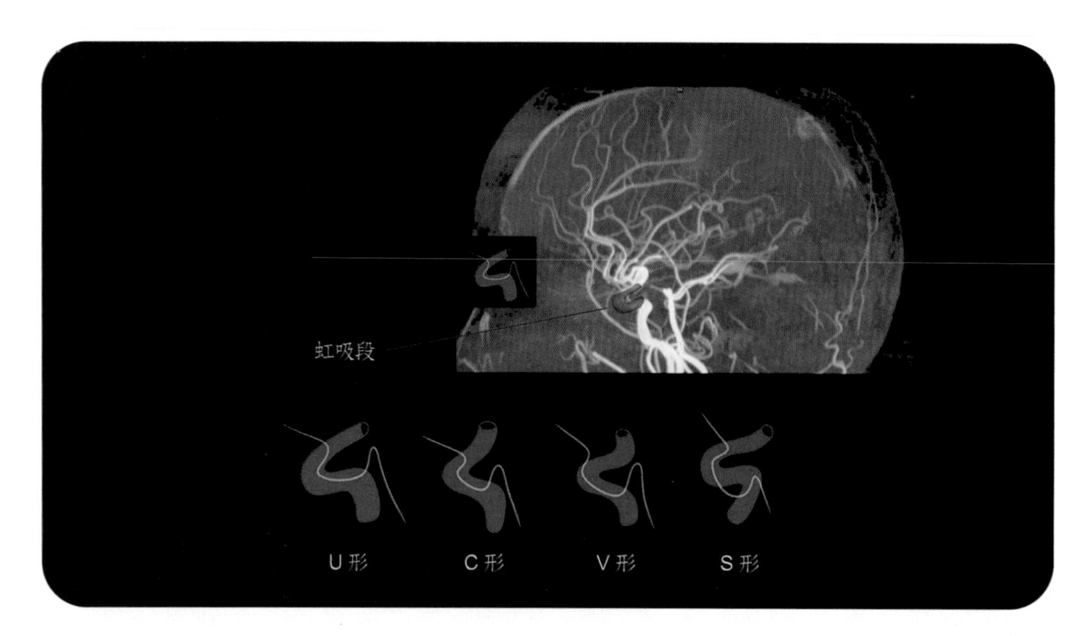

图 1-90　头颅 MRI：颈内动脉虹吸段

颈内动脉的海绵窦段和前床突上段合称为虹吸段，是动脉硬化的好发处。

6. 脑子里的“水”流动（图 1-91）。

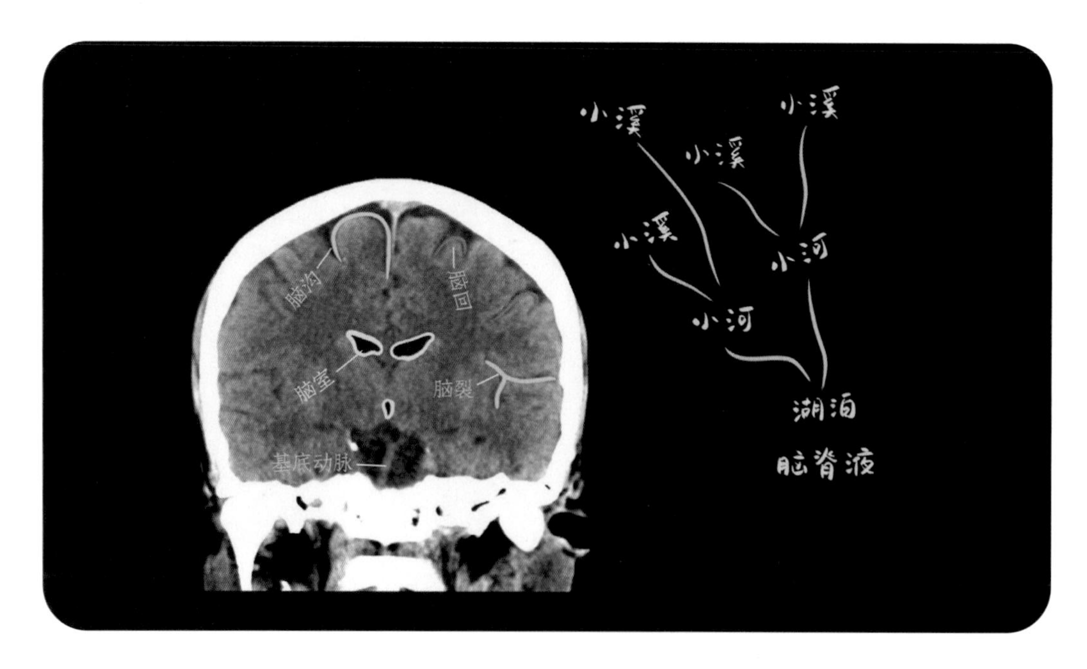

图 1-91　头颅 CT 冠状位：脑脊液的汇集示意图

第二章

脑血管病

脑血管病指脑的血管（动脉和静脉）出现病变，并由此产生相应临床症状的疾病。本章展示的脑血管病影像征，头颅 CT 和 MRI 并重，主要包括脑梗死、脑出血（动脉性和静脉性）、血管畸形、动脉瘤和静脉窦血栓等。

一、脑梗死

脑梗死又称缺血性脑卒中，是因脑部血液供应中断，继发供血区的脑组织因缺血、缺氧而坏死或软化。“Time is brain”，越早识别脑梗死的征象，越有利于其治疗。同时，理解脑梗死的水肿类型、溶栓时间窗概念和一些特殊类型的脑梗死的征象，有助于临床相关治疗的实施。

1. 早期五大征象（图 2-1）。

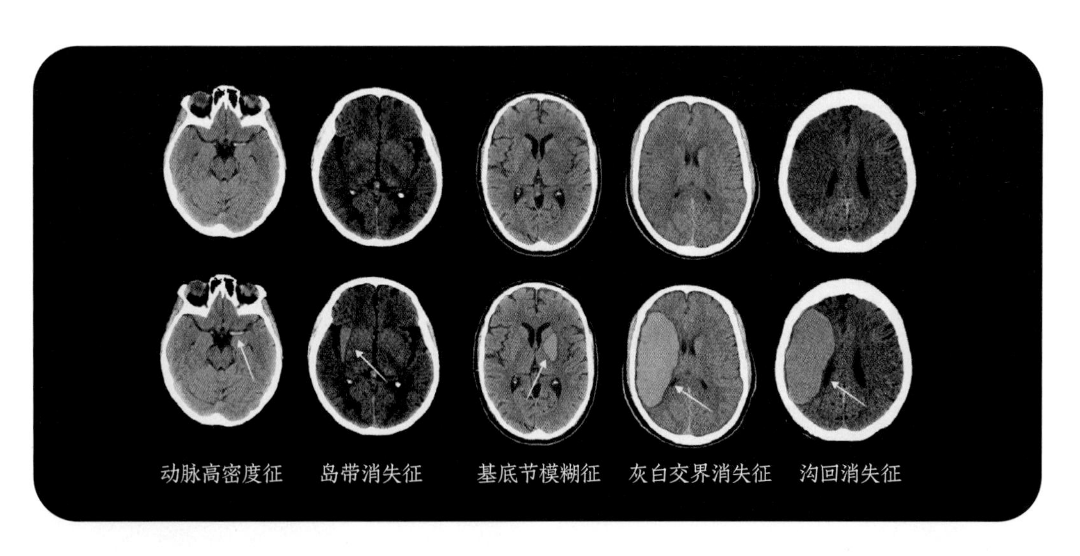

图 2-1 早期脑梗死的 5 个头颅 CT 征象

（1）脑动脉高密度征及意义（图 2-2、图 2-3、图 2-4、图 2-5、图 2-6）。

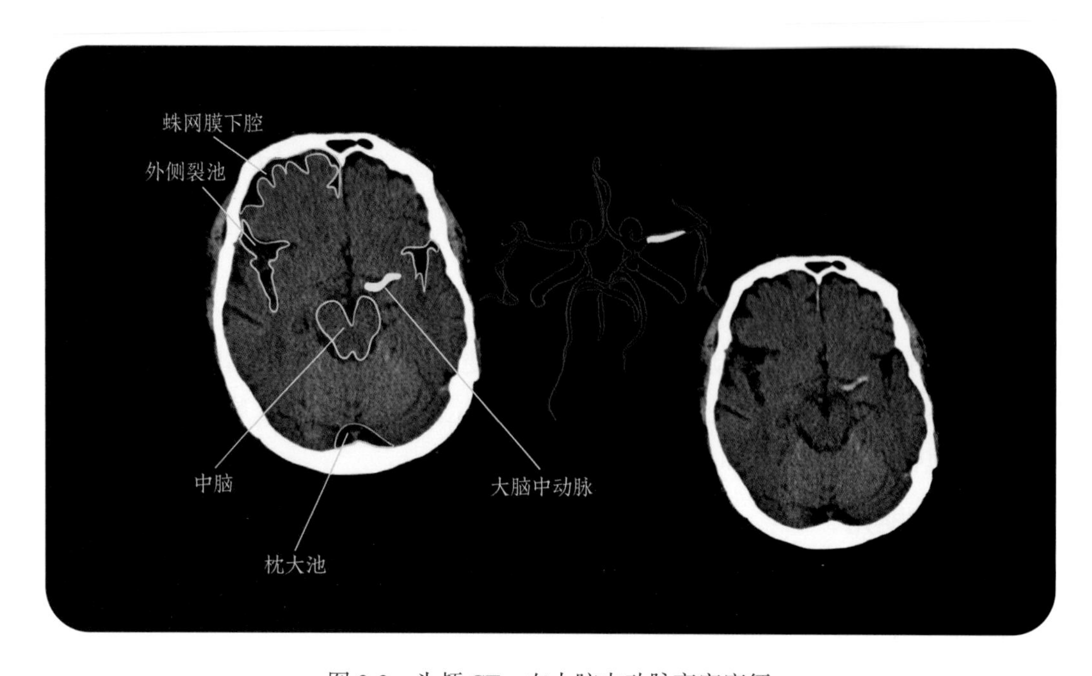

图 2-2　头颅 CT：左大脑中动脉高密度征

头颅 CT 平扫上大脑中动脉的局灶性高密度是管腔内血栓的直接显示，是大脑中动脉梗死的最早可见征象，栓塞后 90 分钟内所见。

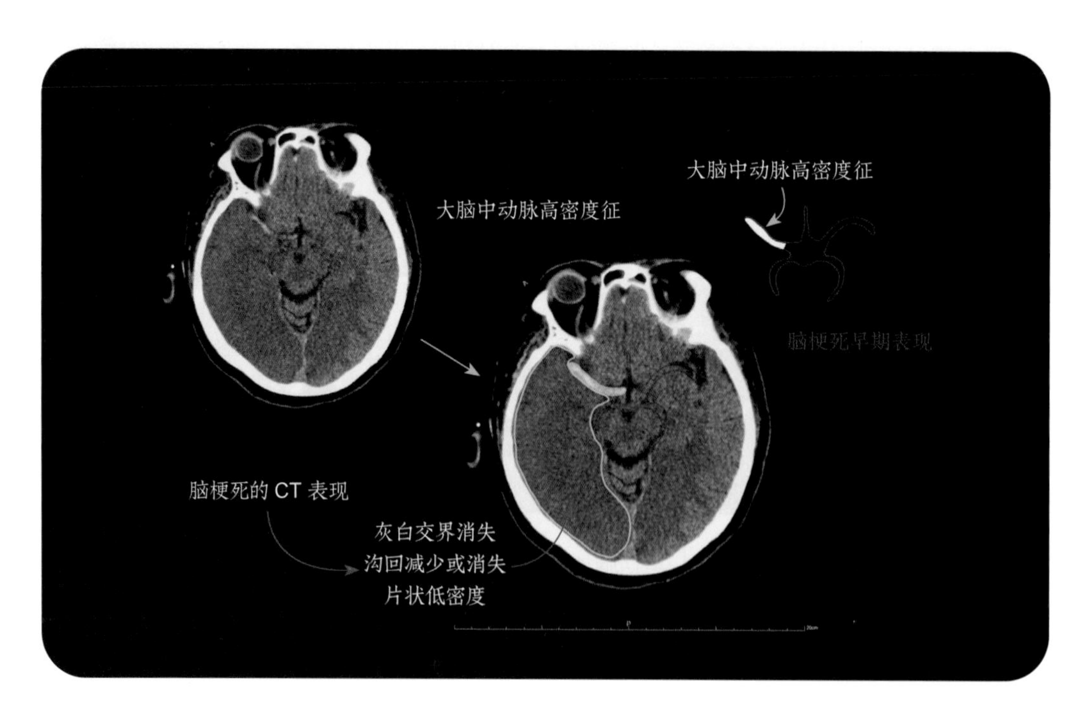

图 2-3　头颅 CT：右大脑中动脉高密度征

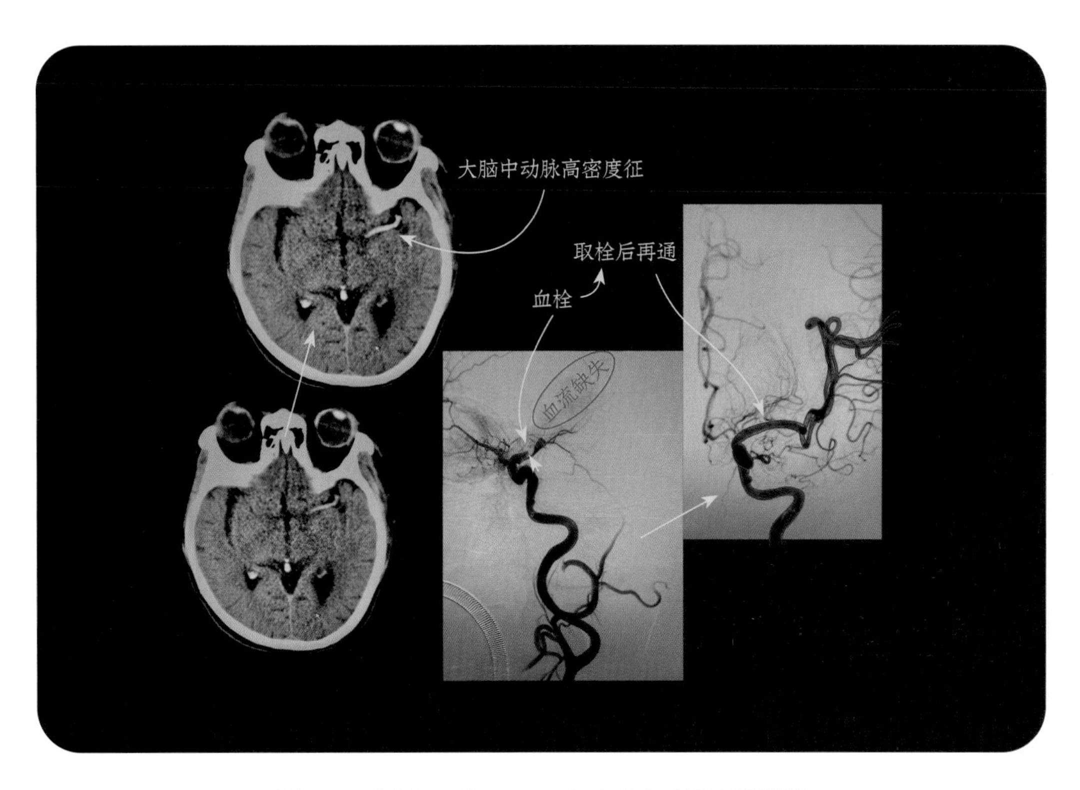

图 2-4　头颅 CT 和 DSA：左大脑中动脉高密度征

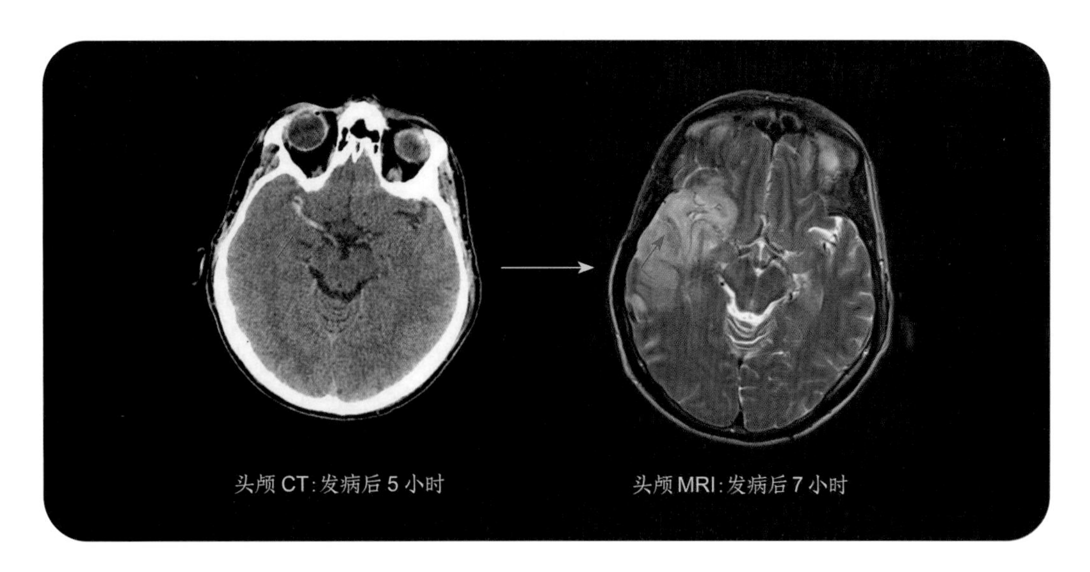

图 2-5　初次 CT 大脑中动脉高密度征的重要性

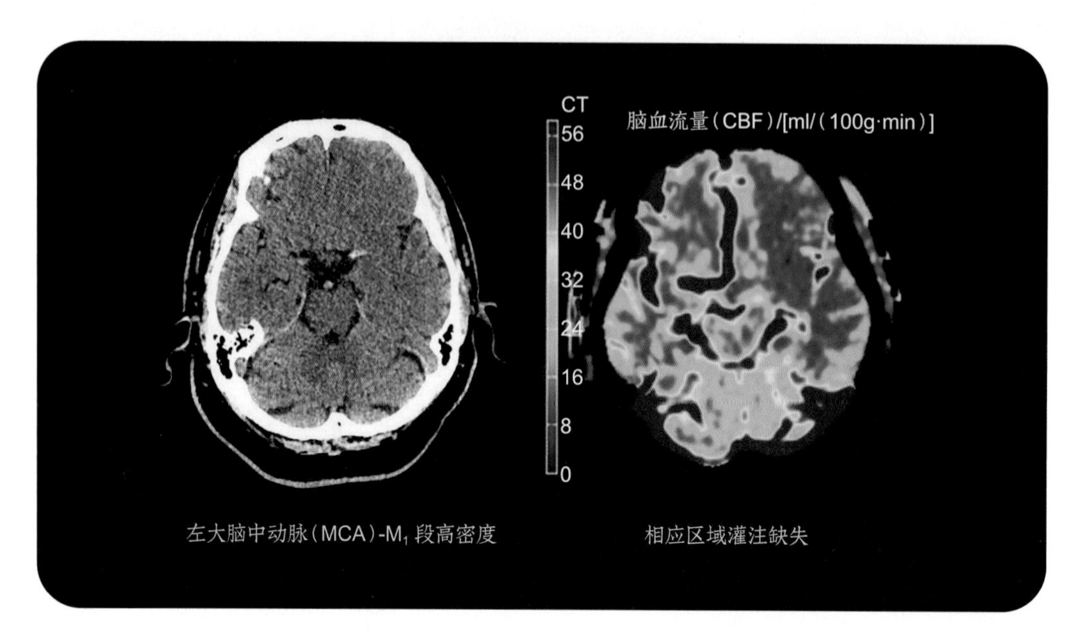

图 2-6　头颅 CT 动脉高密度征与灌注成像

（2）岛带消失征（图 2-7、图 2-8、图 2-9、图 2-10）。

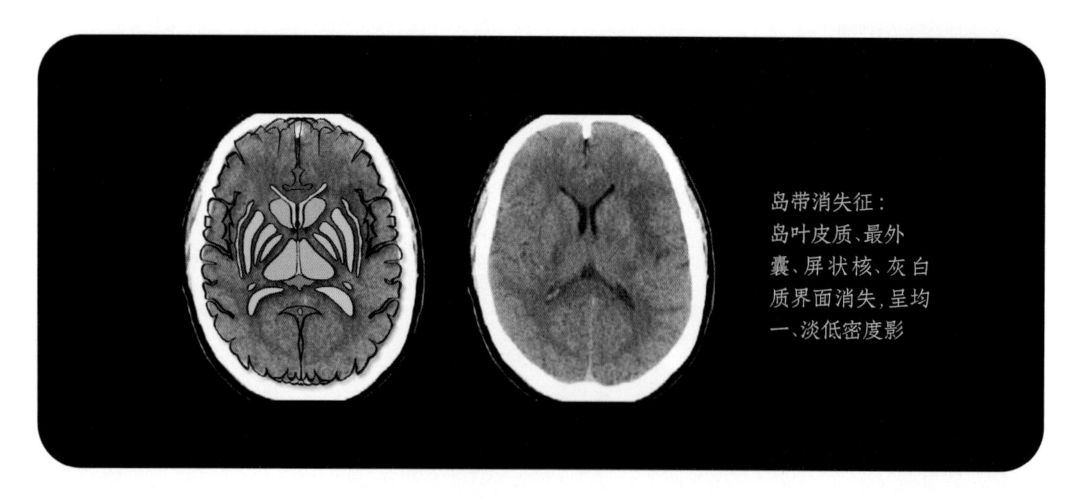

图 2-7　头颅 CT：左侧岛带消失征

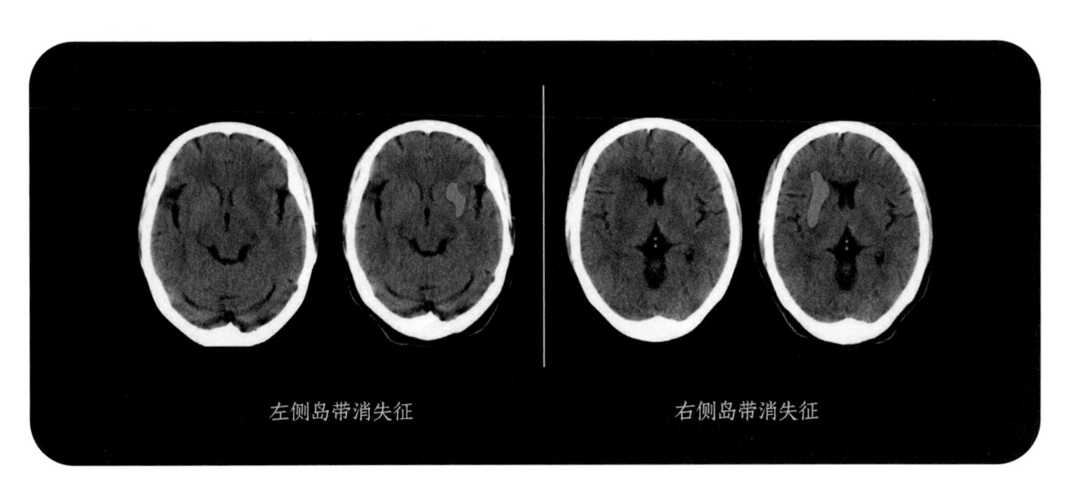

图 2-8　左右侧岛带消失征对比

岛带消失征是岛叶皮层缺血的特征性表现。

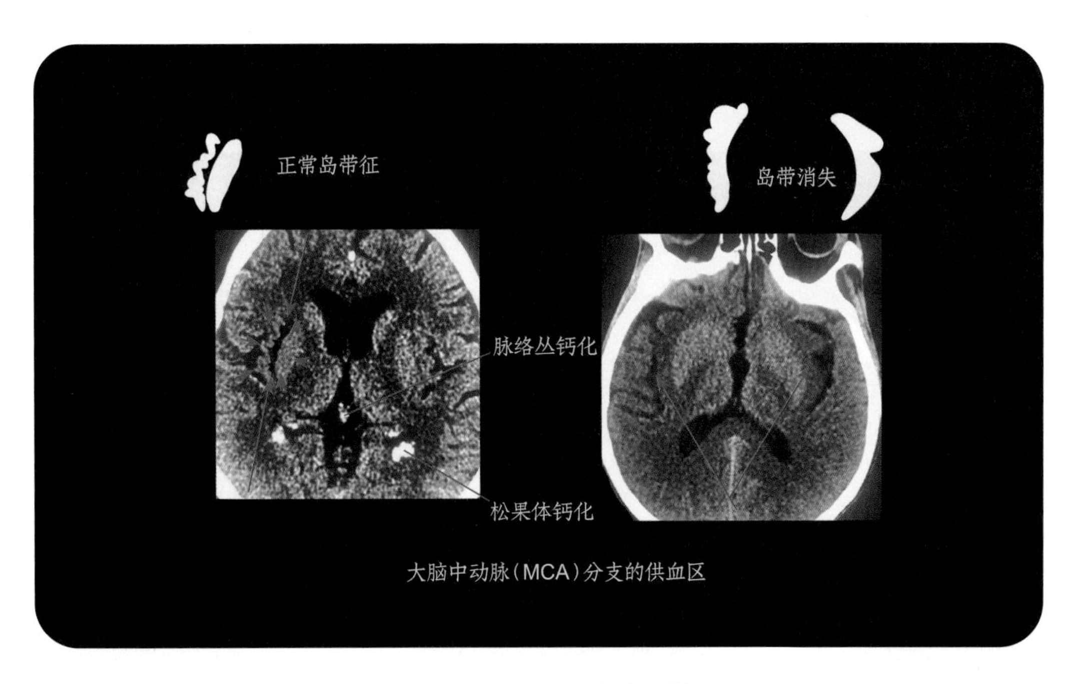

图 2-9　头颅 CT：岛带血供

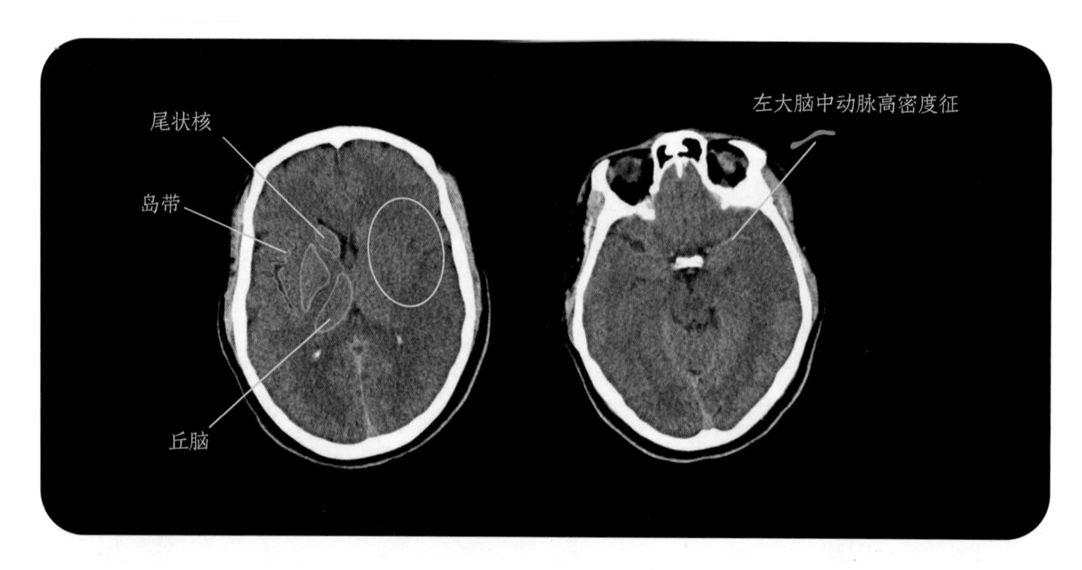

图 2-10　头颅 CT：岛带消失征和大脑中动脉高密度征

大脑中动脉闭塞后，岛叶皮质比大脑中动脉区域的其他部分更容易发生缺血，因为岛叶皮质从大脑前动脉和大脑后动脉获得侧支供应的可能性最小。

（3）基底节模糊征（图 2-11、图 2-12、图 2-13）。

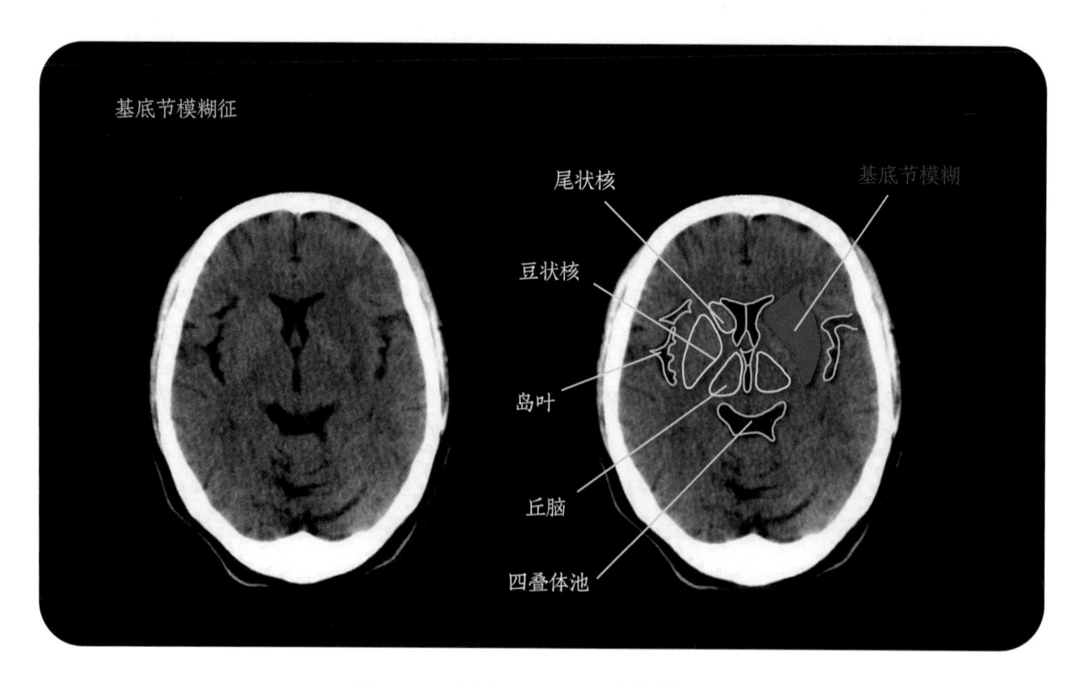

图 2-11　头颅 CT：左基底节模糊征

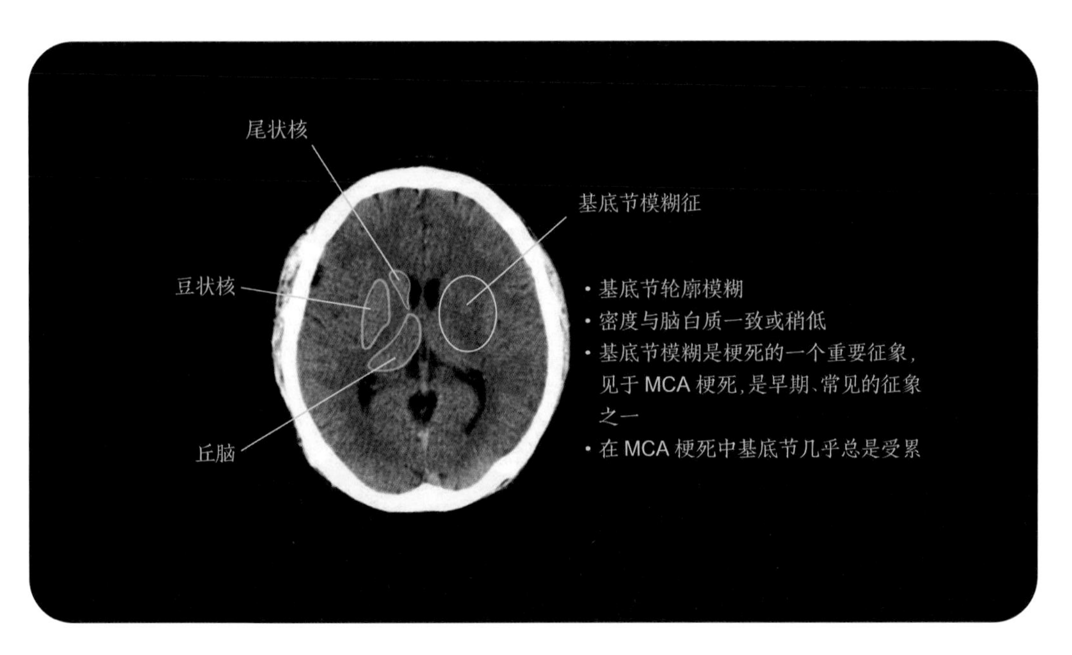

图 2-12 左基底节模糊征解读

MCA：大脑中动脉。

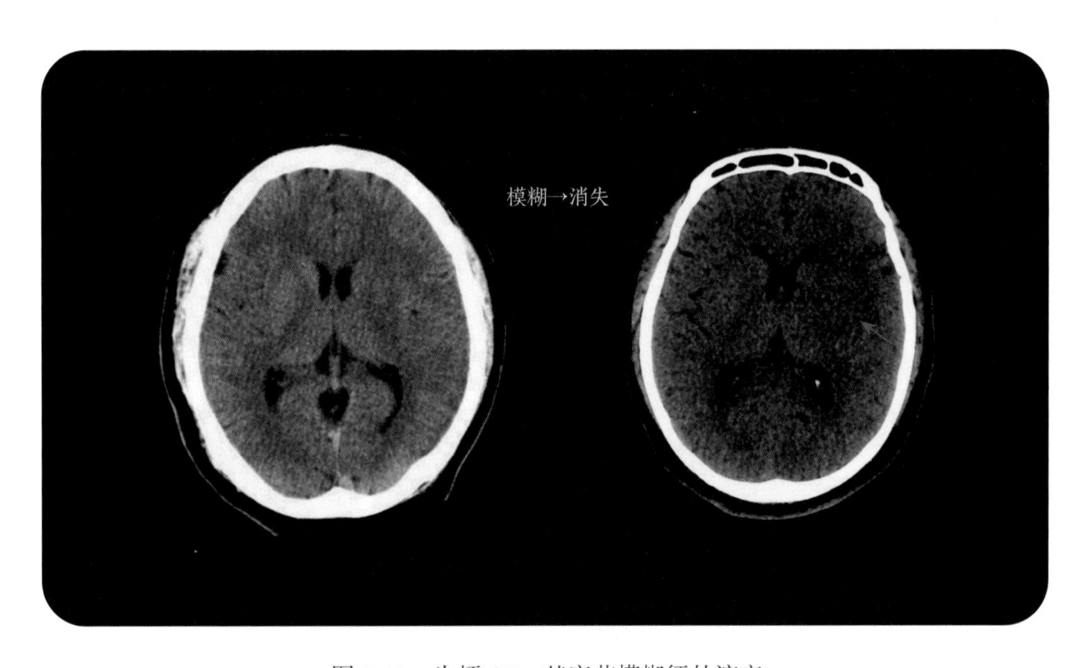

图 2-13 头颅 CT：基底节模糊征的演变

(4)灰白交界消失征(图 2-14)。

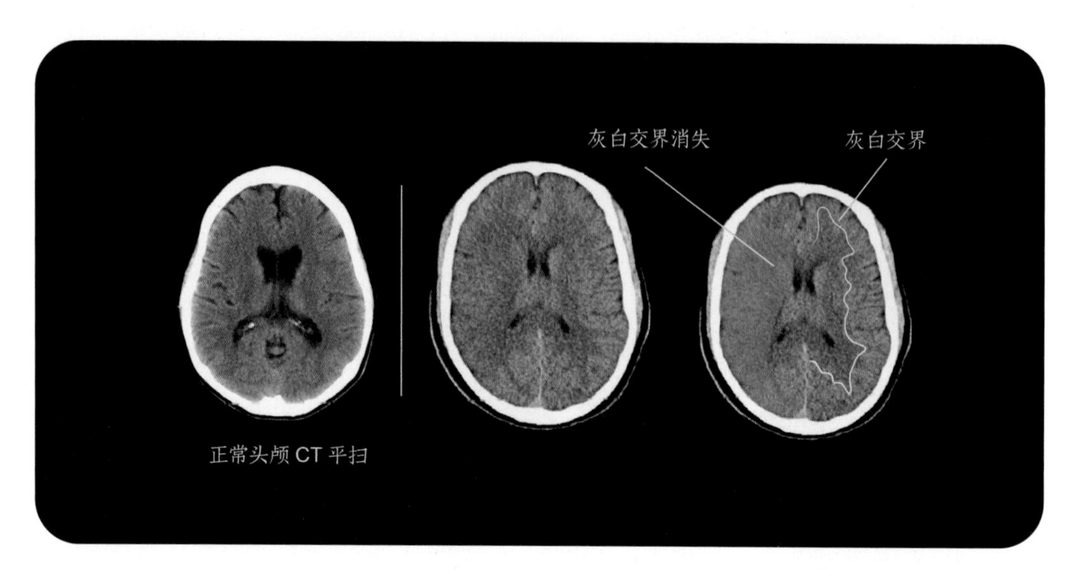

图 2-14　头颅 CT：灰白交界消失征

(5)沟回消失征(图 2-15)。

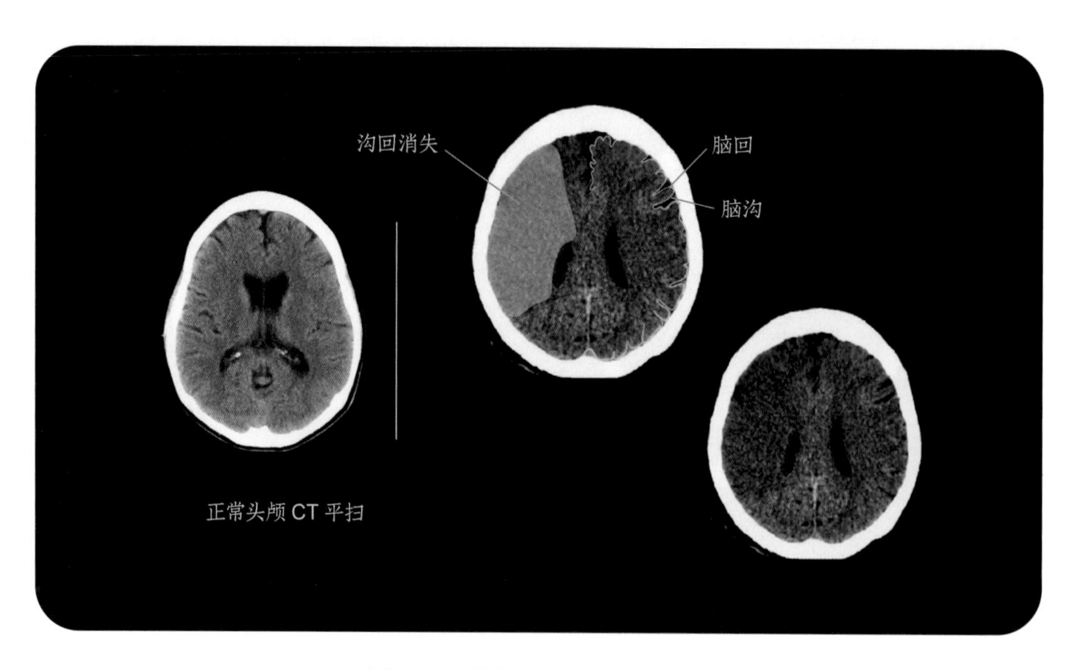

图 2-15　头颅 CT：沟回消失征

2. 脑梗死的评估

(1)水肿评估(图 2-16、图 2-17)。

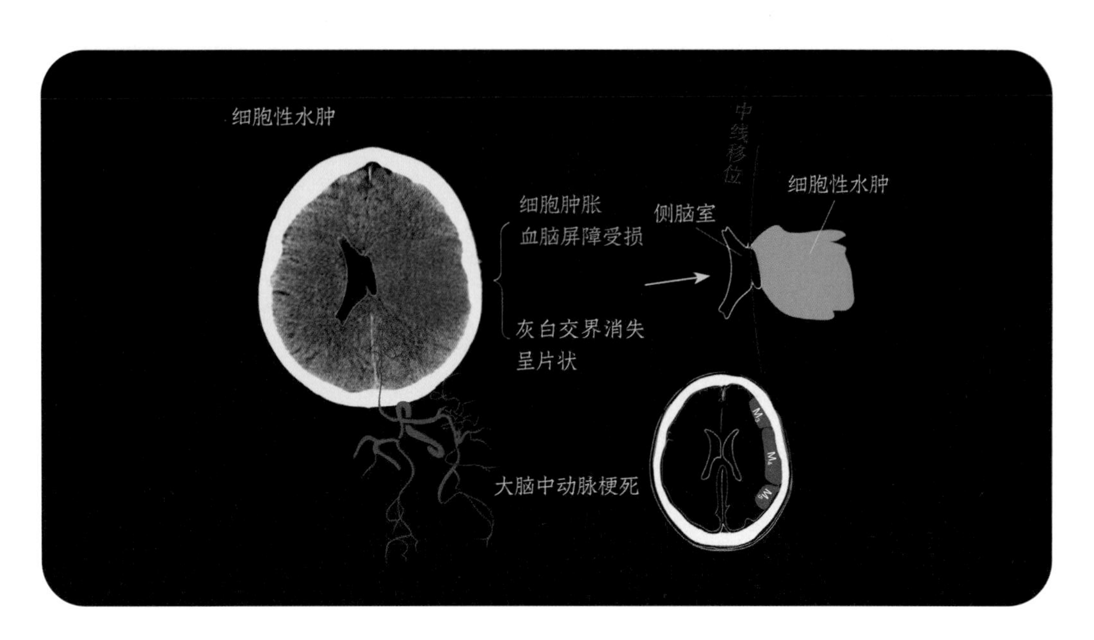

图 2-16　头颅 CT：脑梗死的水肿表现

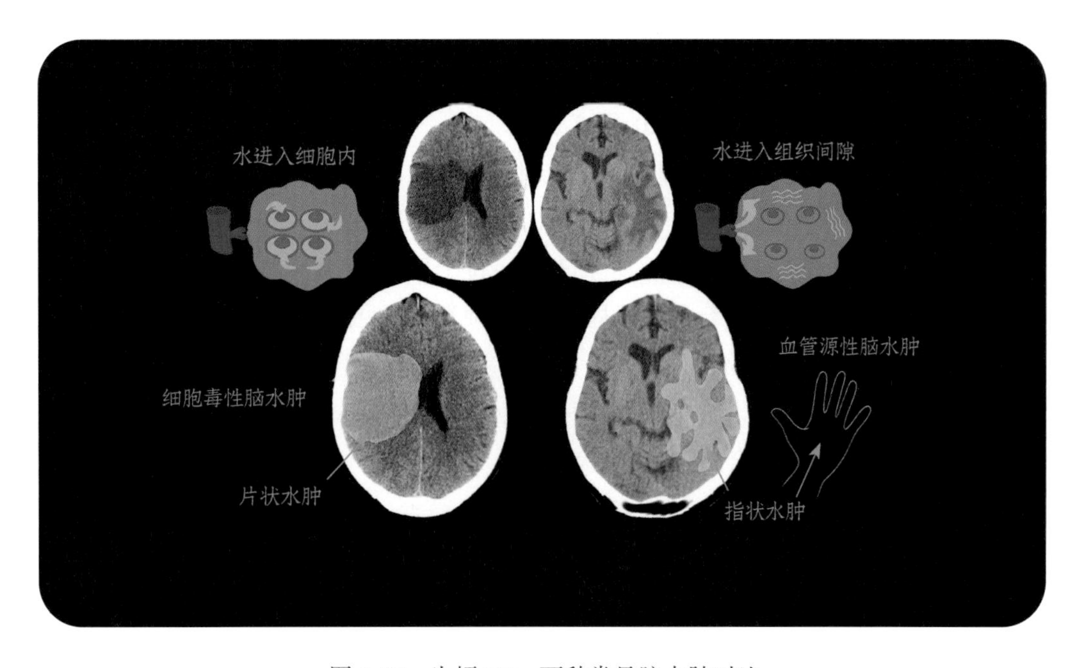

图 2-17　头颅 CT：两种常见脑水肿对比

(2)溶栓时间窗评估(图 2-18)。

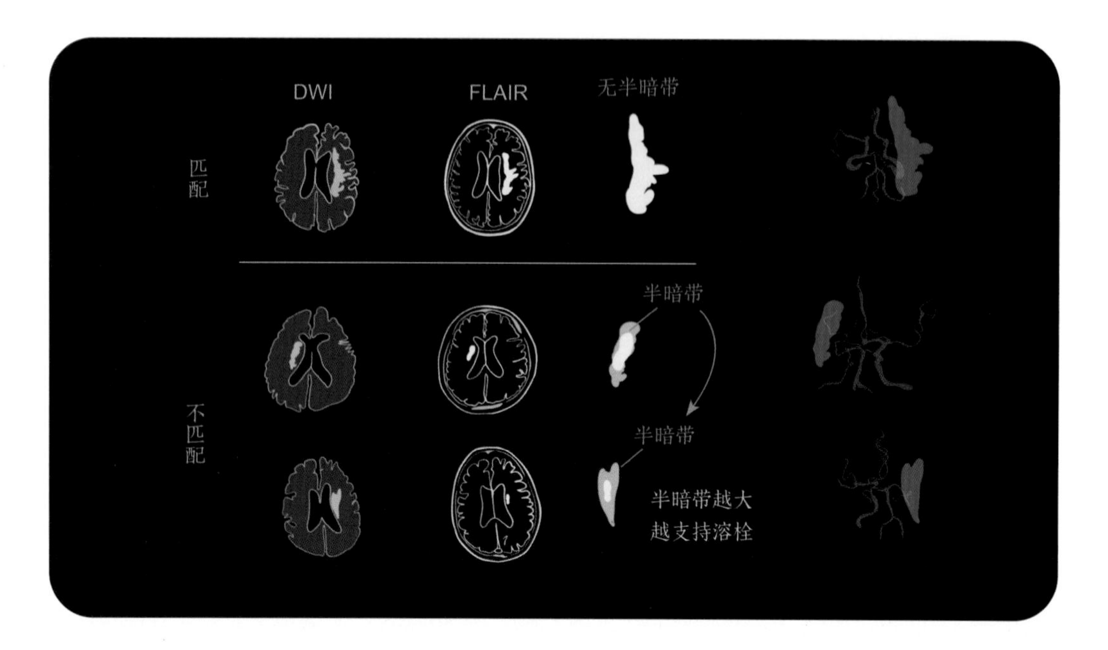

图 2-18　溶栓时间窗评估

DWI 的表现早于 T_2,DWI 属于可逆性改变,T_2 属于不可逆性改变;如果 DWI 范围大于 T_2 范围,提示脑梗死尚处于溶栓时间窗内。

3. **分水岭梗死(图 2-19、图 2-20、图 2-21)**

(1)皮层分水岭梗死:通常为楔形或旋转状。

1)大脑前动脉(ACA)/ 大脑中动脉(MCA):位于额叶皮质,从前角延伸至皮质。

2)大脑中动脉(MCA)/ 大脑后动脉(PCA):位于顶枕区,从后角延伸至皮质。

3)顶叶皮质下白质中平行的串珠样条纹:这种类型可见严重的弥漫性低灌注。

4)三分水岭区:ACA、MCA 和 PCA 在侧脑室后方顶枕区汇聚的最脆弱区域。

(2)深部分水岭梗死:≥3 个病灶,每个直径≥3mm;串珠状:在半卵圆中心或辐射冠中,与侧脑室平行;有时会融合,呈带状。

4. 腔隙性脑梗死(图 2-22、图 2-23)。

5. 丘脑梗死(图 2-24)。

6. 胼胝体膝部梗死(图 2-25)。

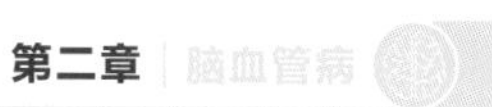

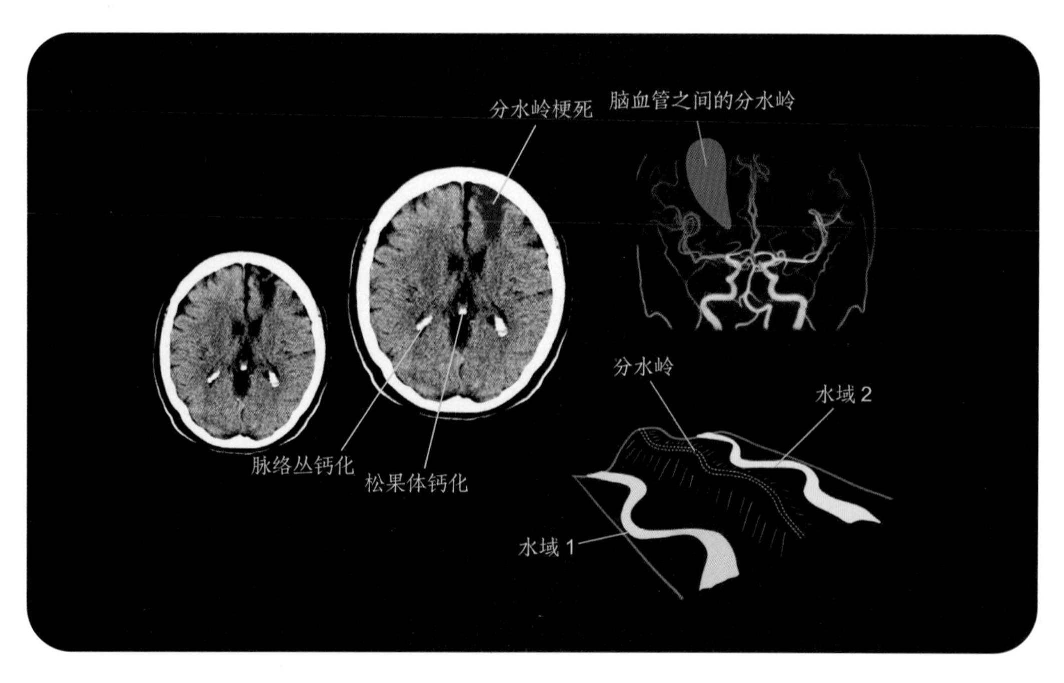

图 2-19　分水岭的概念

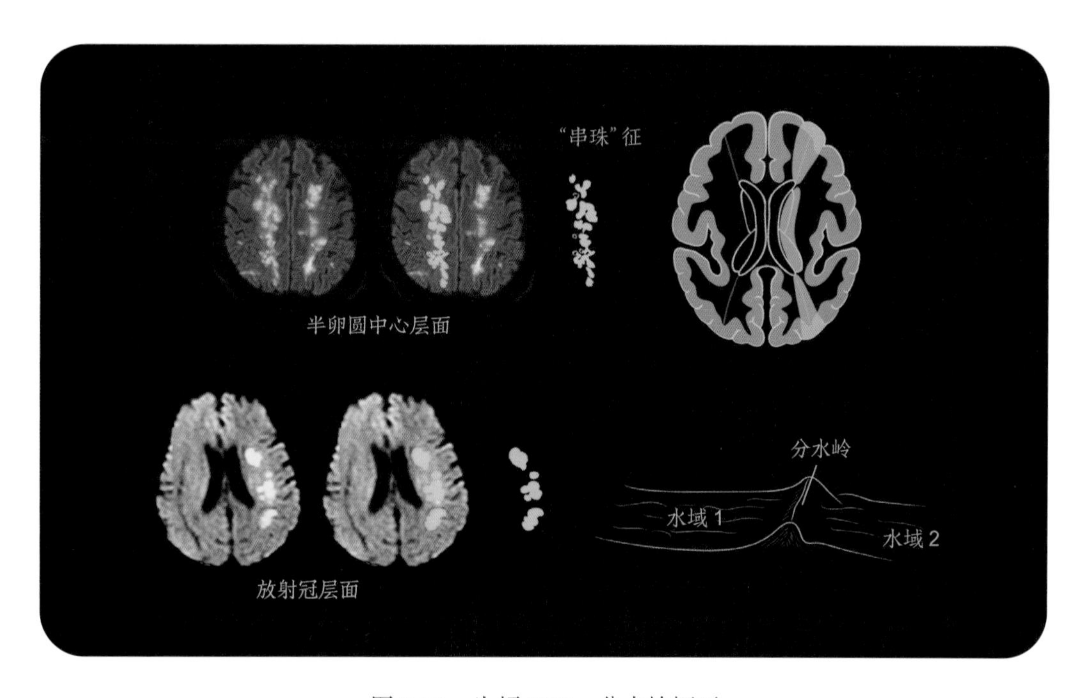

图 2-20　头颅 MRI：分水岭梗死

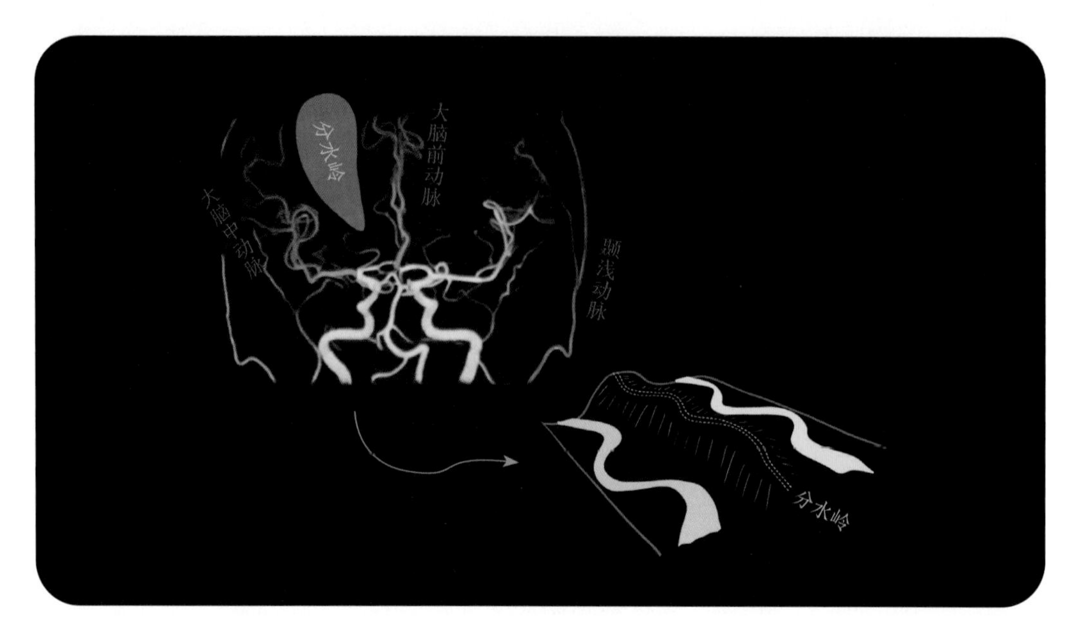

图 2-21　头颅 DSA：分水岭梗死

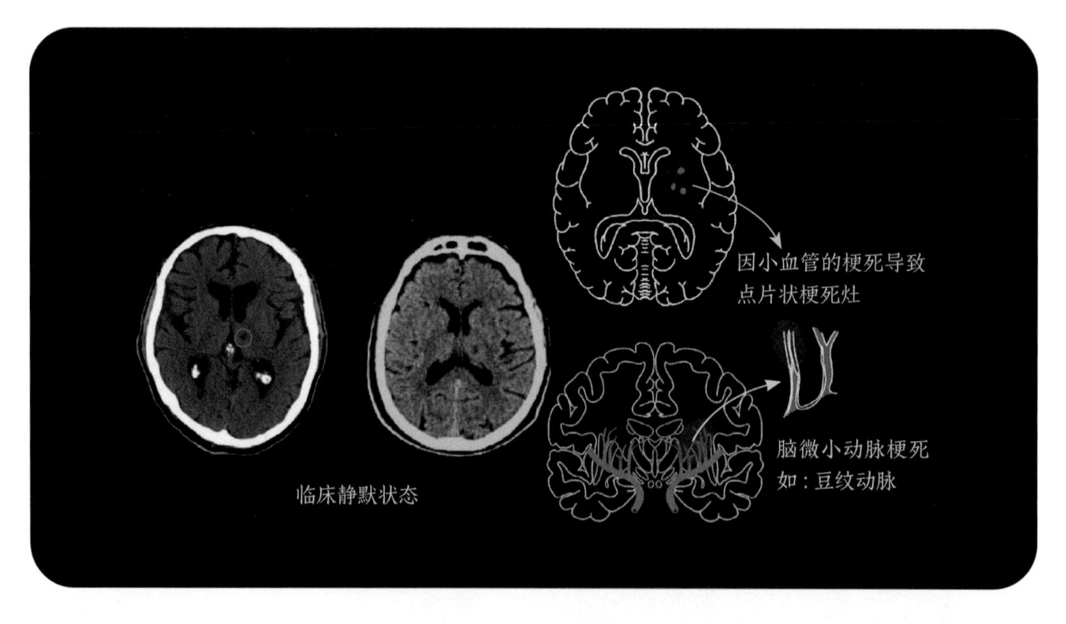

图 2-22　头颅 CT：腔隙性脑梗死

腔隙性脑梗死，在一定意义上只是影像学表现，并不等同于临床意义上的脑梗死，多数无症状，或无典型症状，临床上呈“静默状态”。

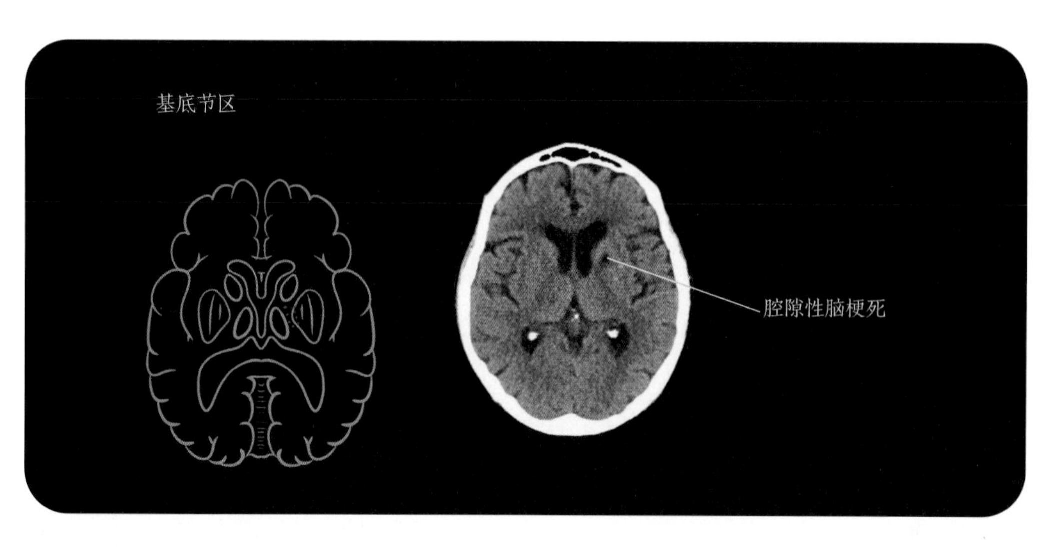

图 2-23　头颅 CT：腔隙性脑梗死的好发部位

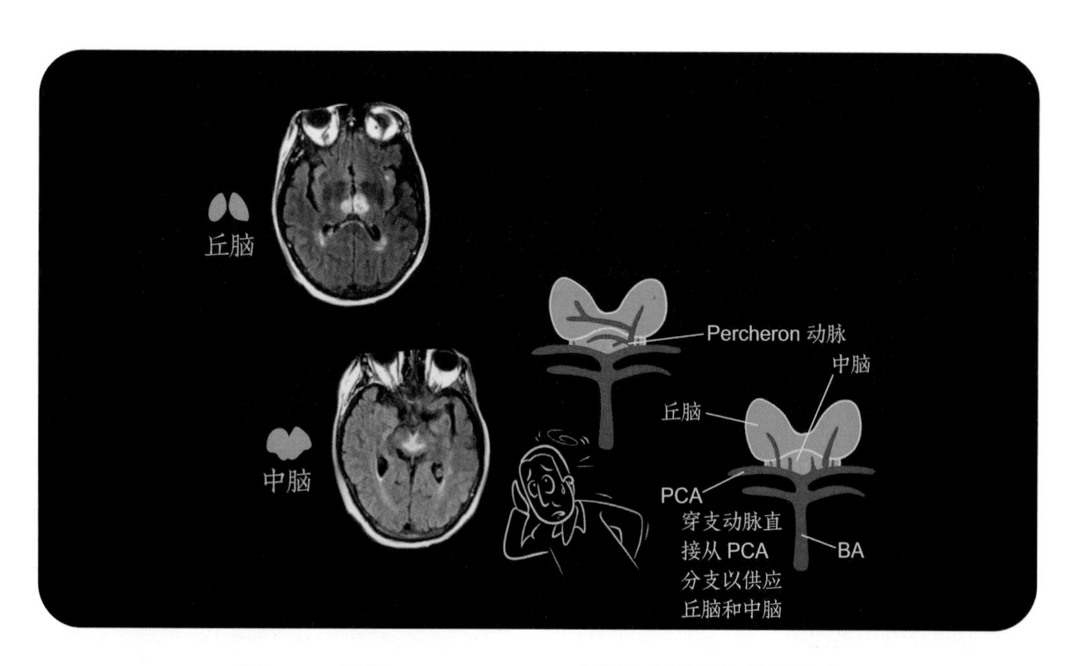

图 2-24　头颅 MRI：Percheron 动脉闭塞导致的丘脑梗死

Percheron 动脉于 1973 年被首次描述，是丘脑 - 中脑旁正中动脉供血的罕见解剖变异，起源于大脑后动脉 P_1 段的孤立动脉干。Percheron 动脉闭塞引起的双侧旁中丘脑缺血的临床表现通常包括精神状态改变、垂直凝视瘫痪和记忆障碍三联征。

PCA：大脑后动脉；BA：基底动脉。

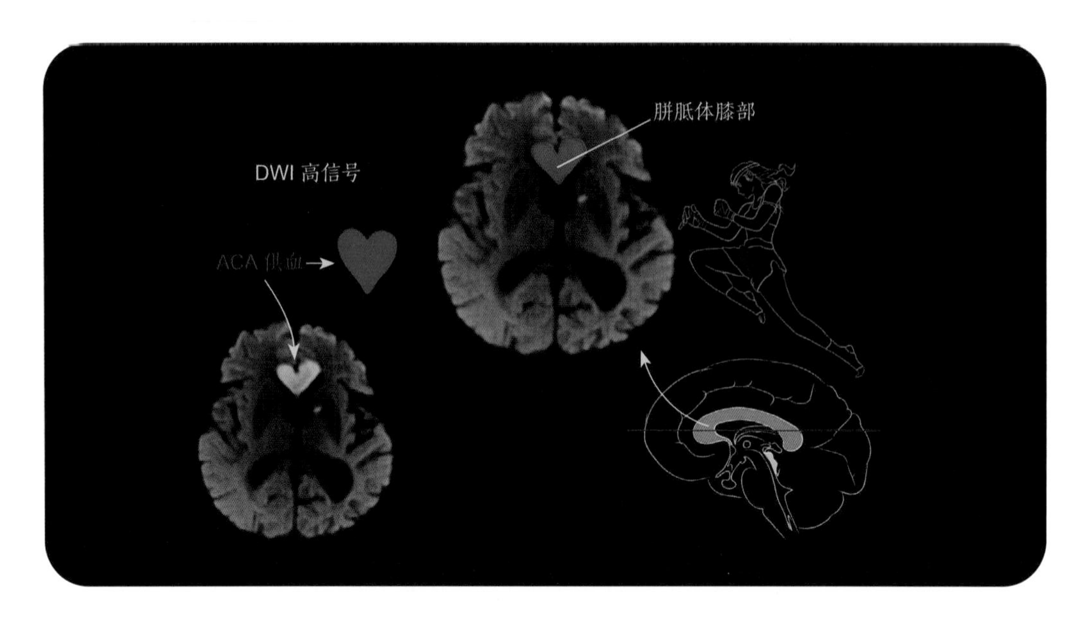

图 2-25　头颅 MRI：胼胝体膝部梗死

最常见病因是脑梗死，其次是可逆性胼胝体压部病变综合征、肿瘤、中枢神经系统脱髓鞘疾病及酒精中毒。

7. 小脑梗死（图 2-26）。

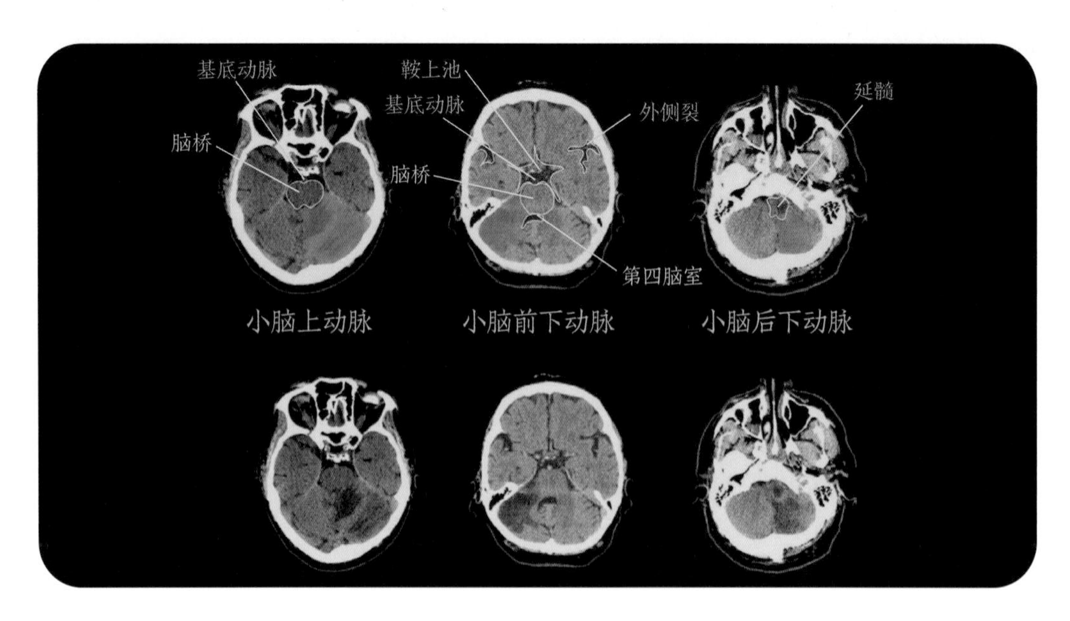

图 2-26　头颅 CT：小脑梗死汇总

8. 脑缺血性疾病汇总（图 2-27）。

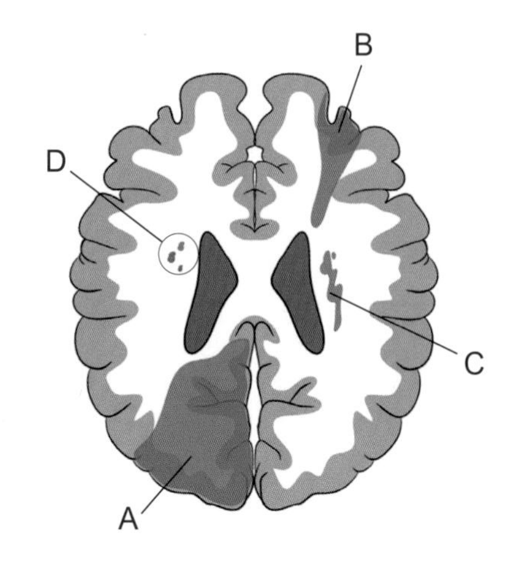

图 2-27 脑组织缺血性病变汇总

二、高血压性脑出血

长期高血压导致脑的小动脉管壁发生变性、硬化和微小动脉瘤形成等病理改变，在此基础上，当血压剧烈波动时，这些病变的小血管发生破裂，导致脑实质内出血，称为高血压性脑出血。高血压性脑出血的好发部位、血肿的稳定性、血肿量的计算以及与钙化的区别，是临床诊治的关键点。

1. 好发部位（图 2-28、图 2-29）。

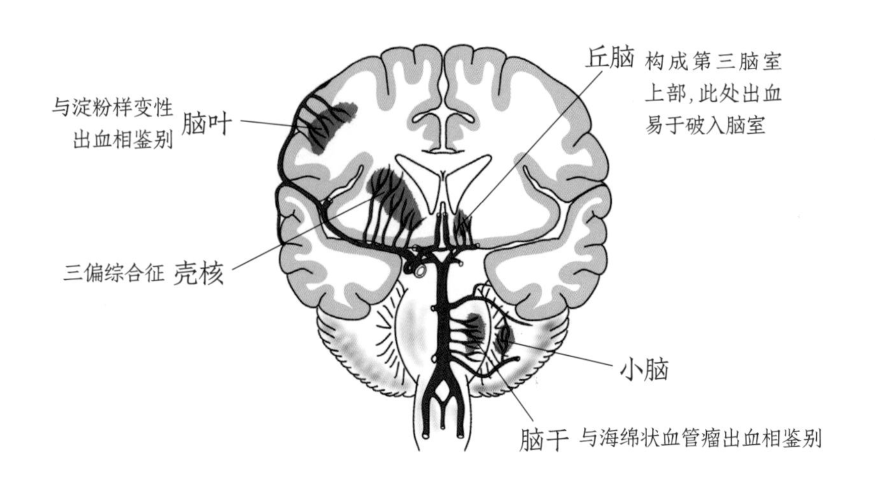

图 2-28 高血压性脑出血的好发部位

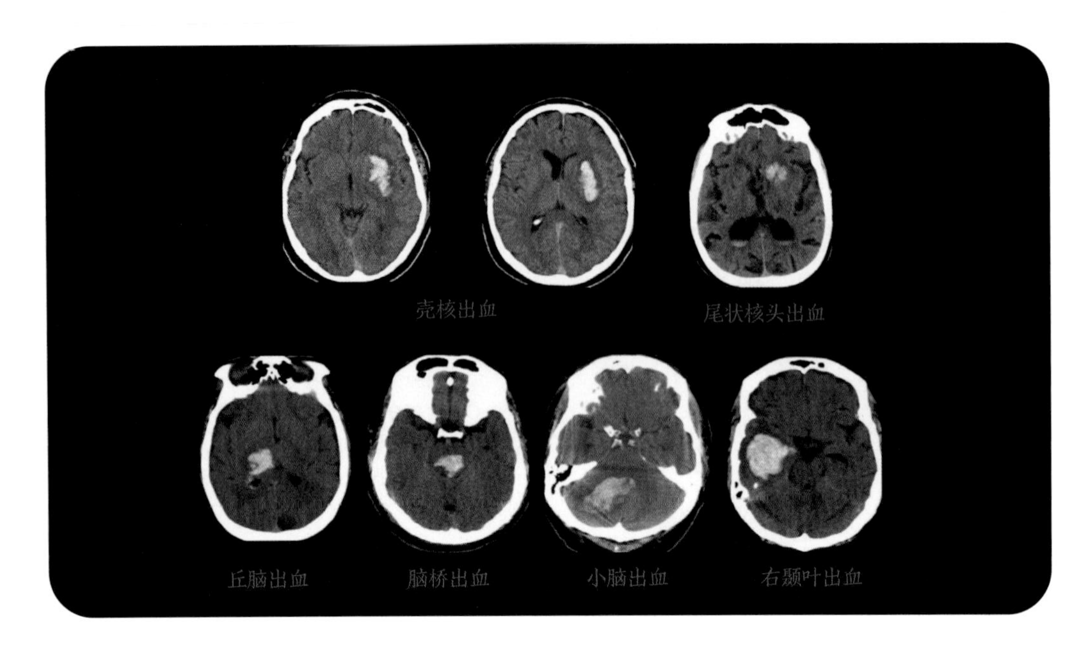

图 2-29　头颅 CT：高血压性脑出血的好发部位

2. 丘脑出血（图 2-30、图 2-31）。

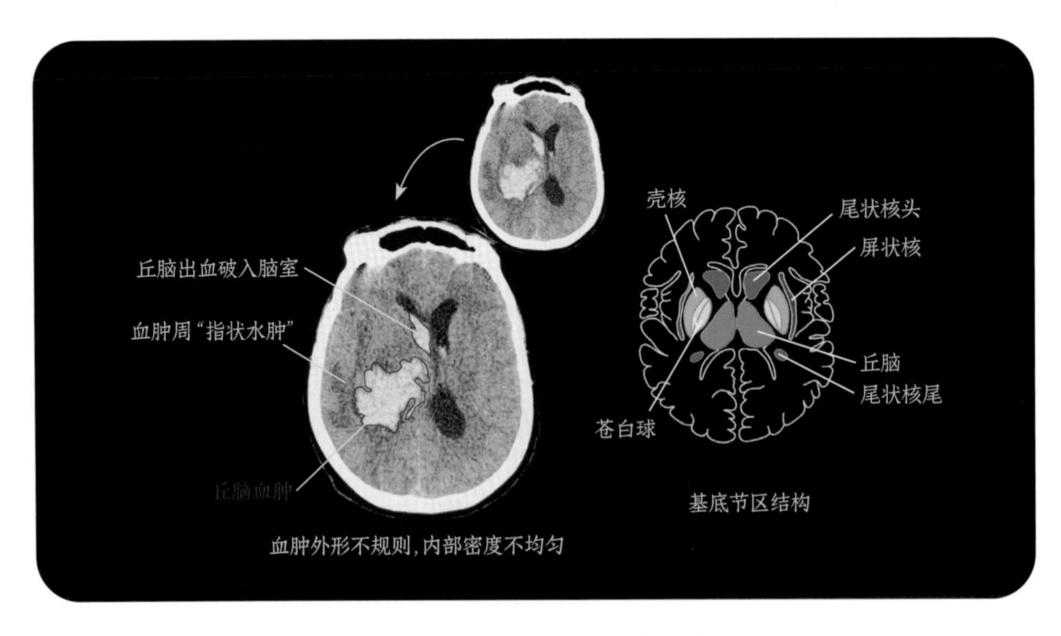

图 2-30　头颅 CT：右丘脑不稳定型出血

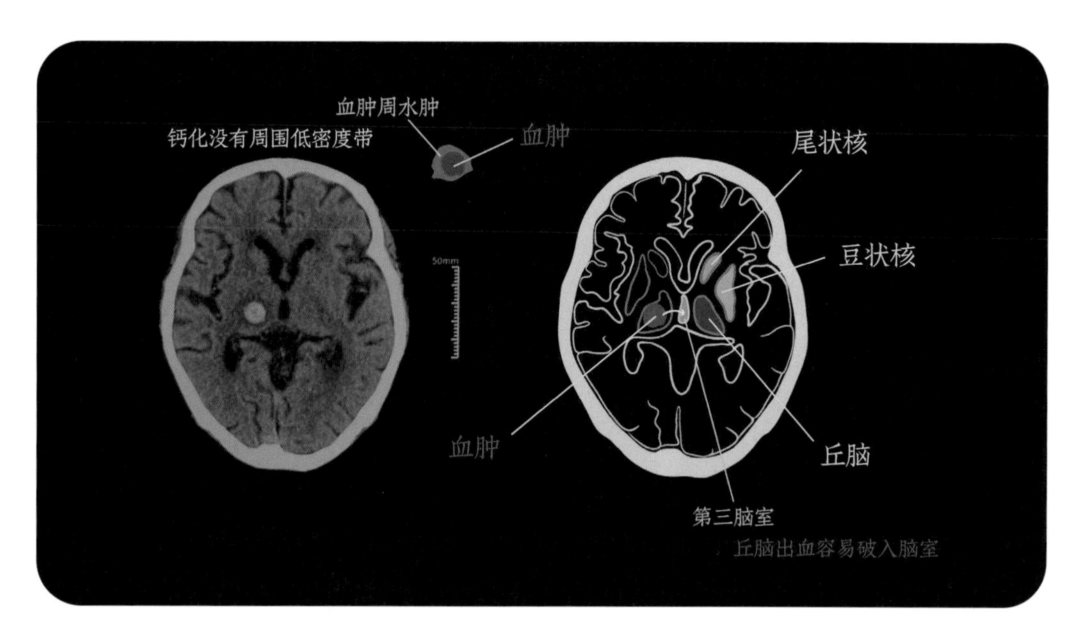

图 2-31 头颅 CT：右丘脑稳定型出血

3. 脑叶出血（图 2-32、图 2-33、图 2-34）。

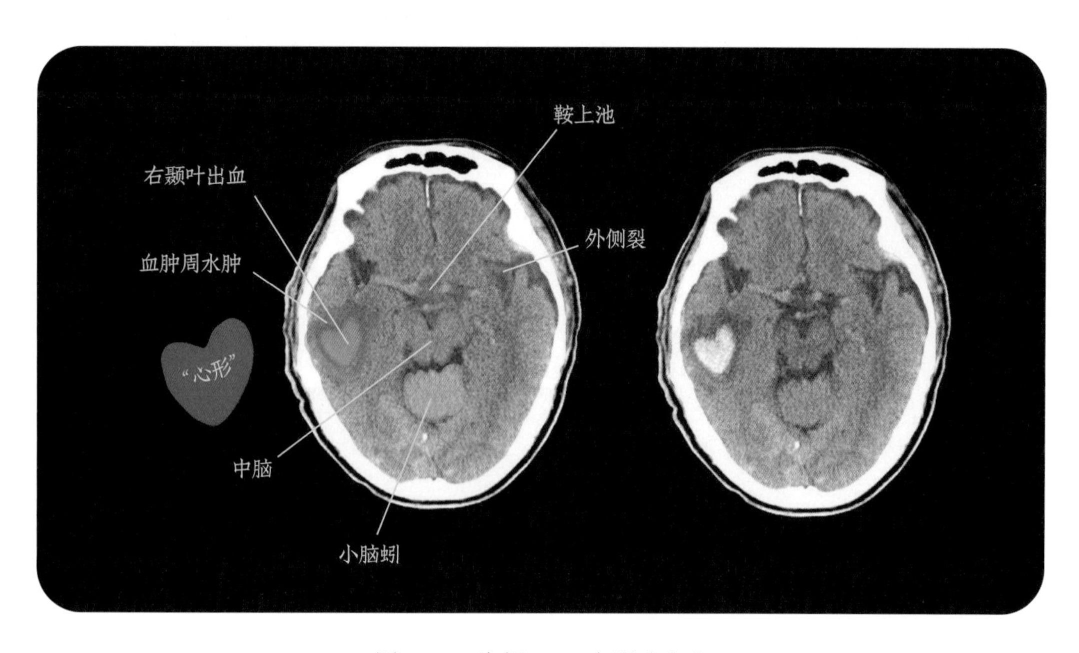

图 2-32 头颅 CT：右颞叶出血

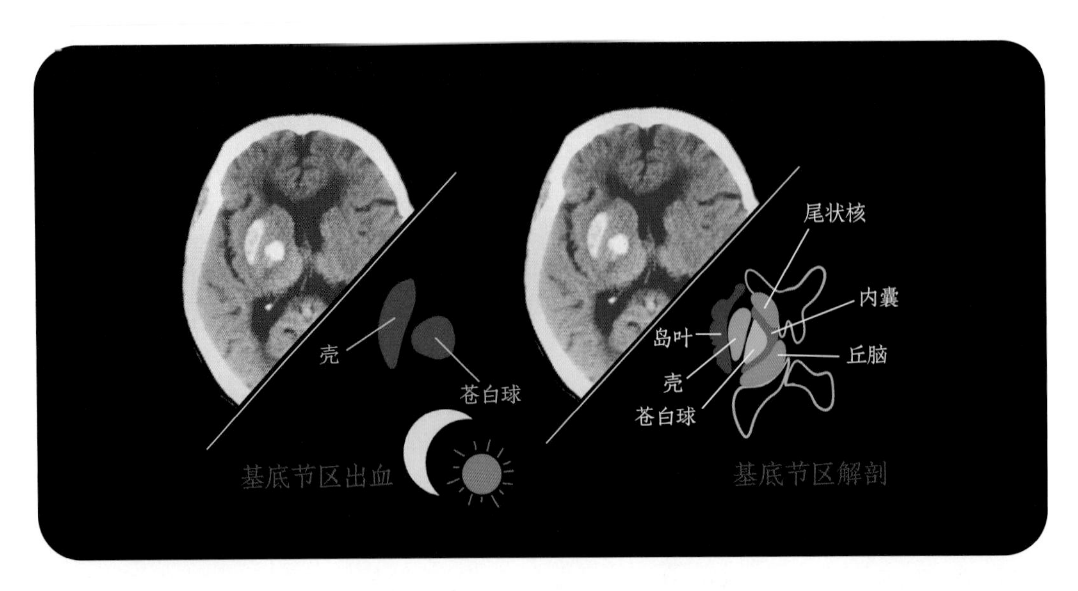

图 2-33　头颅 CT：右豆状核出血

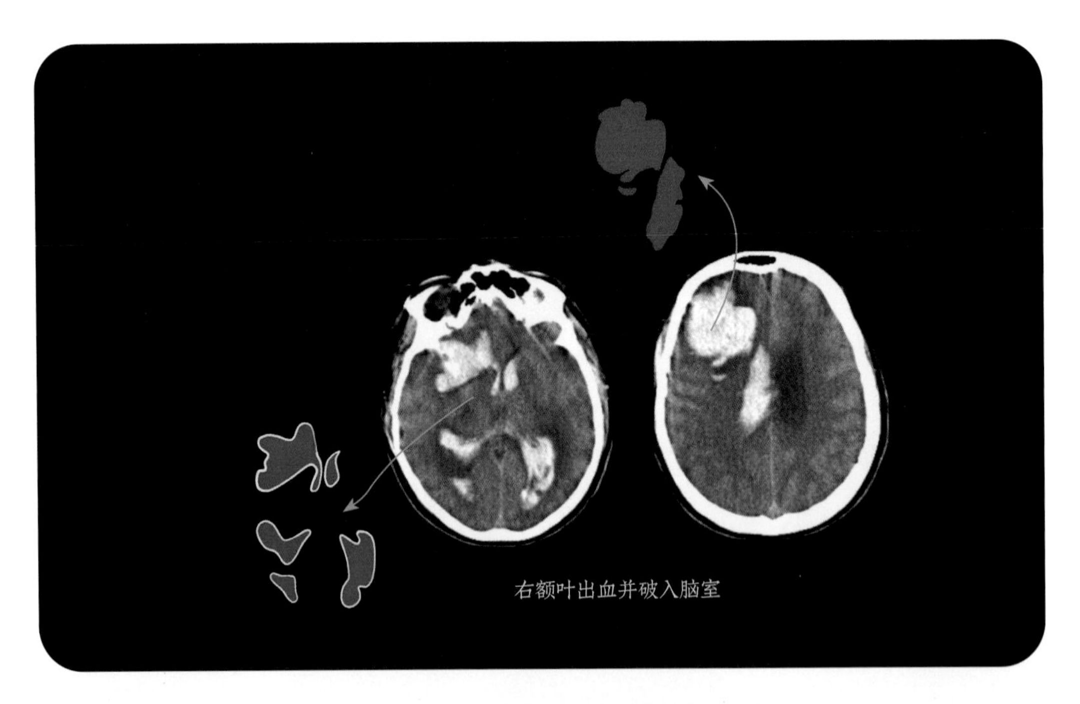

图 2-34　头颅 CT：右额叶血管淀粉样变性出血

脑叶出血多位于脑的外周(皮层),老年人中最常见原因是脑血管淀粉样变性，

其他原因为肿瘤卒中、海绵状血管瘤、动静脉畸形。

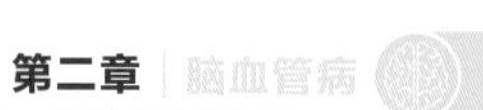

4. 脑干出血（图 2-35、图 2-36）。

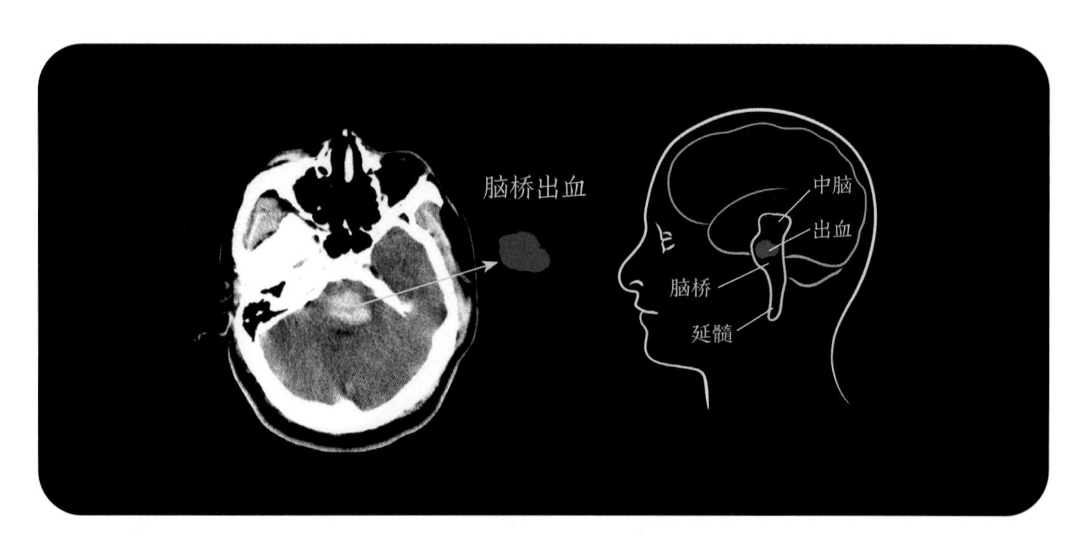

图 2-35 头颅 CT：脑桥出血

一般而言，脑干部位出血的平均病死率为 60%；小脑出血约为 40%；
基底节区出血约为 30%；大脑皮层出血为 20% 以下。

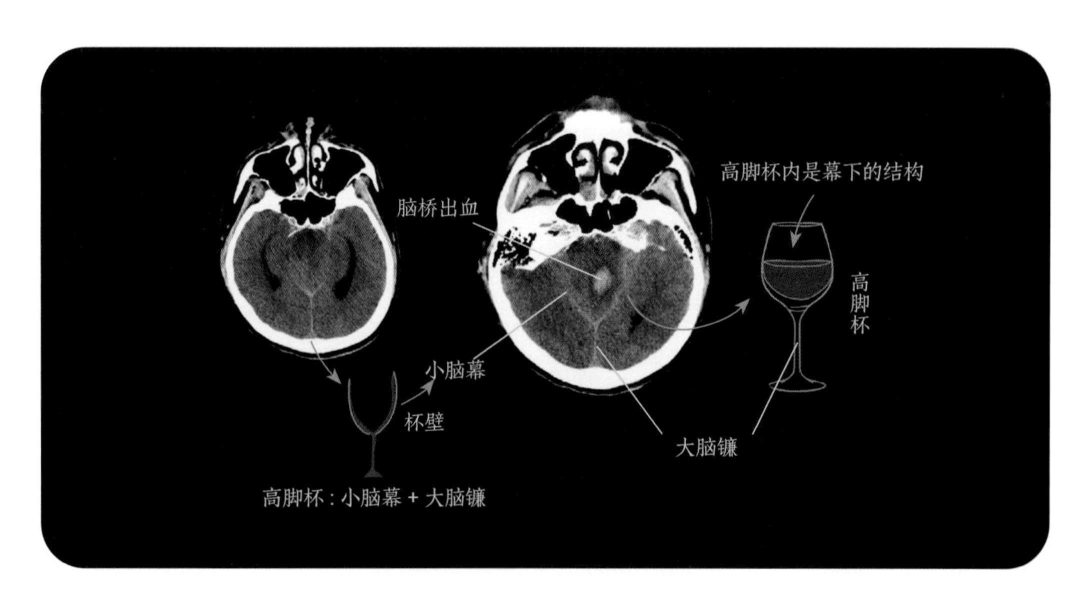

图 2-36 头颅 CT：脑干出血与“高脚杯”概念

5. 脑室内出血（图 2-37）。

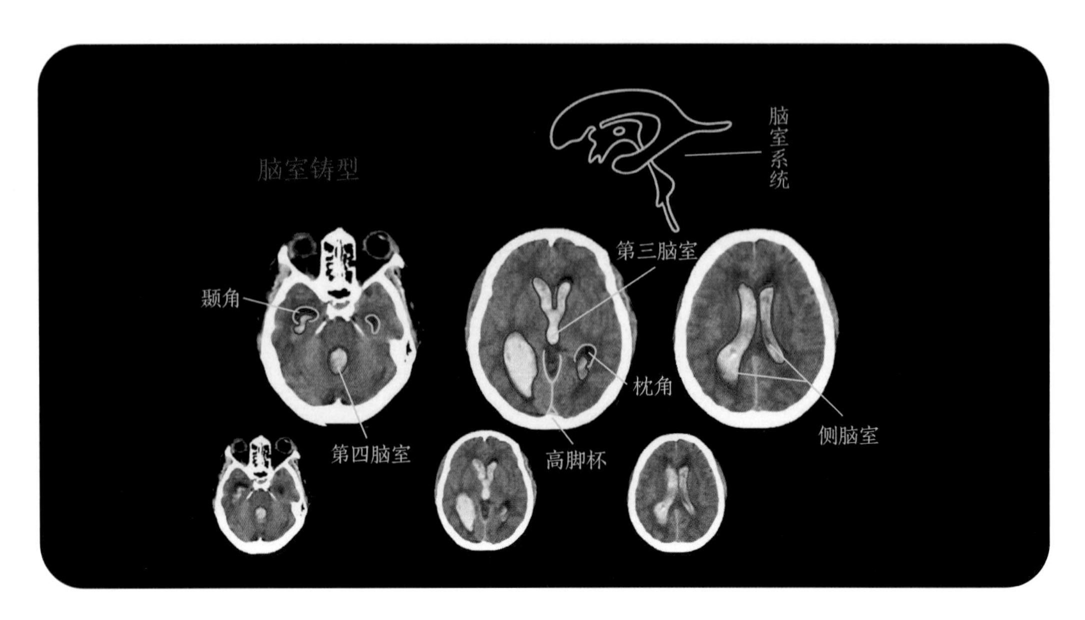

图 2-37　头颅 CT：脑室内出血征汇总

6. 放射冠出血（图 2-38）。

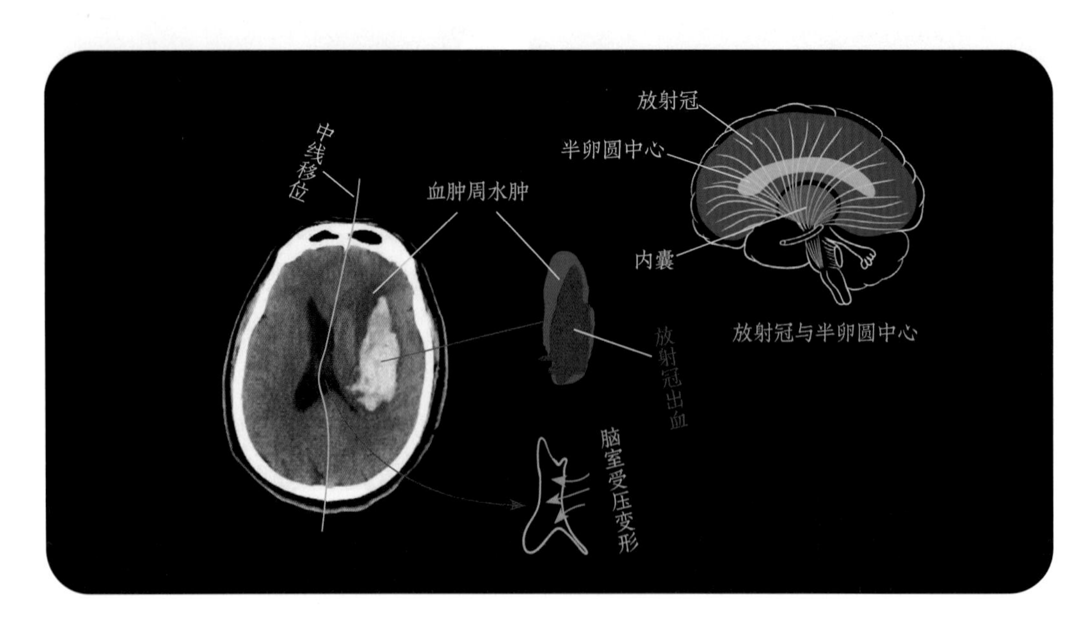

图 2-38　头颅 CT：放射冠出血

7. 脑出血与钙化鉴别(2-39)。

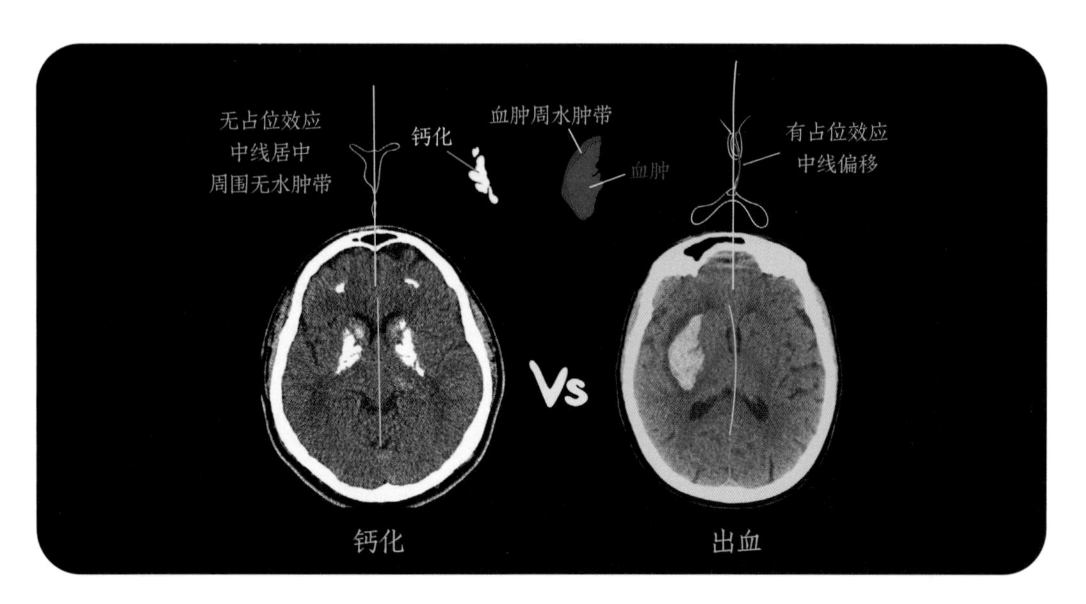

图 2-39　头颅 CT：出血与钙化的区别

8. 血肿稳定性评估(图 2-40)。

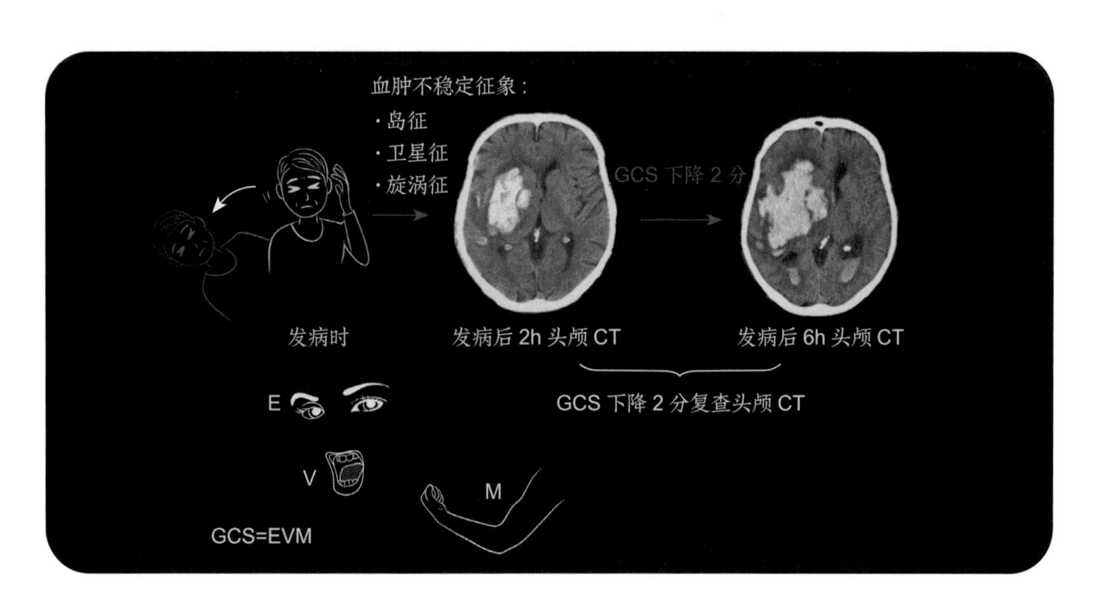

图 2-40　头颅 CT：血肿不稳定征象及 GCS 联合评估

GCS：格拉斯哥昏迷量表；E：睁眼反应(eye opening)；V：语言反应(verbal response)；M：肢体运动(motor response)。

9. 出血量计算（图 2-41、图 2-42）。

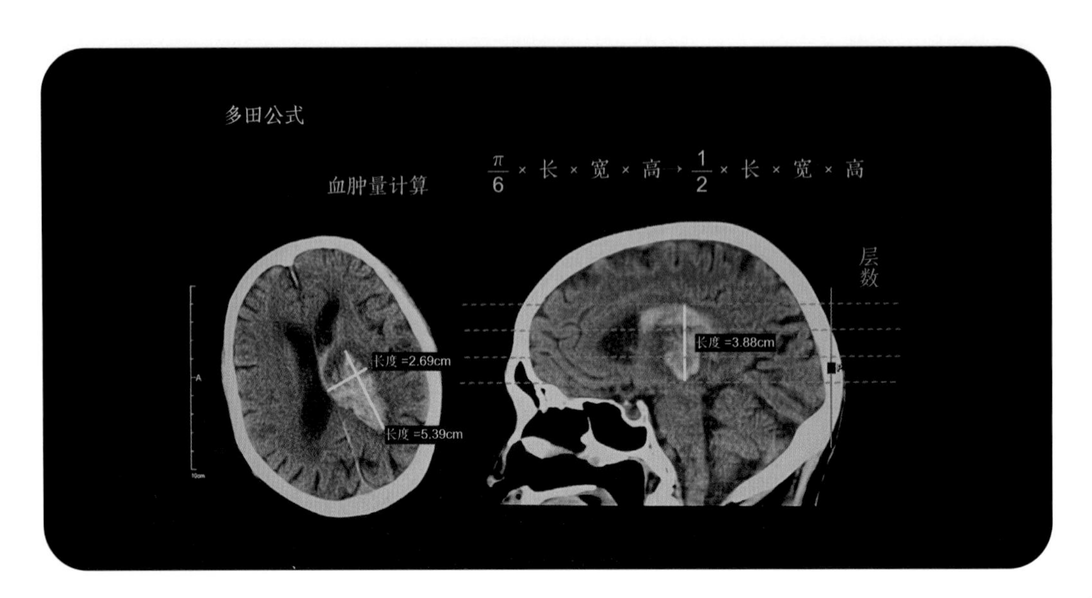

图 2-41　头颅 CT 水平位和矢状位：出血量估算方法

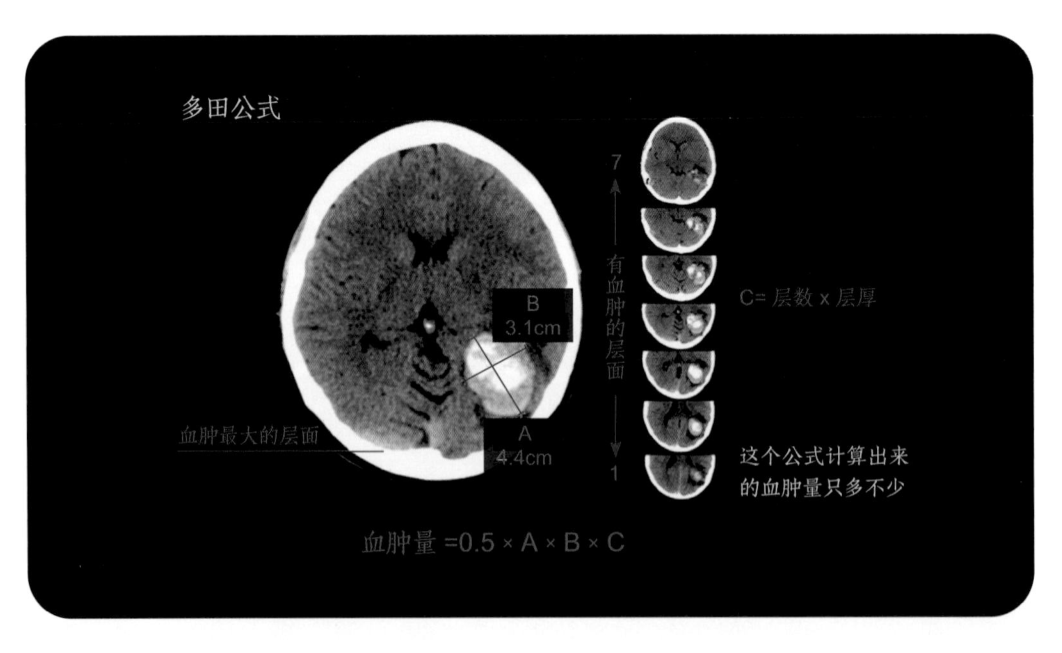

图 2-42　单纯头颅 CT 水平位：出血量估算方法

10. 头颅 MRI 上的脑出血征象（图 2-43）。

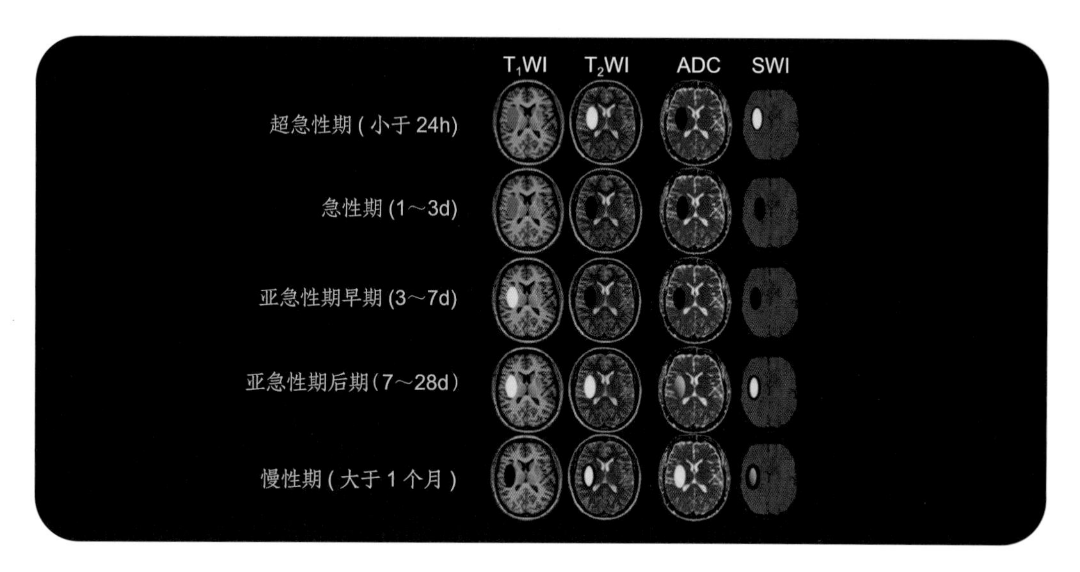

图 2-43 头颅 MRI：不同时间点的脑出血征象

三、动脉瘤性蛛网膜下腔出血

原发性蛛网膜下腔出血（subarachnoid hemorrhage，SAH），最常见的是动脉瘤性蛛网膜下腔出血（aSAH），占 80%～90%。动脉瘤破裂出血是一种严重的神经科急症，被称为颅内的“不定时炸弹”。这种源自“脑核心区”的出血，如出血量少，则多只沿脑池和脑沟播散；如出血量大，则在沿脑池和脑沟播散的同时，还会突入脑实质内形成血肿。

1. Willis 环与不定时炸弹（图 2-44、图 2-45）。

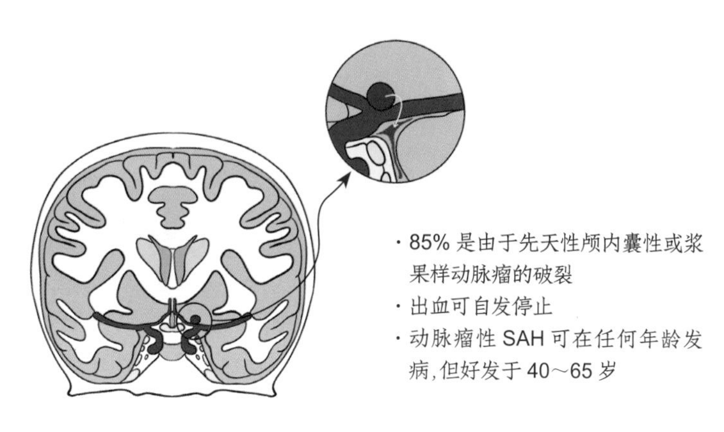

图 2-44 动脉瘤性蛛网膜下腔出血简介

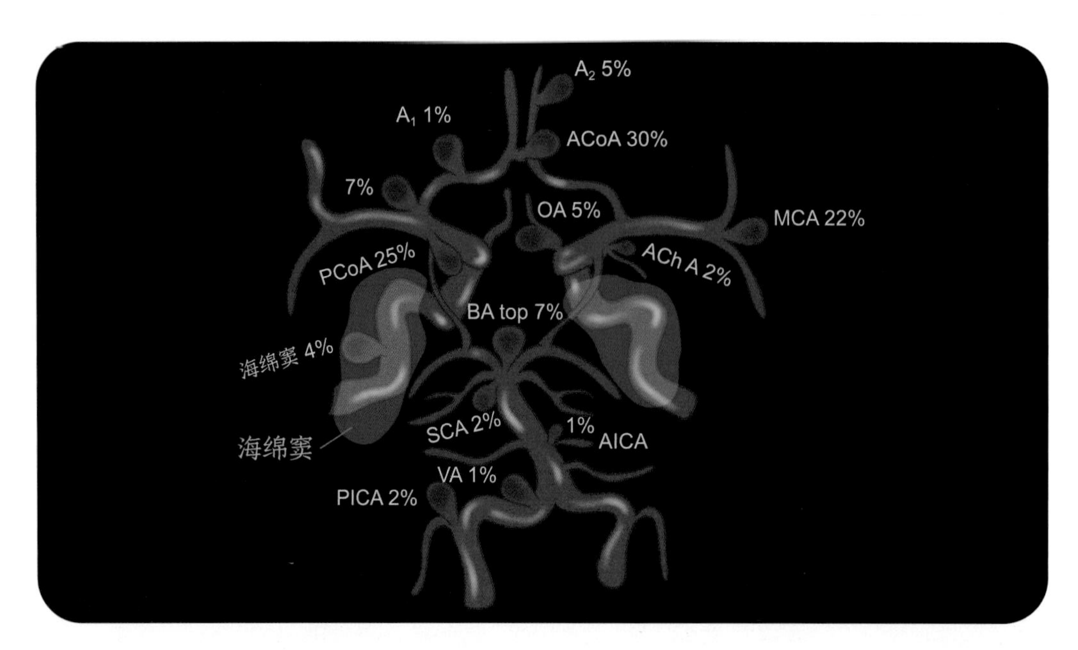

图 2-45　颅内动脉瘤的好发部位和发生率

A_1 为大脑前动脉 A_1 段；A_2 为大脑前动脉 A_2 段；ACoA 为前交通动脉；OA 为眼动脉；MCA 为大脑中动脉；AChA 为脉络膜前动脉；BA 为基底动脉；AICA 为小脑前下动脉；VA 为椎动脉；SCA 为小脑上动脉；PICA 为小脑后下动脉；PCoA 为后交通动脉。

2. 动脉瘤性出血始于脑核心区（图 2-46）。

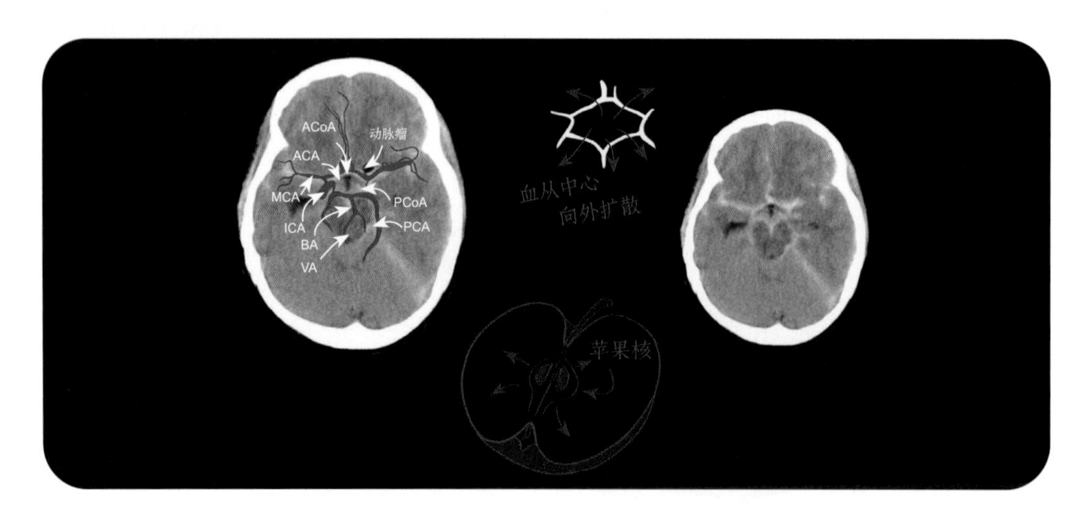

图 2-46　颅内动脉瘤导致的 SAH 始于核心区

ICA 为颈内动脉；MCA 为大脑中动脉；ACA 为大脑前动脉；PCA 为大脑后动脉；ACoA 为前交通动脉；PCoA 为后交通动脉；VA 为椎动脉；BA 为基底动脉。

3. 大脑中动脉动脉瘤及出血（图 2-47、图 2-48）。

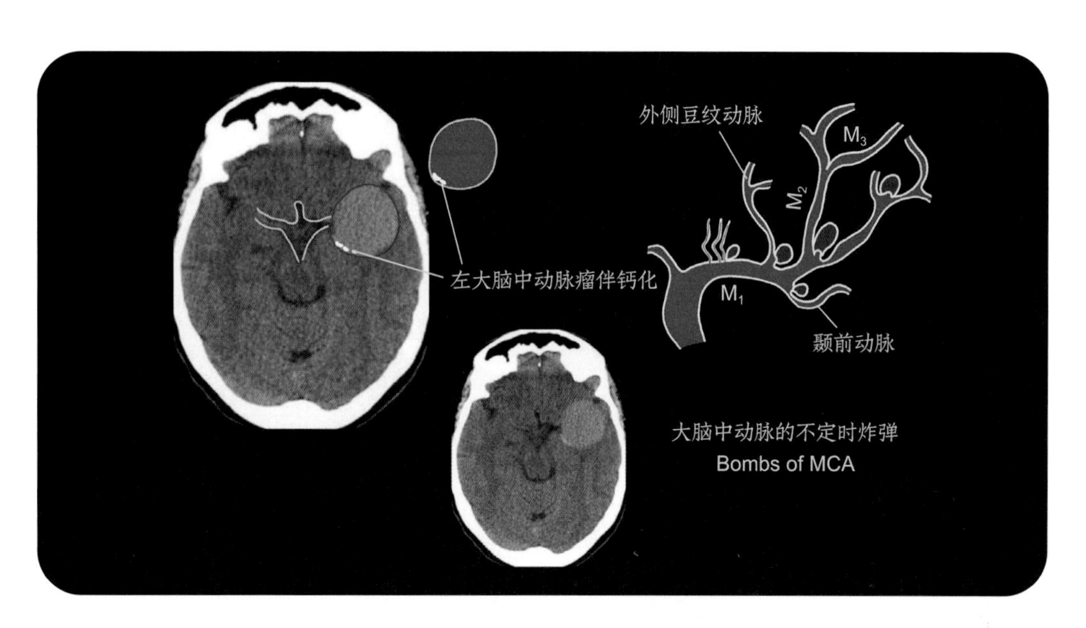

图 2-47　头颅 CT：大脑中动脉动脉瘤

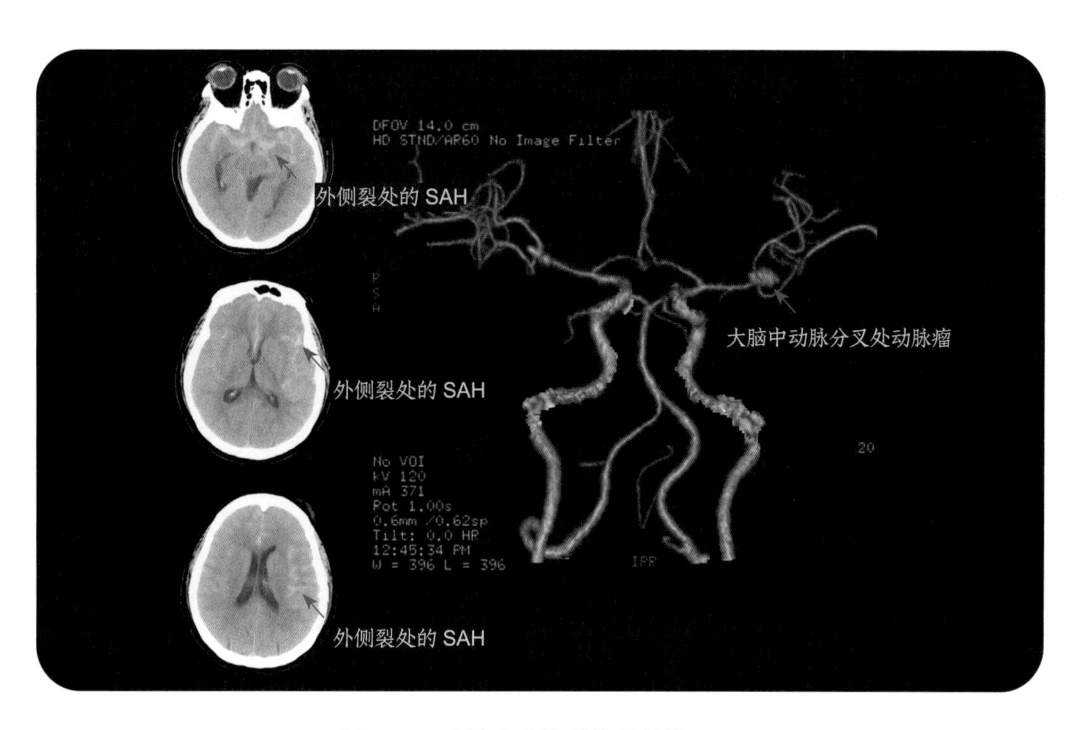

图 2-48　大脑中动脉动脉瘤并发 SAH

4. 大脑前动脉和前交通动脉瘤及出血（图 2-49、图 2-50）。

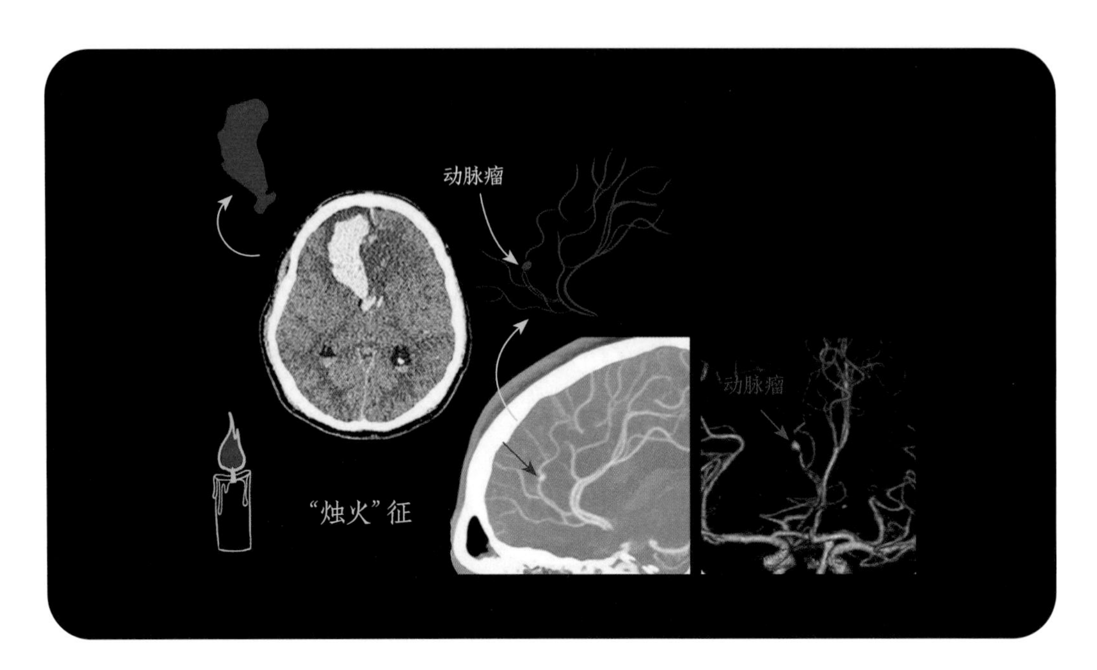

图 2-49　大脑前动脉破裂出血

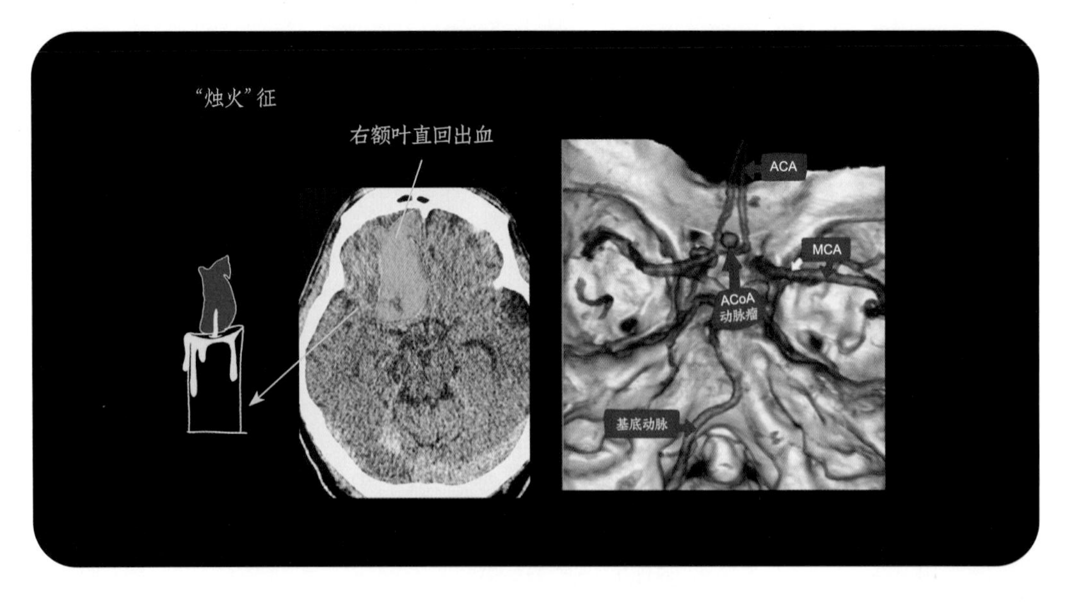

图 2-50　前交通动脉瘤并发 SAH

ACA 为大脑前动脉；MCA 为大脑中动脉；ACoA 为前交通动脉。

5. 后交通动脉瘤及出血（图 2-51、图 2-52）。

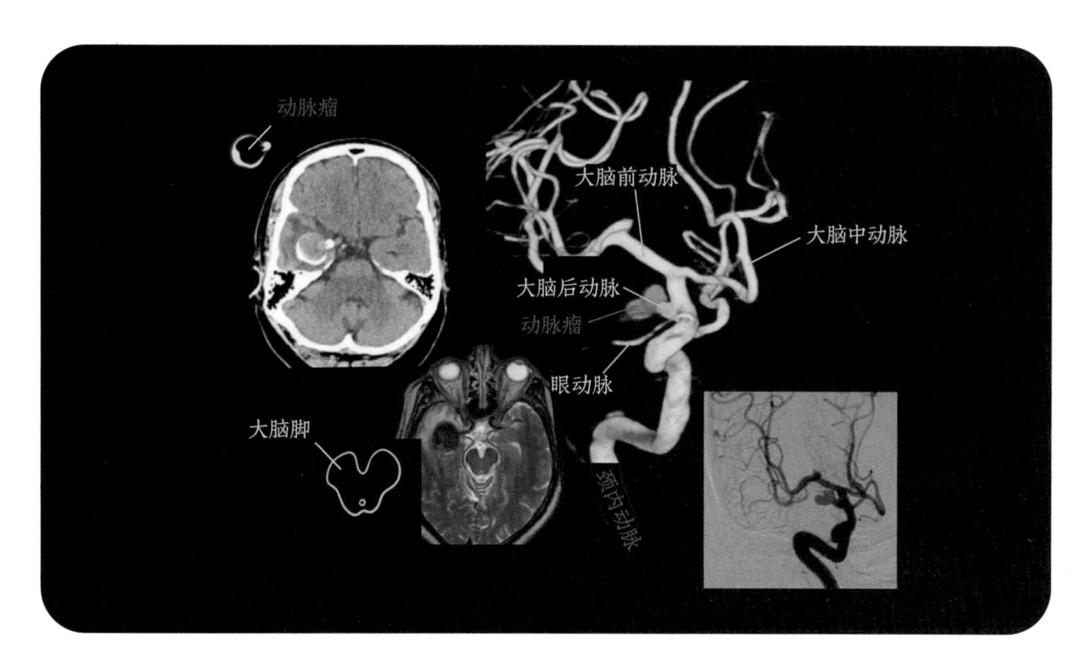

图 2-51　后交通动脉瘤征象汇总

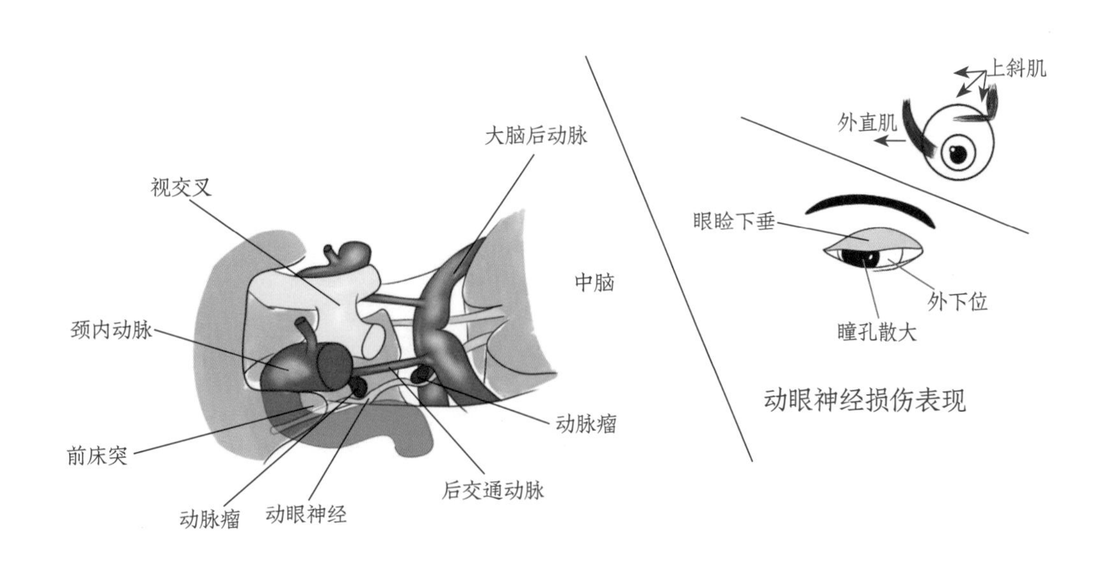

图 2-52　后交通动脉瘤导致的动眼神经损伤

6. 基底动脉瘤（图 2-53、图 2-54）。

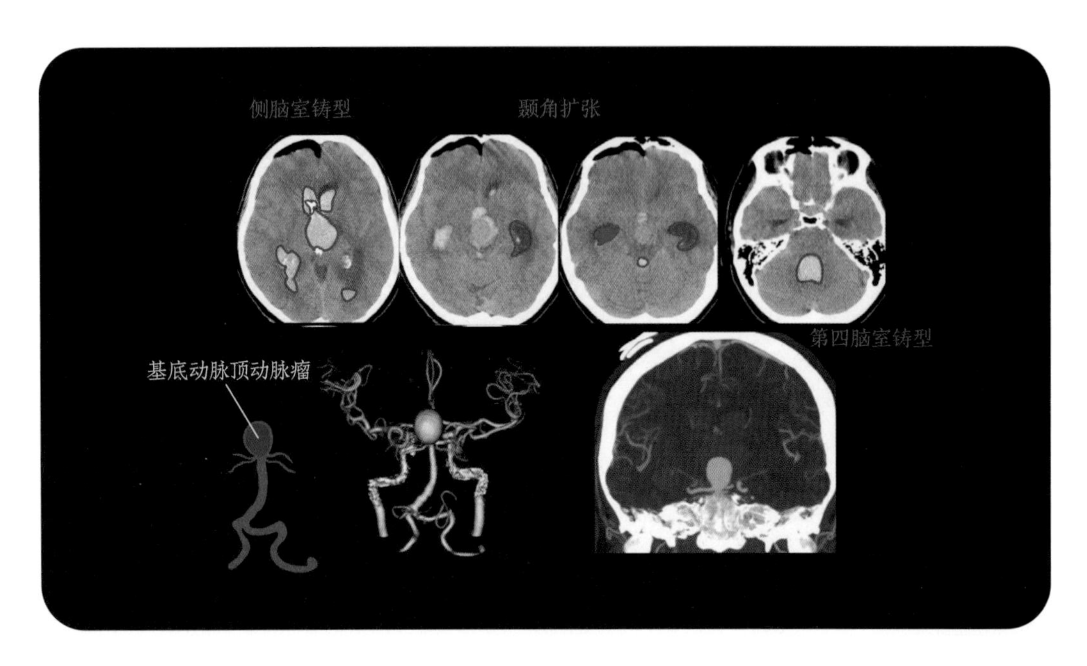

图 2-53　基底动脉瘤破裂出血

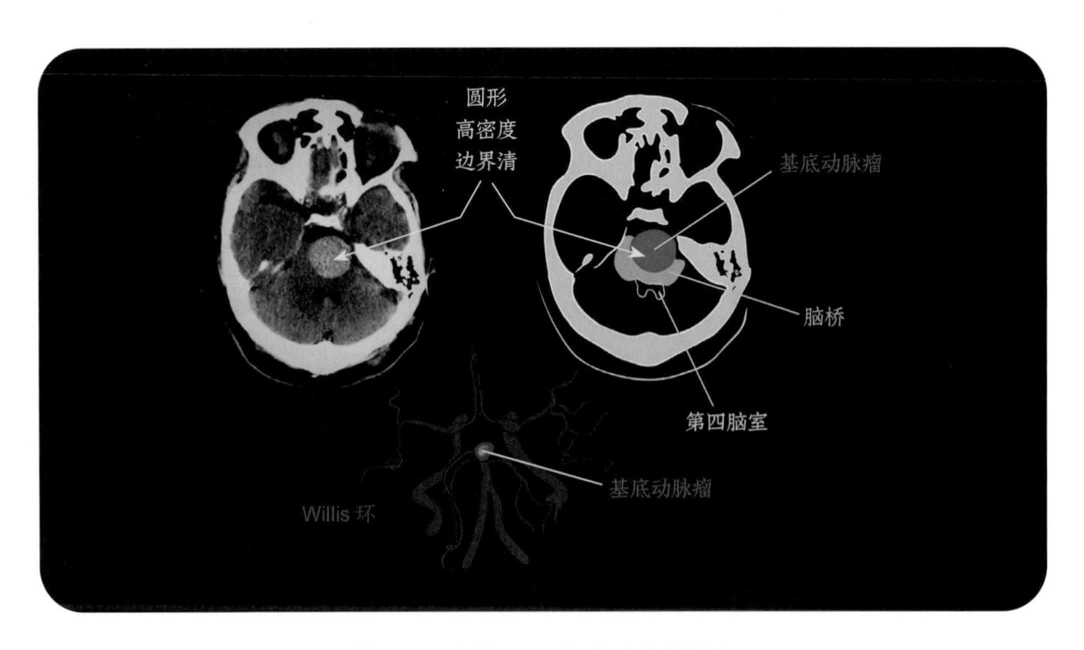

图 2-54　头颅 CT：基底动脉瘤征象

7. 颈内动脉末端动脉瘤（图 2-55、图 2-56、图 2-57）。

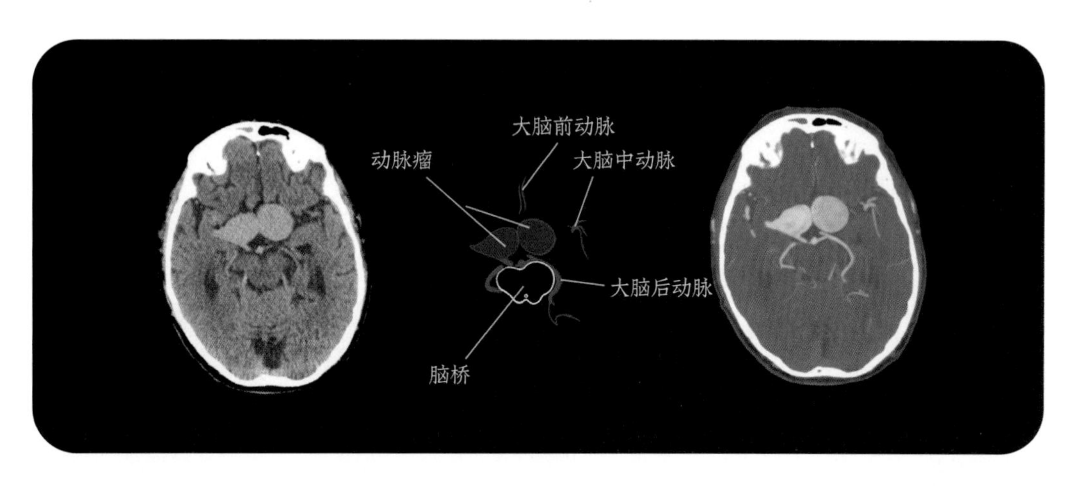

图 2-55 头颅 CT：双侧颈内动脉末端动脉瘤

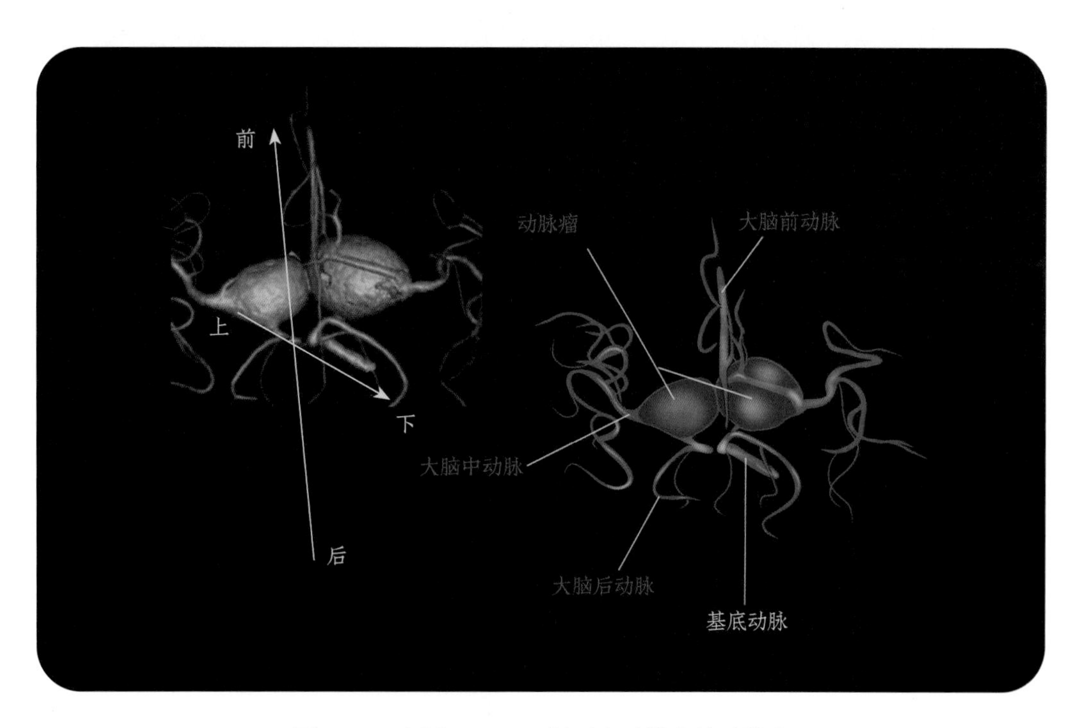

图 2-56 头颅 CTA：双侧颈内动脉末端动脉瘤

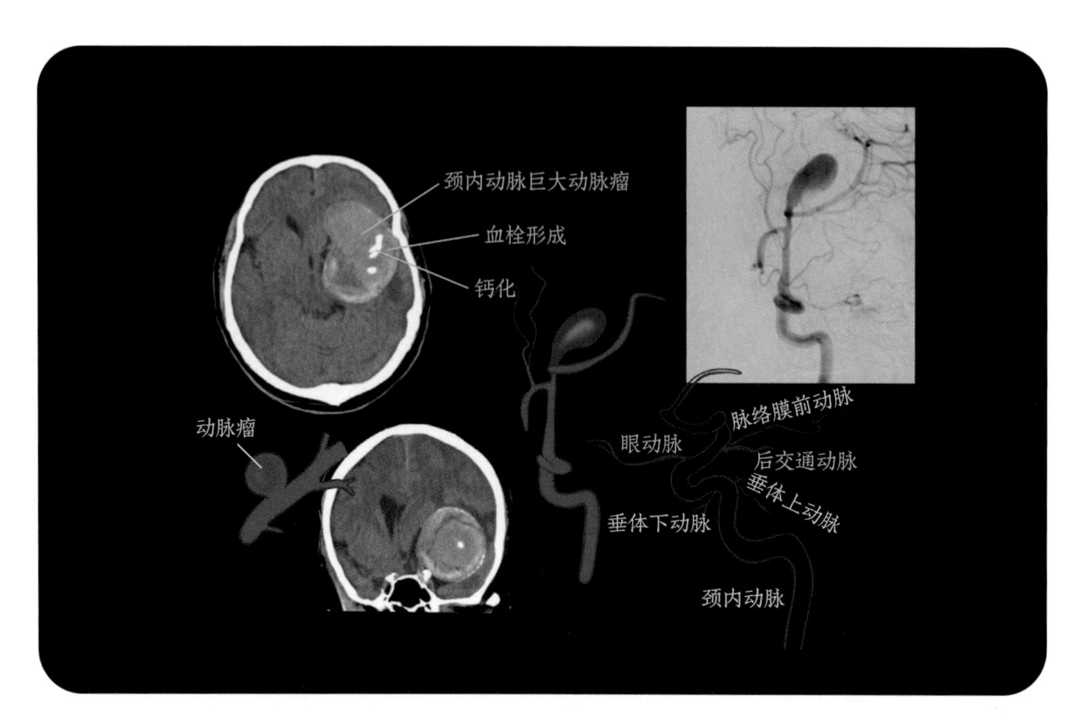

图 2-57　头颅 CT 和 DSA：颈内动脉末端动脉瘤征象

8. 动脉瘤出血后血管痉挛评估（图 2-58、图 2-59）。

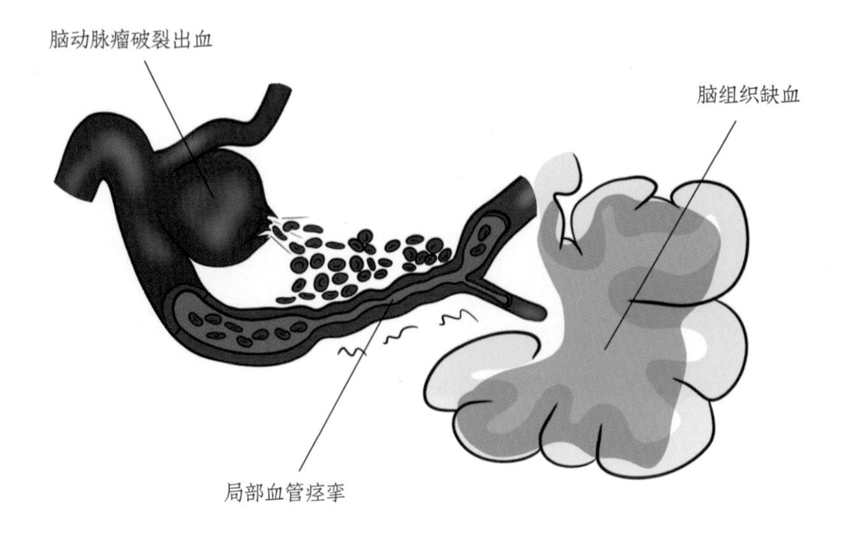

图 2-58　动脉瘤出血后的脑血管痉挛

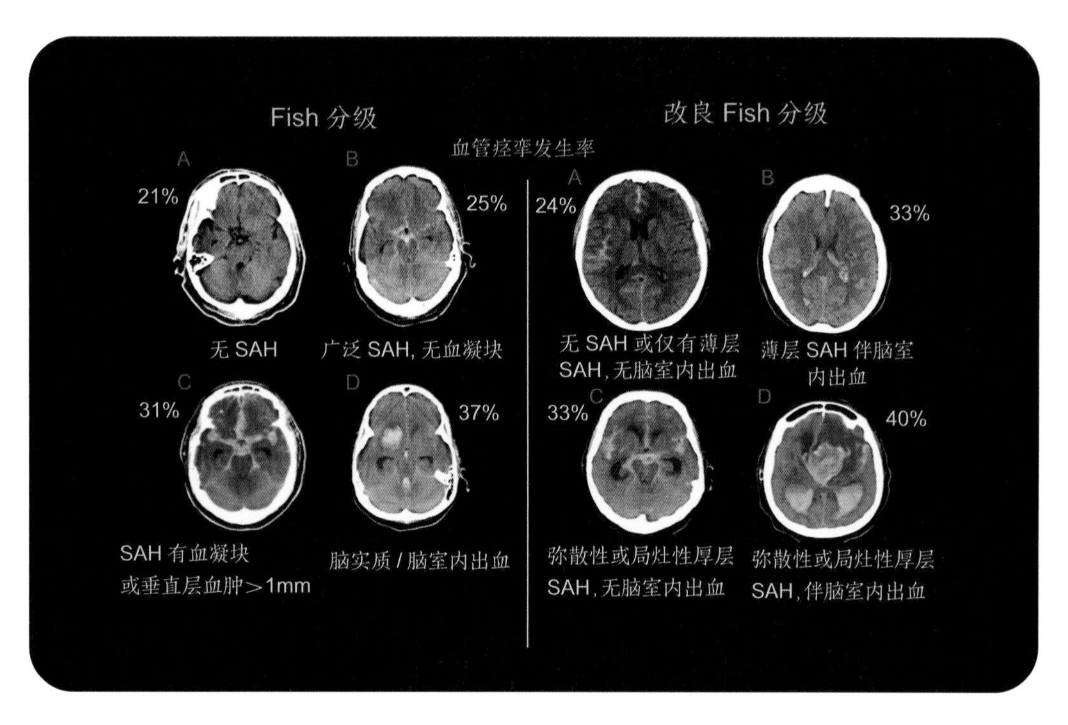

图 2-59 动脉瘤出血后的脑血管痉挛发生率

9. 中脑周围蛛网膜下腔出血（图 2-60、图 2-61）。

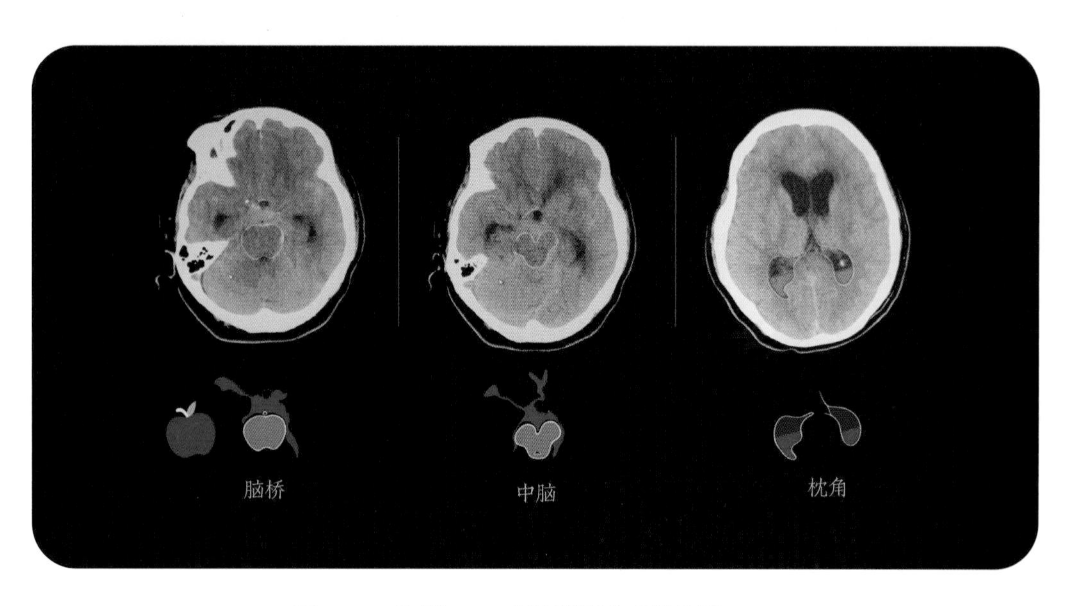

图 2-60 头颅 CT：中脑周围非动脉瘤性 SAH

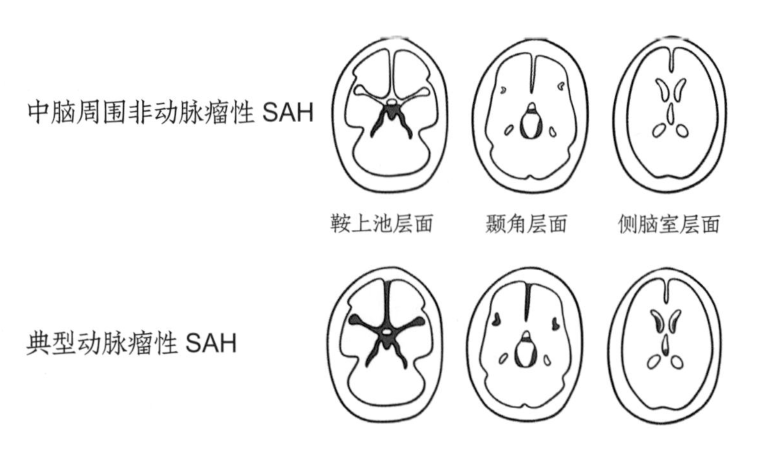

图 2-61　动脉瘤性和非动脉瘤性 SAH

四、脑静脉出血和静脉窦血栓形成

脑动脉会出血，脑静脉同样可以出血。导致脑静脉出血的病因有高血压、血管发育畸形或颅内肿瘤。脑静脉和脑动脉的出血征象既有相似，又有不同。脑静脉窦血栓形成是一种特殊类型的脑血管疾病，仅占脑卒中的 1%。颅内的静脉窦都可出现血栓，以上矢状窦和横窦多见，对其征象的识别，有助于及时予以诊治。

1. 脑静脉出血（图 2-62、图 2-63）。

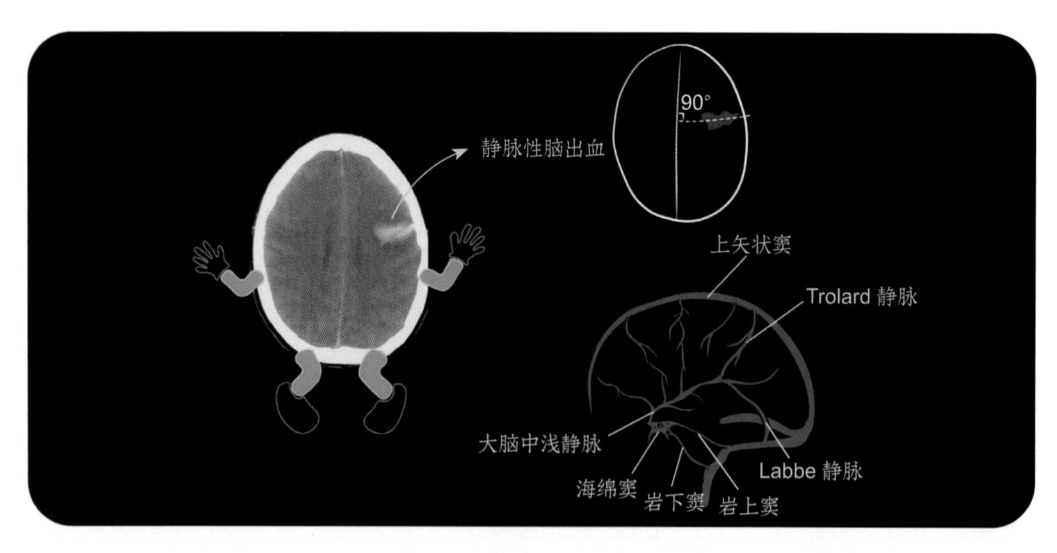

图 2-62　头颅 CT：静脉性出血

静脉性出血与静脉引流方向一致，在水平位上与脑的中线垂直。

Trolard 静脉：上吻合静脉；Labbe 静脉：下吻合静脉。

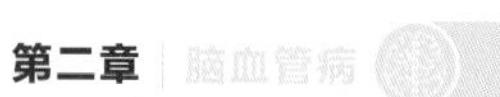

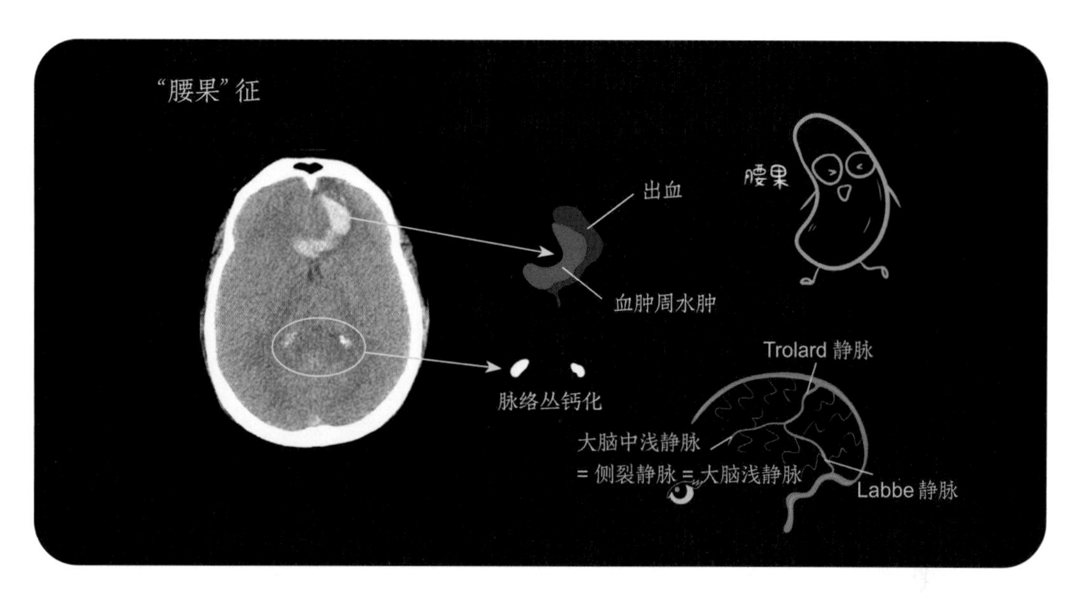

图 2-63　头颅 CT：静脉性出血

Trolard 静脉：上吻合静脉；Labbe 静脉：下吻合静脉。

2. 上矢状窦血栓（图 2-64、图 2-65）。

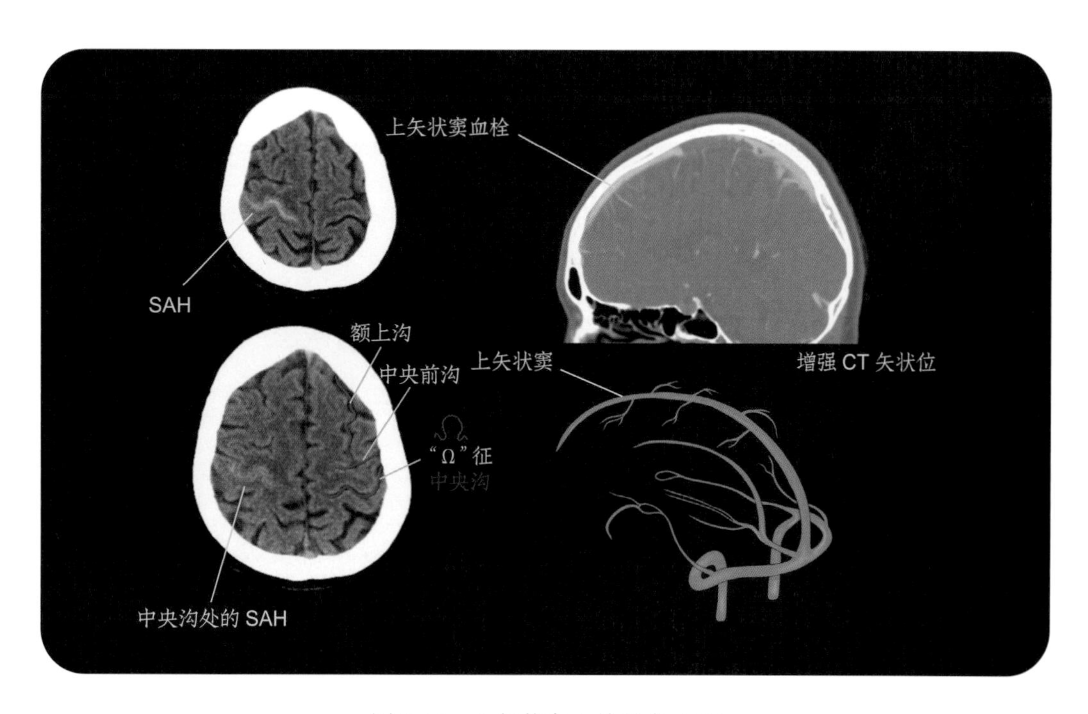

图 2-64　上矢状窦血栓继发 SAH

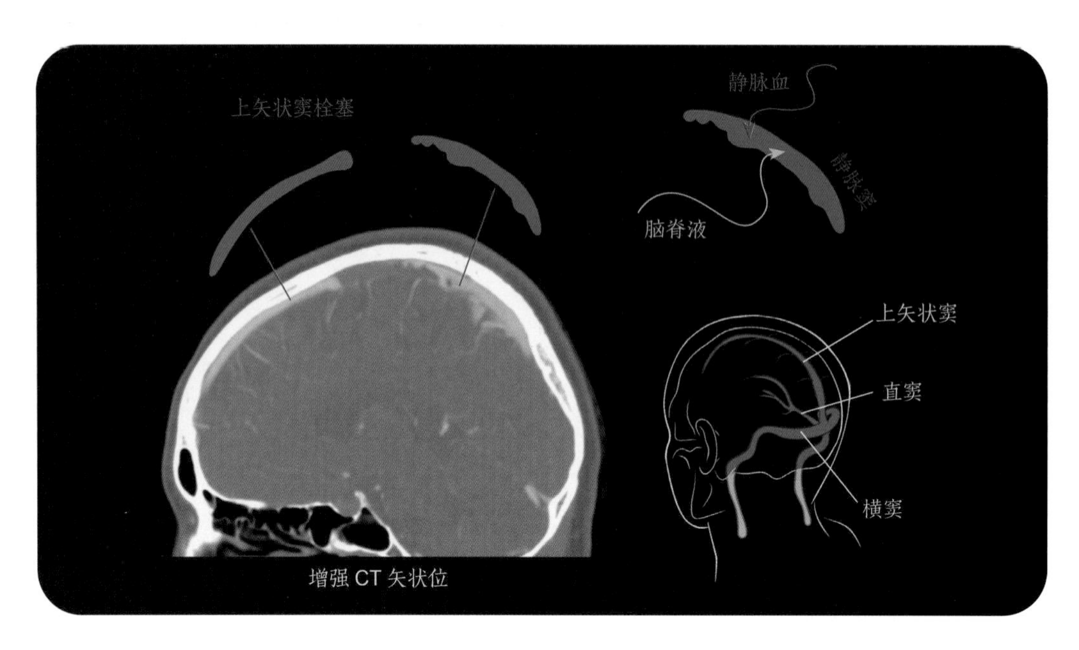

图 2-65　头颅 CT：上矢状窦血栓的解读

静脉窦是脑内静脉汇流之处，除了接受静脉血的回流，也包含了脑脊液的流通，所以若静脉窦发生栓塞会影响静脉血的回流以及脑脊液的流通。较常发生的位置依次是横窦、上矢状窦与直窦。

3. 横窦血栓（图 2-66）。

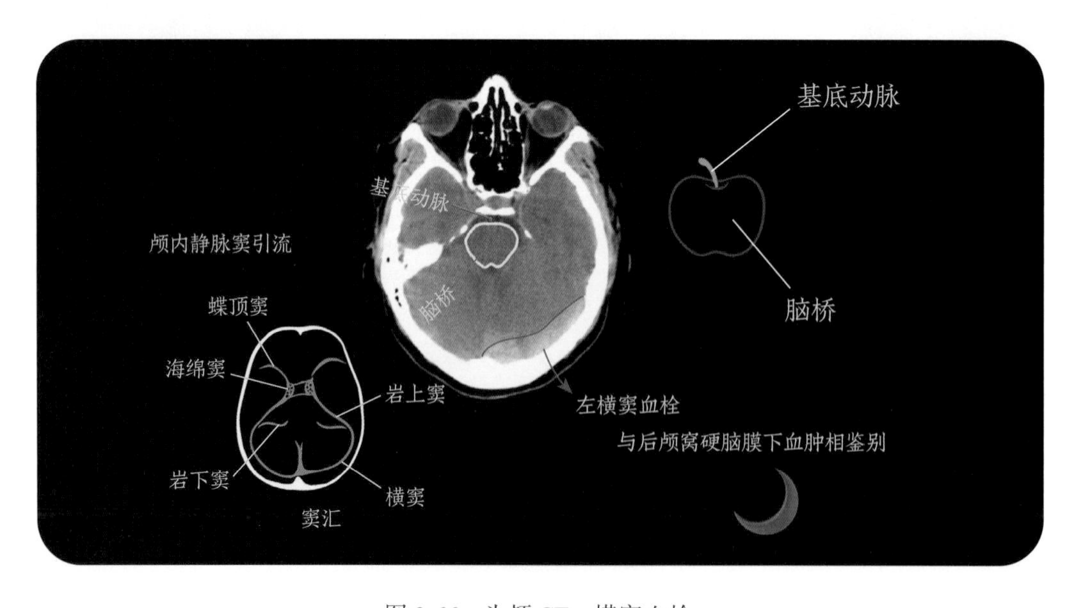

图 2-66　头颅 CT：横窦血栓

五、脑血管畸形及出血

脑血管畸形是脑血管的先天性发育异常，表现为局部血管的数量、结构和血流状况的异常。脑血管畸形主要包括动静脉畸形（arterial venous malformation，AVM）、海绵状血管瘤和静脉畸形等。不同的脑血管畸形多具有各自特征性的影像学征象。

1. 动静脉畸形（图 2-67、图 2-68、图 2-69、图 2-70、图 2-71）。

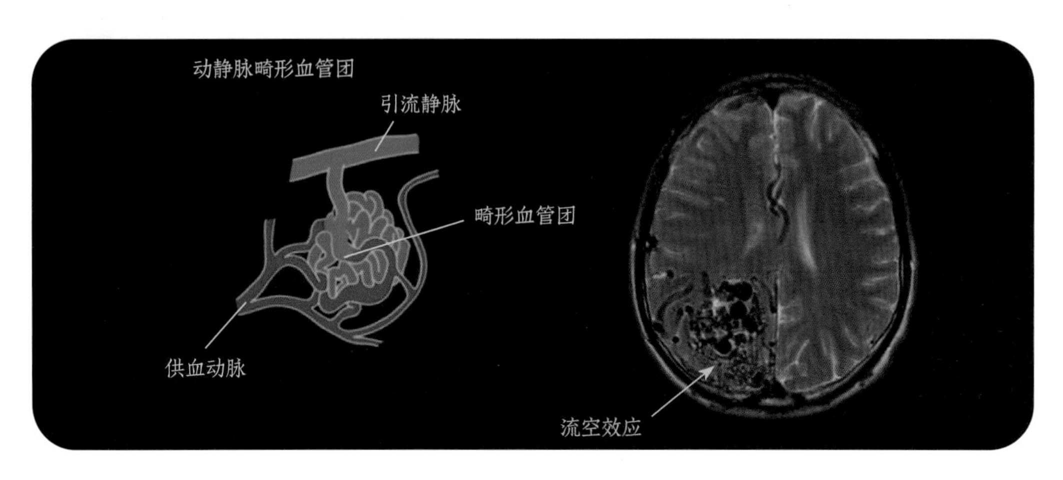

图 2-67　头颅 MRI：动静脉畸形征象

动静脉畸形是一种胚胎发育过程中的异常，使动脉内的血液不经微血管而直接注入静脉，形成一种高流速及高压力的血液短路，继而增加脑内出血及卒中的机会。

图 2-68　头颅 CT：动静脉畸形出血征象

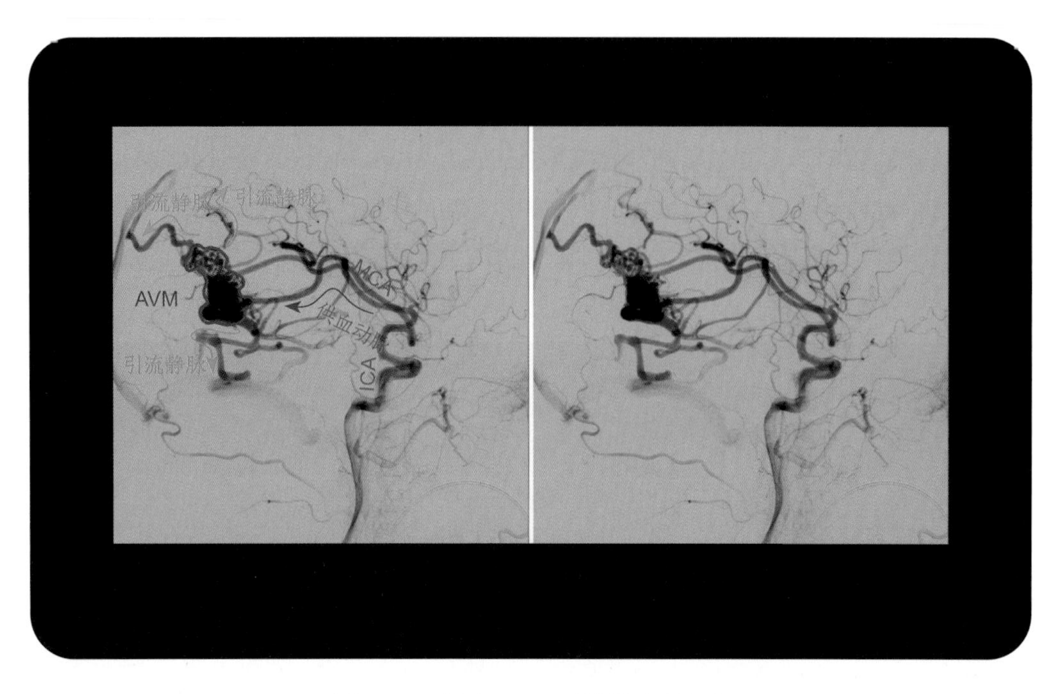

图 2-69　头颅 DSA：动静脉畸形征象

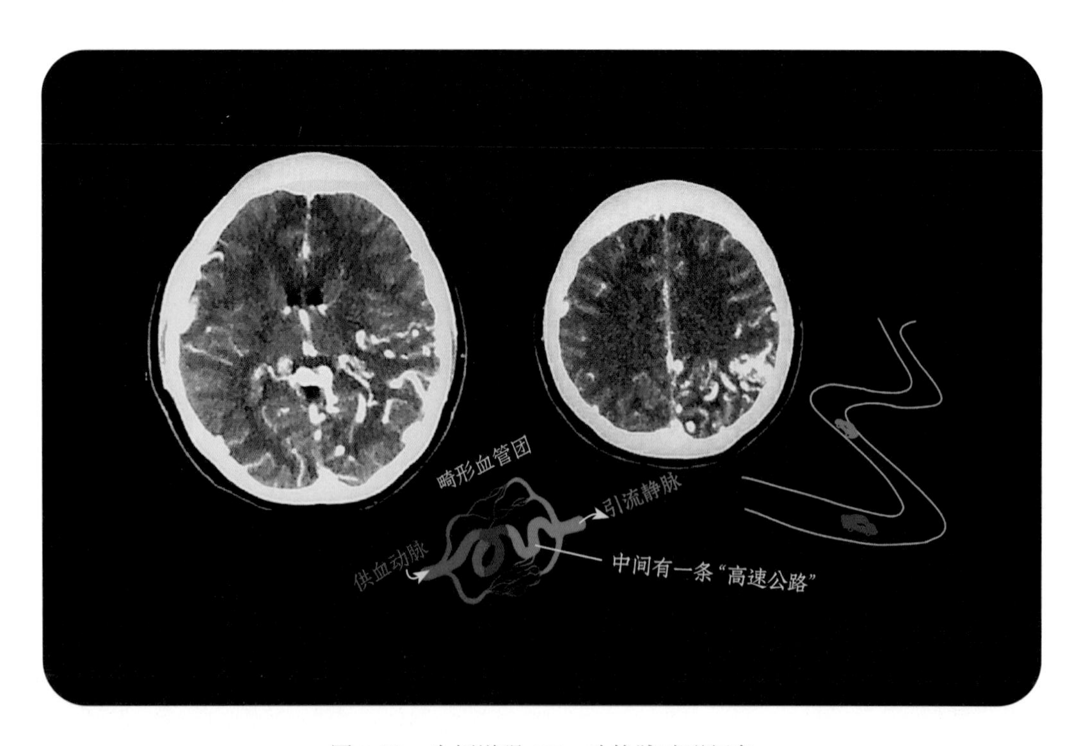

图 2-70　头颅增强 CT：动静脉畸形征象

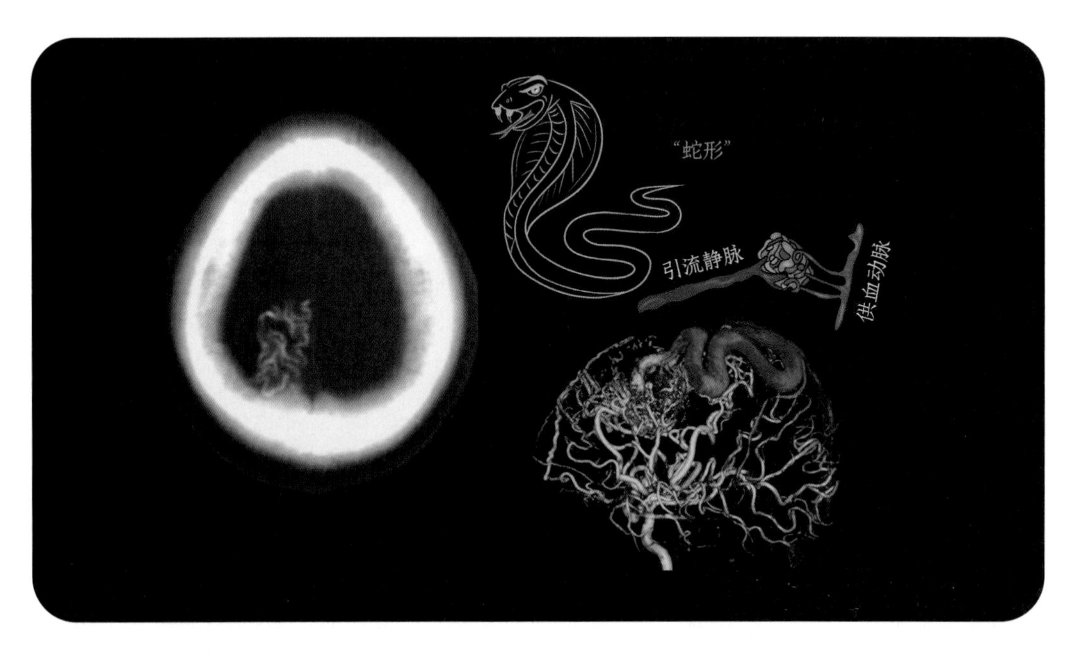

图 2-71　头颅 CT：动静脉畸形的钙化征

2. 海绵状血管瘤（图 2-72、图 2-73、图 2-74、图 2-75、图 2-76）。

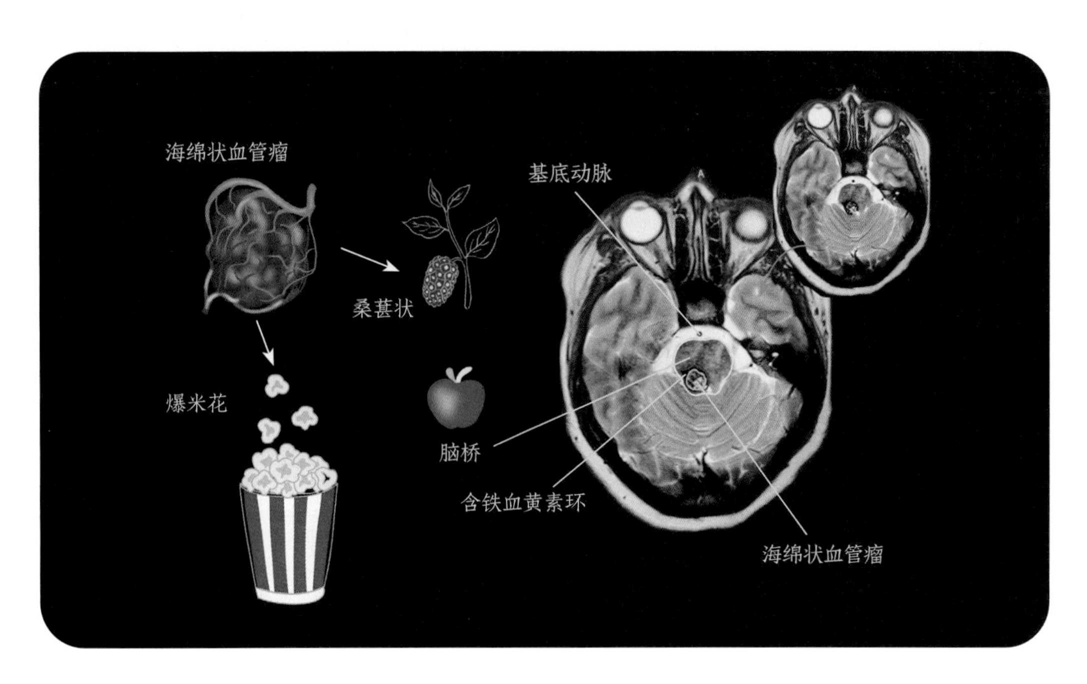

图 2-72　头颅 MRI：海绵状血管瘤征象汇总

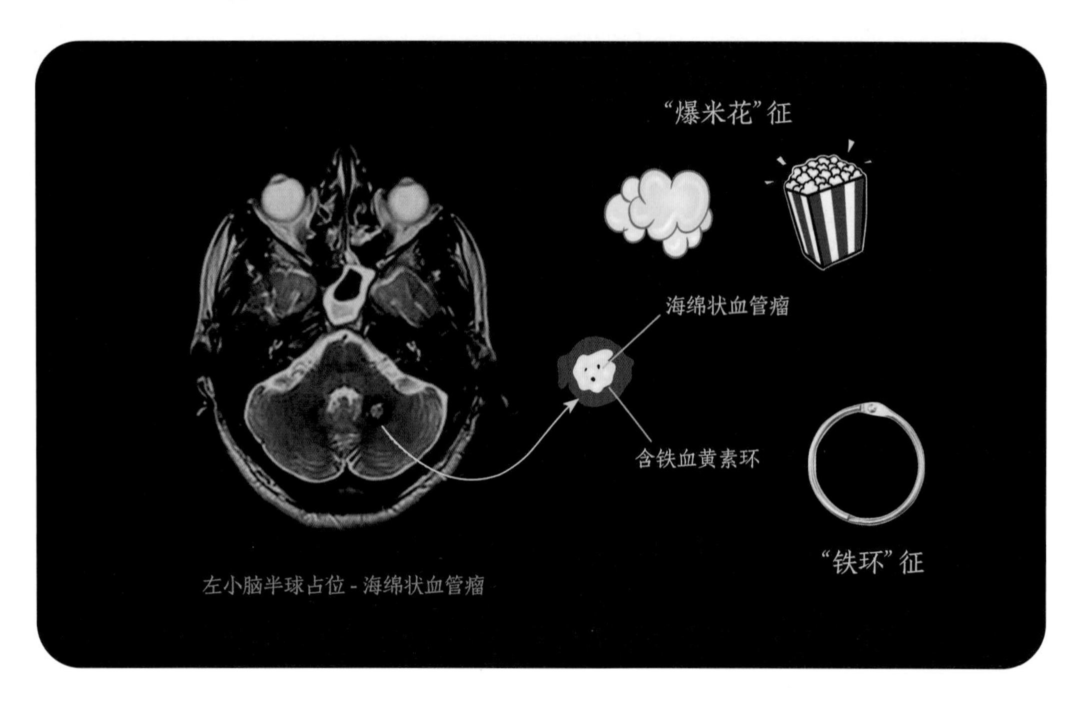

图 2-73　头颅 MRI：海绵状血管瘤征象

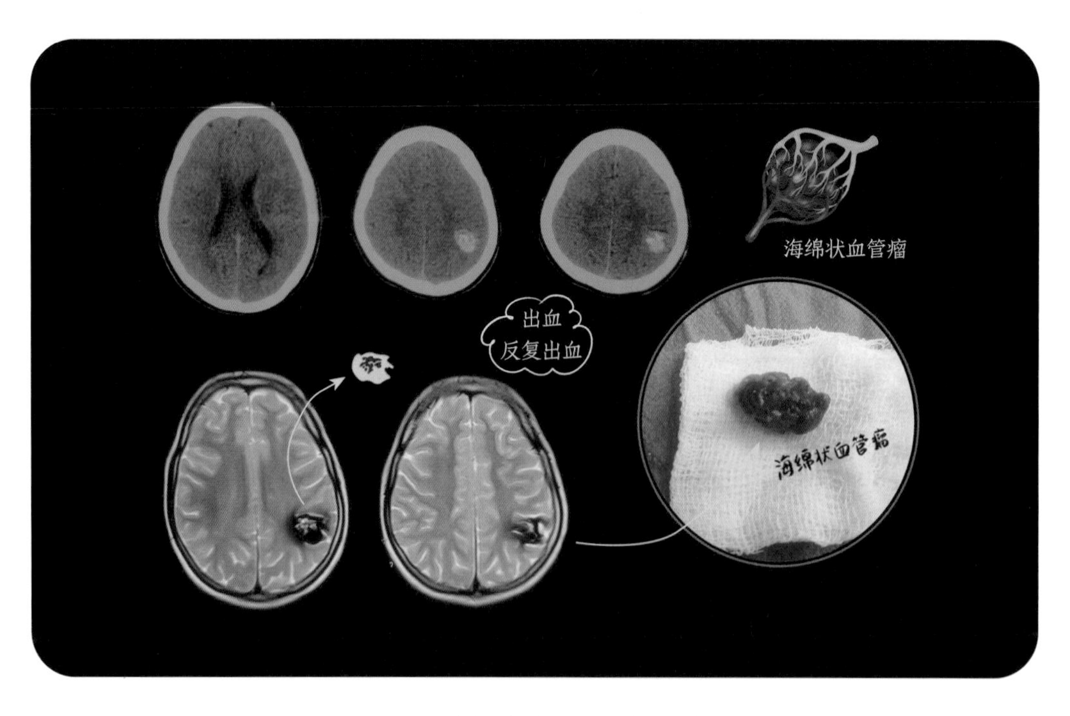

图 2-74　颅内海绵状血管瘤“桑葚”征

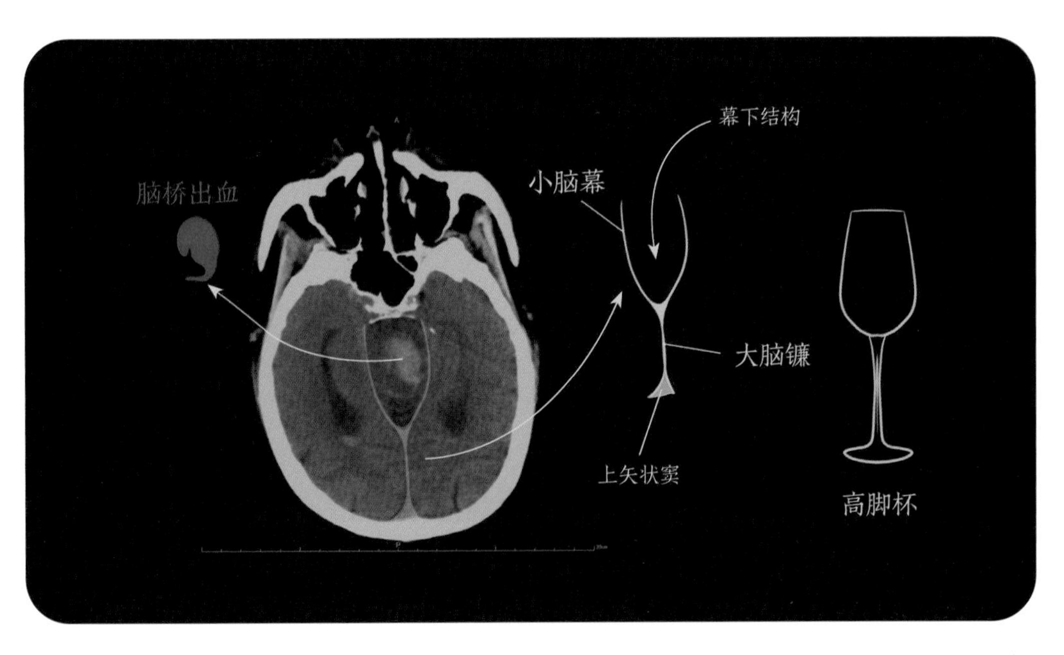

图 2-75 头颅 CT：脑桥海绵状血管瘤出血

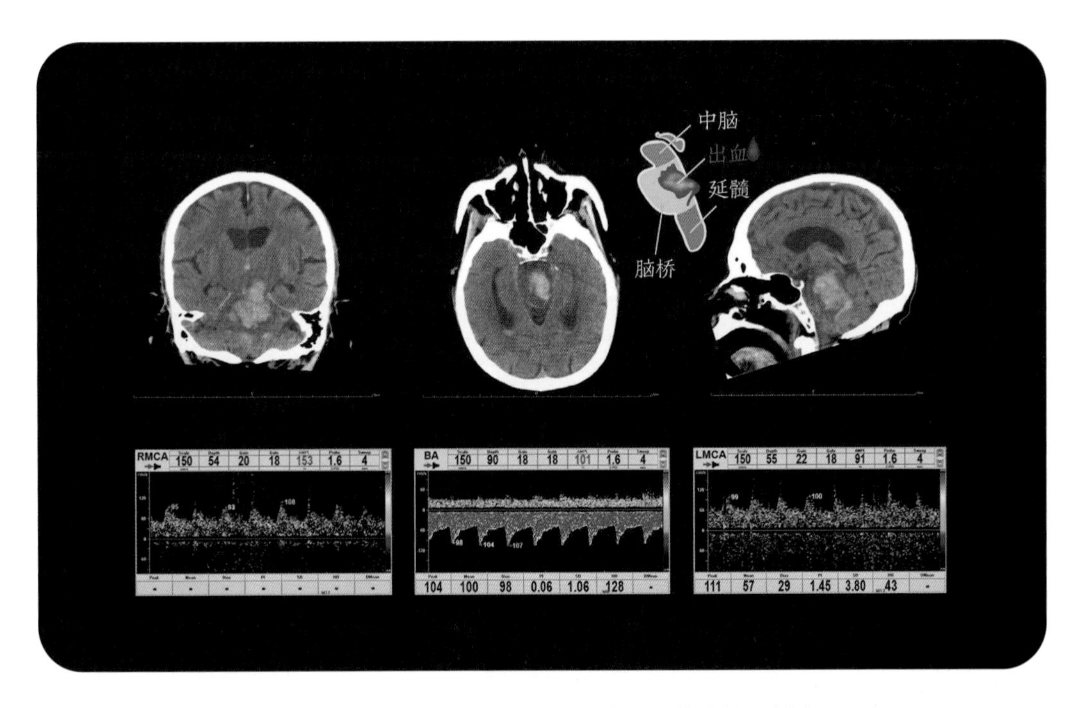

图 2-76 TCD 鉴别高血压性和海绵状血管瘤性脑桥出血

RMCA：右大脑中动脉；BA：基底动脉；LMCA：左大脑中动脉。

3. 脑静脉畸形(图 2-77)。

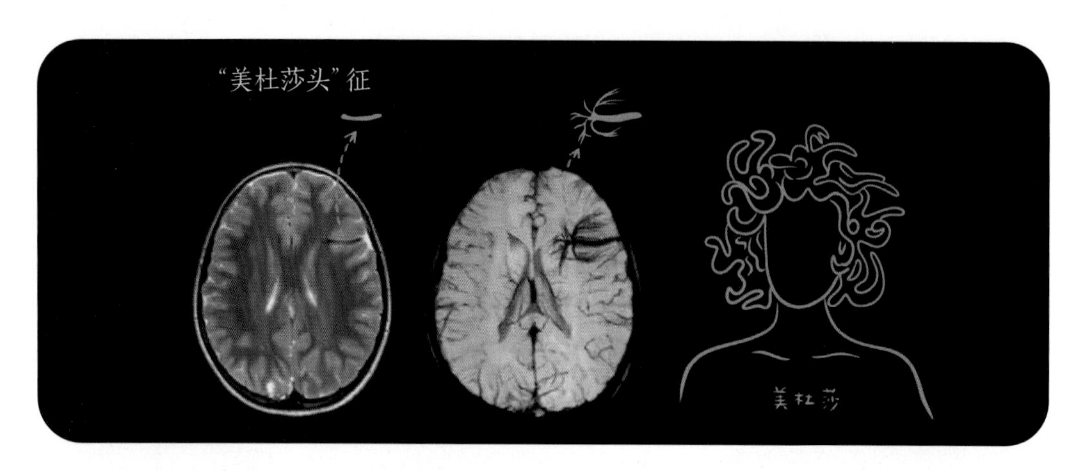

图 2-77 头颅 MRI：脑静脉畸形（脑发育性静脉异常）

脑静脉畸形包括一支扩张的静脉和一簇呈放射状排列的静脉,呈“美杜莎头”征。

六、缺氧缺血性脑病

缺氧缺血性脑病(hypoxic ischaemic encephalopathy,HIE),是因缺血、缺氧导致的脑部病变,可发生在各年龄段,常见病因有窒息、溺水、休克、麻醉意外、心肺复苏后和癫痫持续状态等。HIE 属于弥漫性脑损伤,是全脑性损伤,预后整体较差。

1. 脑组织密度均一化(图 2-78)。

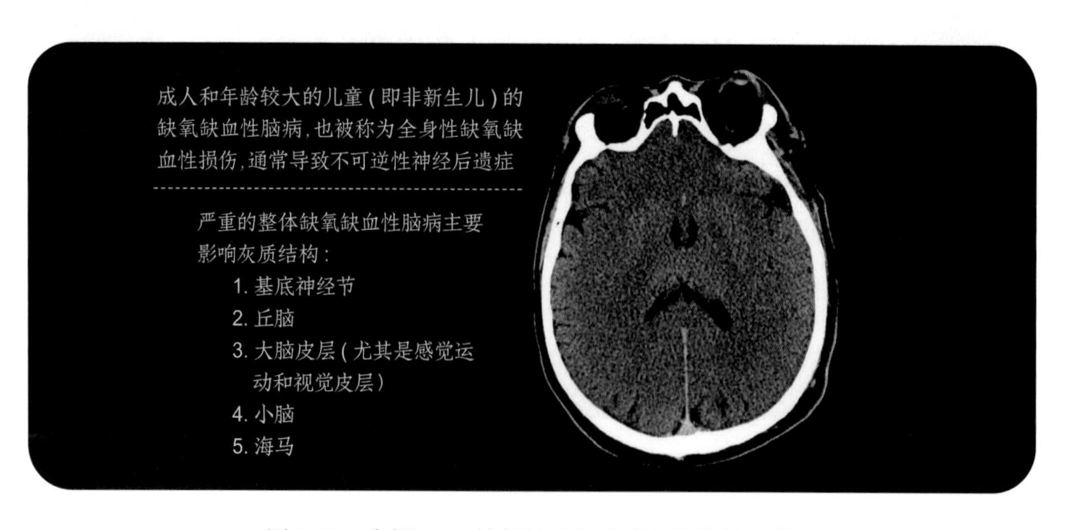

图 2-78 头颅 CT：缺氧缺血性脑病的密度均一化

2. 小脑高密度征（图 2-79）。

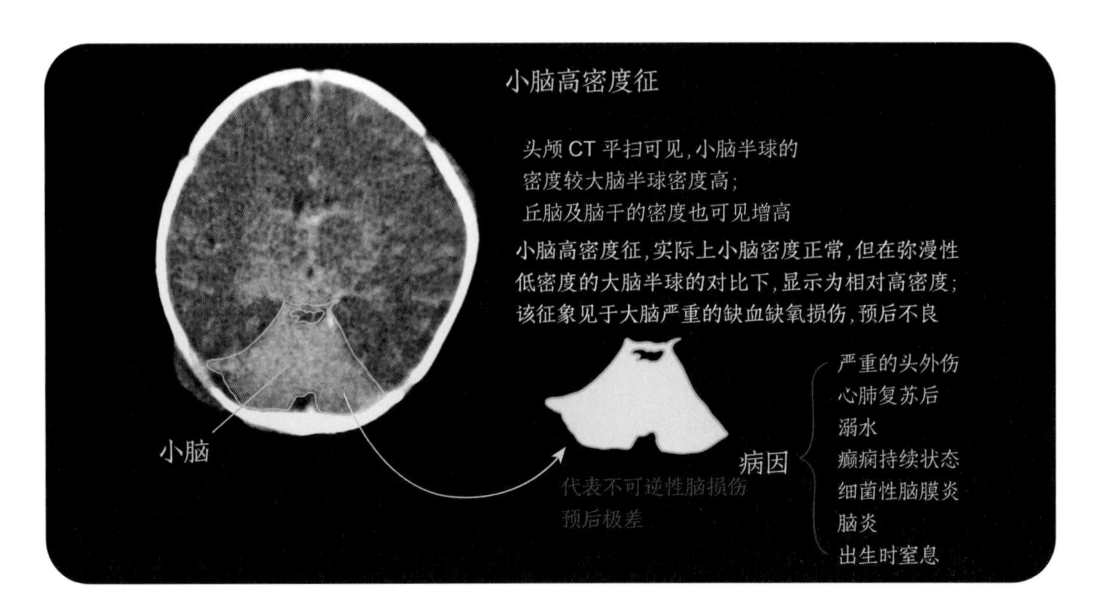

图 2-79　头颅 CT：HIE 的小脑高密度征

3. 假性蛛网膜下腔出血征（图 2-80）。

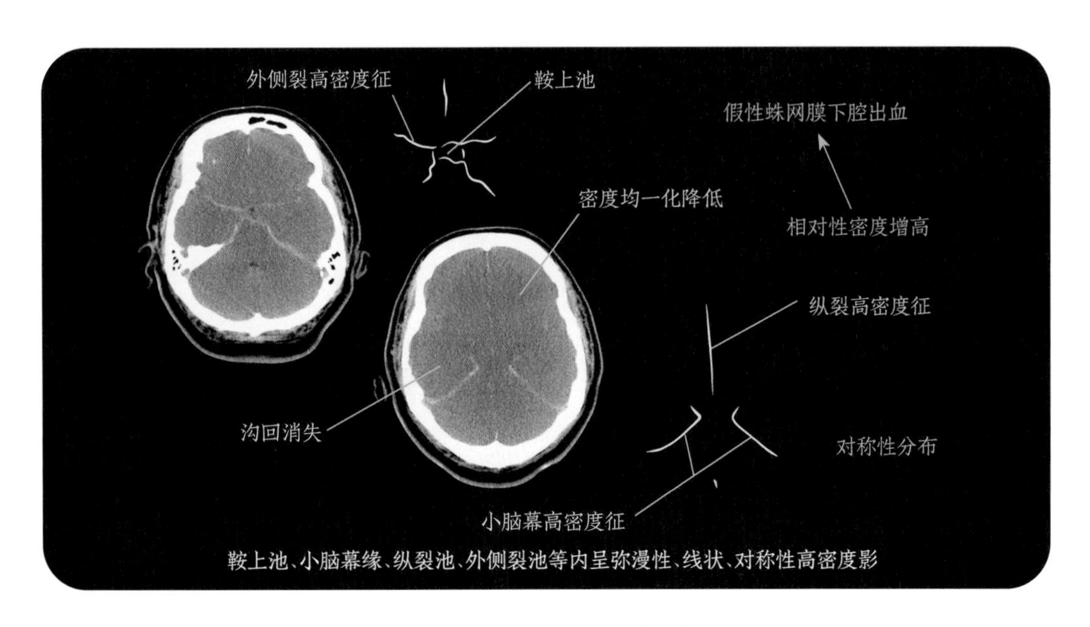

图 2-80　头颅 CT：假性蛛网膜下腔出血征

七、其他类型病变

1. 一氧化碳中毒性脑病（图 2-81）。

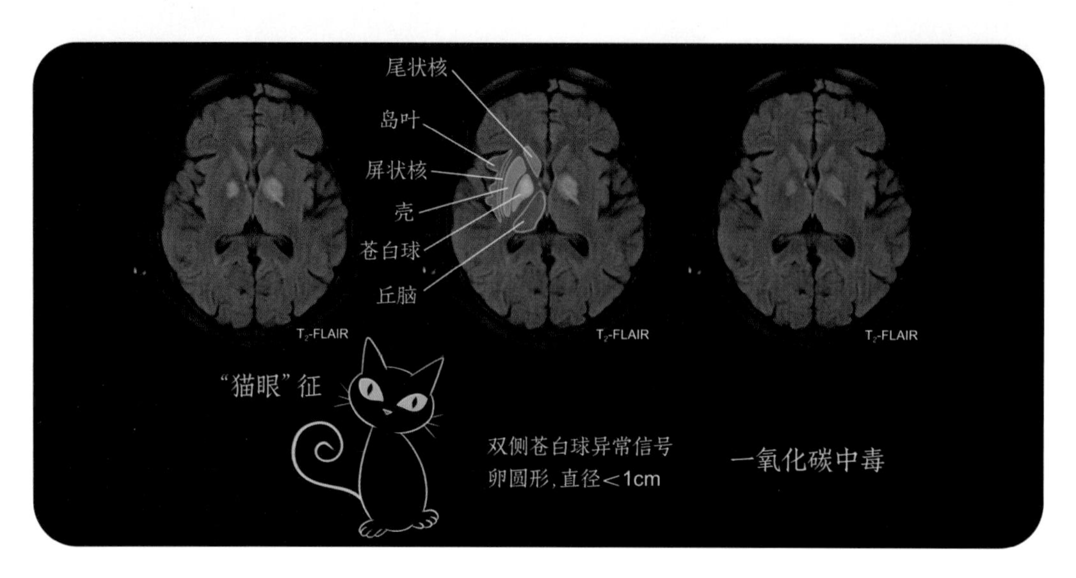

图 2-81　头颅 MRI：一氧化碳中毒性脑病

2. 可逆性后部白质脑病综合征（图 2-82）。

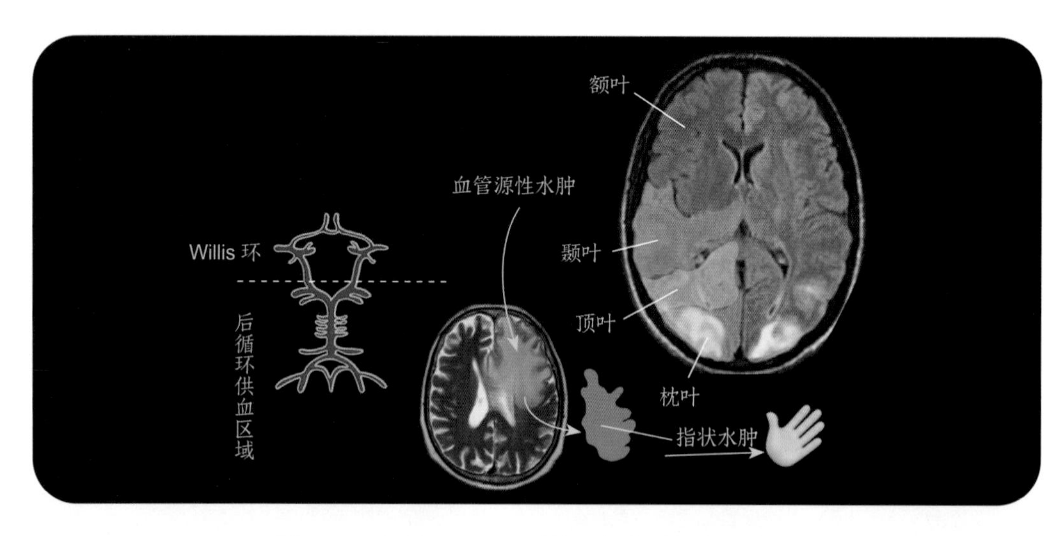

图 2-82　头颅 MRI：可逆性后部白质脑病综合征

该病是一种以头痛、癫痫发作、精神状态改变和视觉障碍为特征的综合征。

MRI 表现为双侧枕叶和顶叶出现血管源性水肿。

3. 白血病性脑出血(图 2-83)。

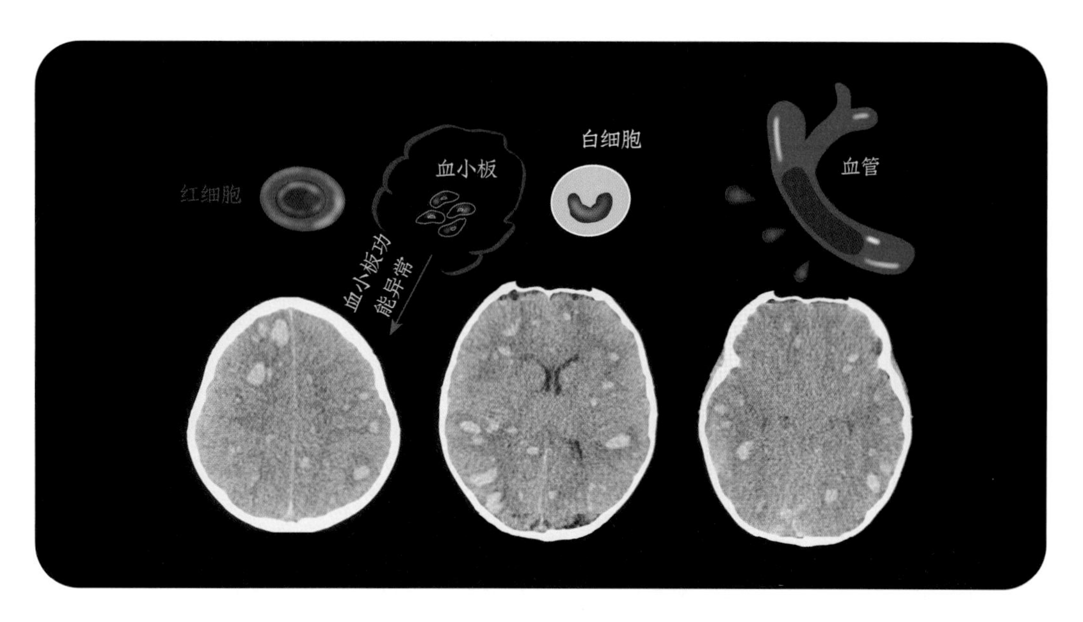

图 2-83　头颅 CT：急性髓系白血病致脑内播散性出血

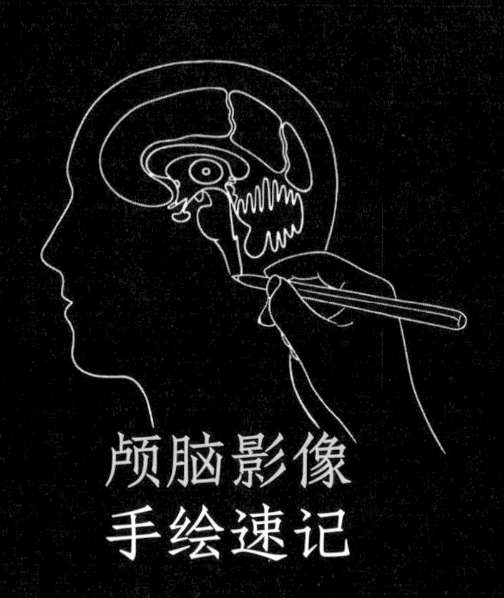

颅脑影像
手绘速记

第三章

颅内肿瘤

颅内肿瘤是生长在颅腔内的新生物，分为原发性和继发性两类。原发性颅内肿瘤起源于脑、脑膜、脑神经、血管和脑的支持结构（颅骨）；由身体其他部位的肿瘤转移，如肺部、皮肤、肠道、前列腺等，进入颅内而形成的肿瘤，称为继发性颅内肿瘤。本章以头颅 MRI 为主，头颅 CT 为辅，展示颅内肿瘤经典、形象和生动的征象。

一、胶质瘤

胶质瘤是来源于神经胶质细胞肿瘤的统称，是颅内最常见的肿瘤，占颅内肿瘤的40%～50%，绝大多数是恶性。胶质瘤按照胶质细胞类型，可分为不同类型，星形细胞瘤是最常见的类型，其次是少突胶质细胞瘤、室管膜瘤等。

1. **星形细胞瘤**　脑实质内生长征（图 3-1、图 3-2）。

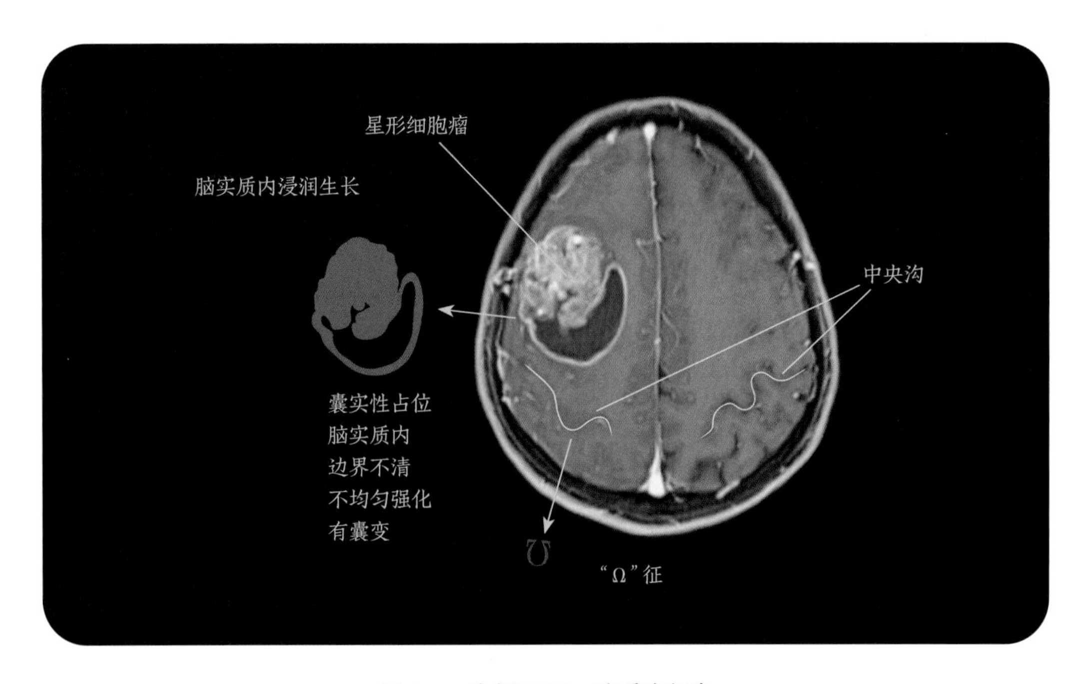

图 3-1　头颅 MRI：胶质瘤征象

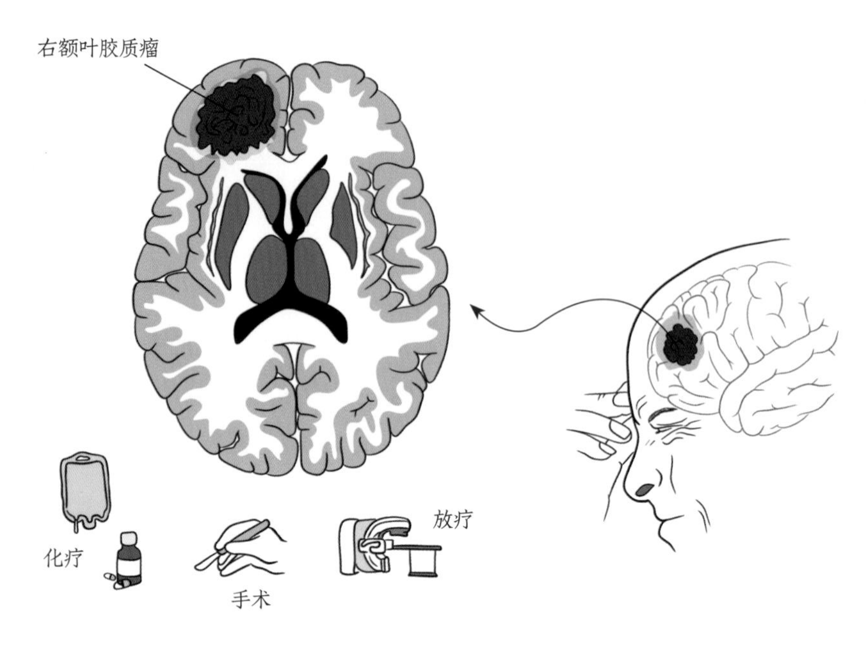

图 3-2　颅内胶质瘤示意

2. **胶质母细胞瘤**　“蝴蝶”征（图 3-3）。

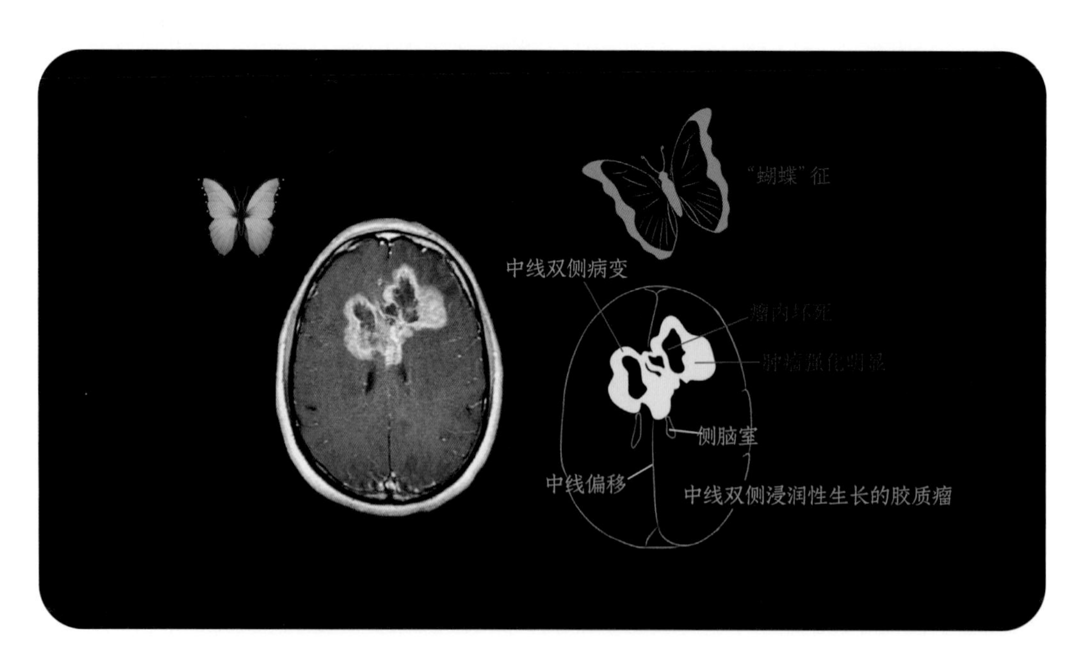

图 3-3　头颅 MRI：胶质母细胞瘤的特征表现

3. 室管膜下瘤（图 3-4）。

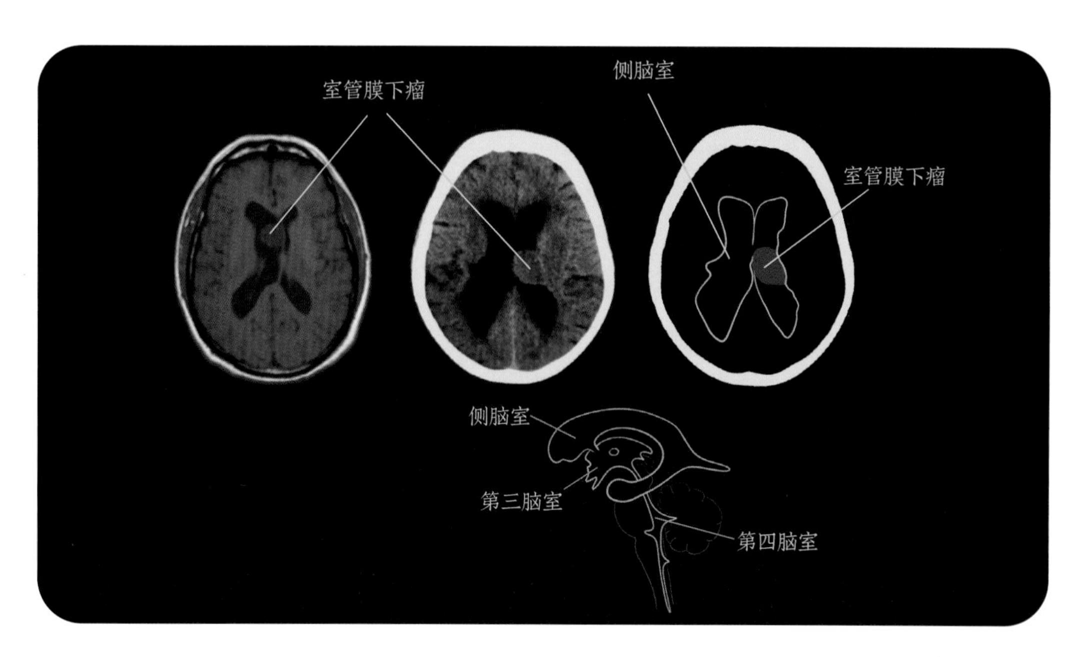

图 3-4 头颅 CT：室管膜下瘤

室管膜下瘤是生长缓慢的良性肿瘤，好发于中老年人，男性多见。常见发病部位依次为：第四脑室下部＞侧脑室＞第三脑室＞脊髓。室管膜下瘤是乏血供肿瘤，属于 WHO 分类 1 级。

4. **少突胶质细胞瘤** 钙化征（图 3-5）。

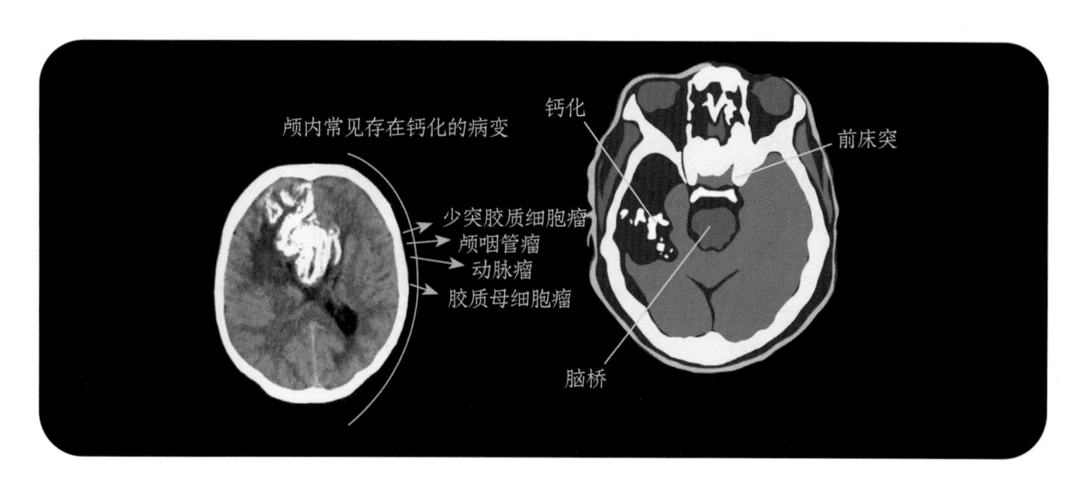

图 3-5 头颅 MRI：少突胶质细胞瘤

5. **脑干胶质瘤** 血管包埋征（图 3-6、图 3-7）。

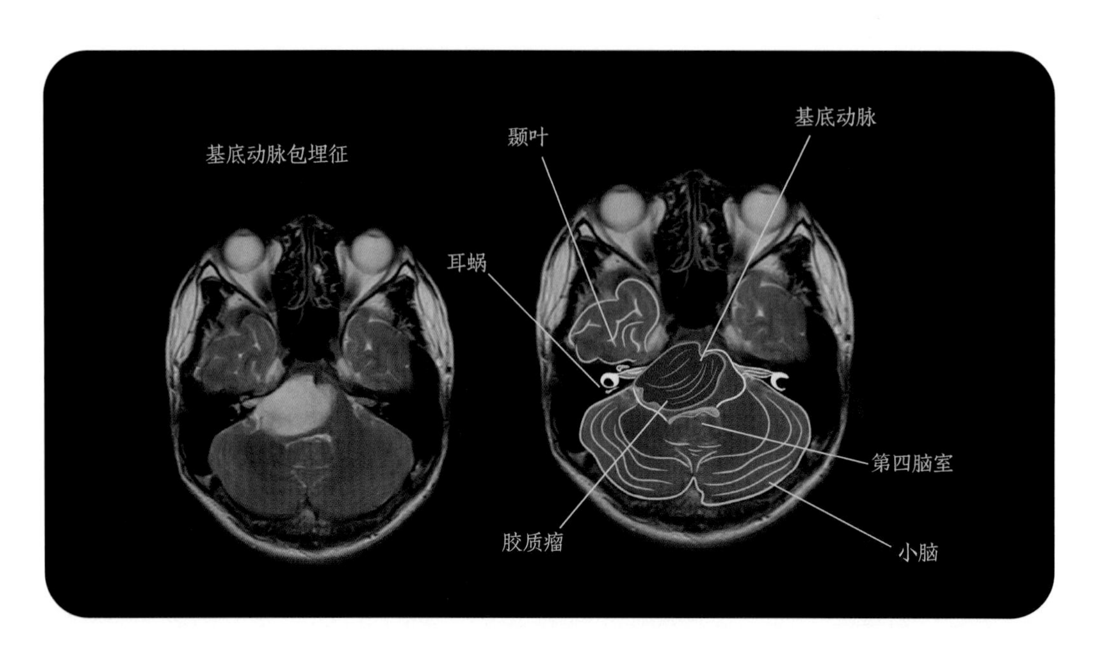

图 3-6 头颅 MRI：脑干胶质瘤

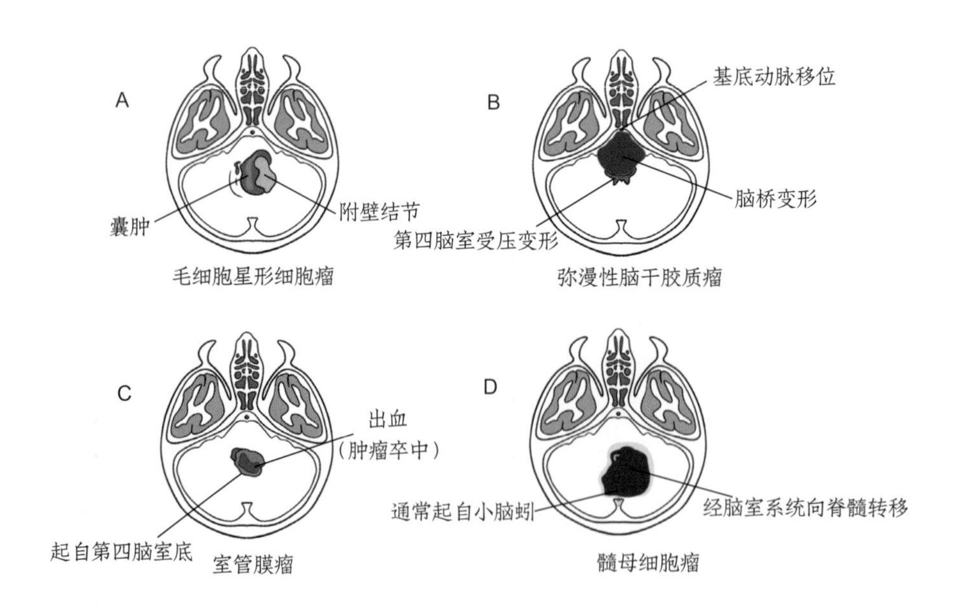

图 3-7 颅后窝肿瘤征象汇总

二、脑膜瘤

颅骨与脑组织之间有三层膜，从外到内依次为硬脑膜、蛛网膜和软脑膜。脑膜瘤就是一种起源于蛛网膜帽状细胞的良性肿瘤，好发于大脑半球的凸面、颅底和鞍旁区域等。典型的影像征和好发部位如下。

1. “鼠尾”征（图 3-8）。

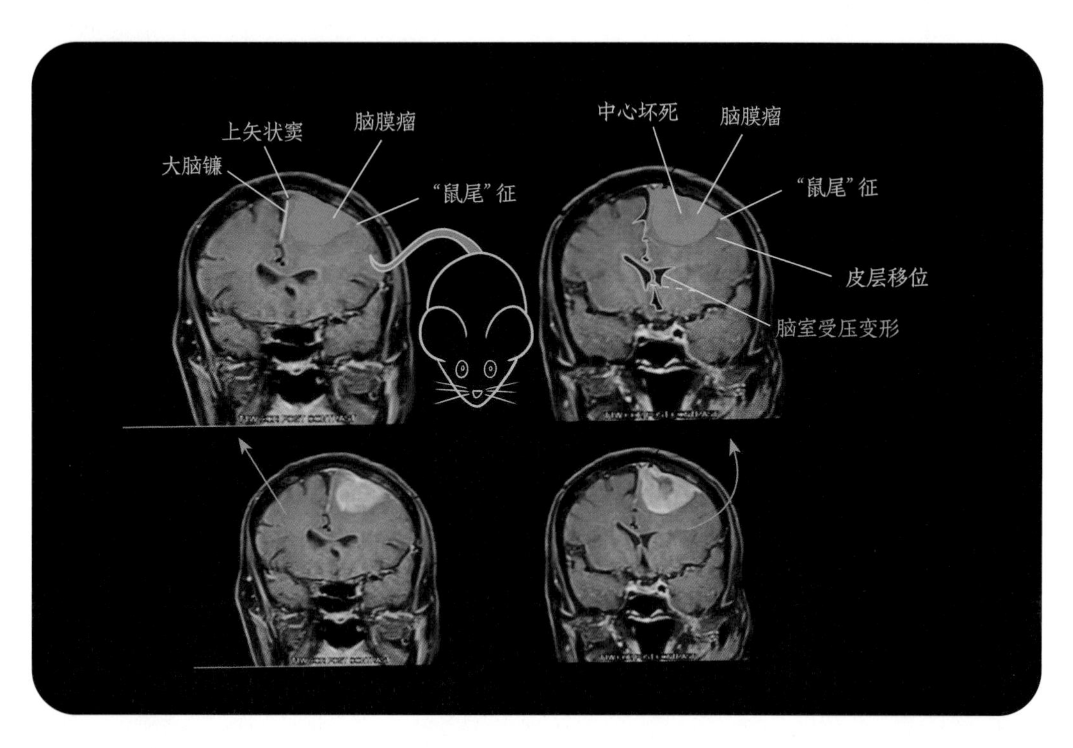

图 3-8 头颅 MRI：脑膜瘤的“鼠尾”征和皮层移位征

2. 皮质移位征（图 3-8）。
3. 蛛网膜间隙征（图 3-9）。
4. 导血管征（图 3-10）。
5. 窦镰旁“D”形脑膜瘤（图 3-11）。
6. 蝶骨嵴脑膜瘤（图 3-12）。
7. 鞍结节脑膜瘤（图 3-13）。
8. 小脑幕脑膜瘤（图 3-14）。

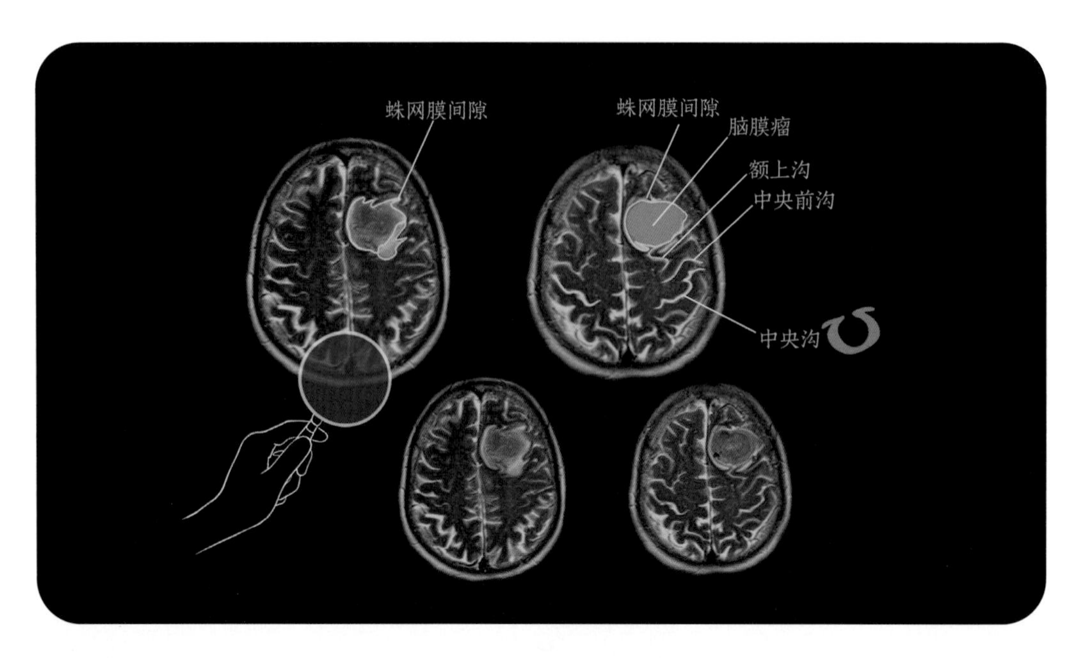

图 3-9　头颅 MRI：脑膜瘤的蛛网膜间隙征

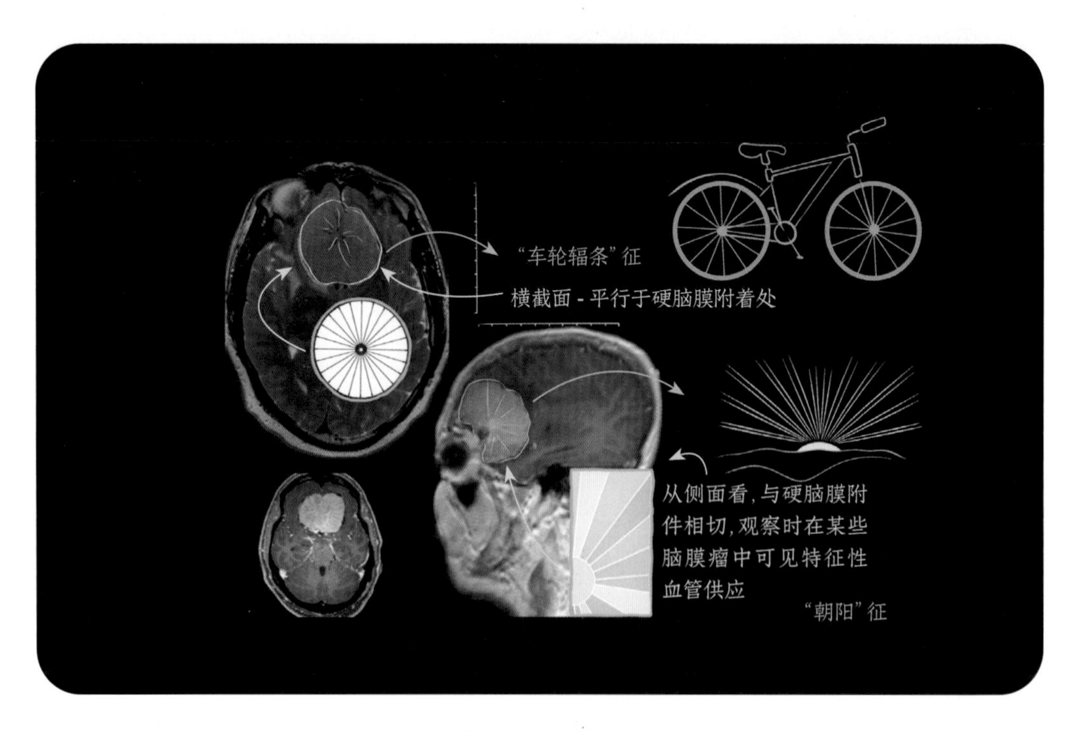

图 3-10　头颅 MRI：脑膜瘤导血管征

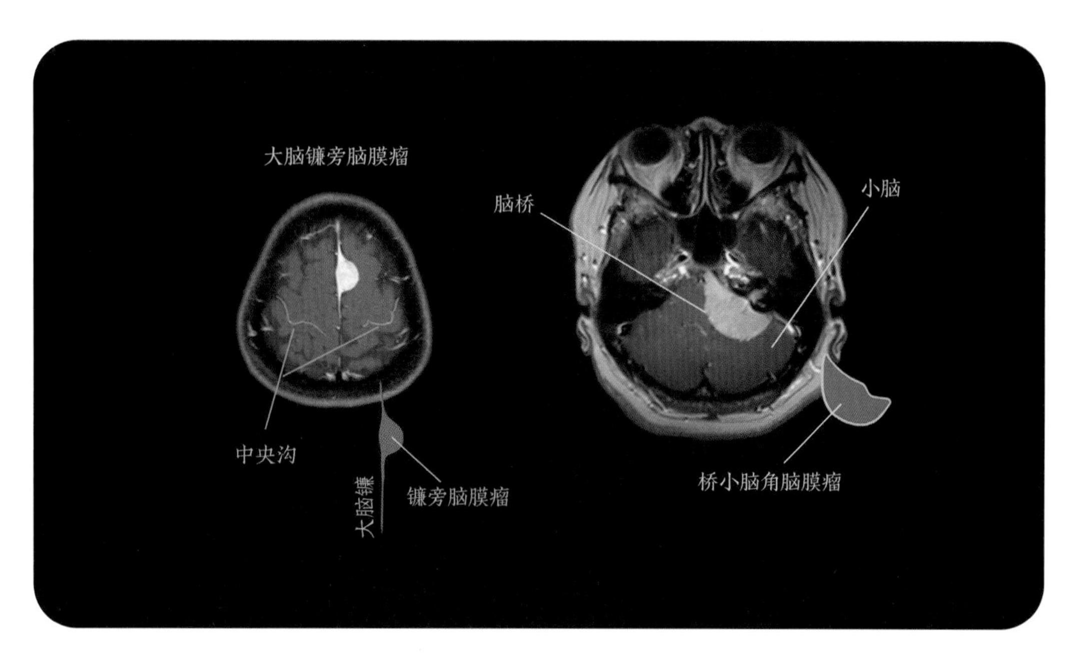

图 3-11　头颅 MRI："D" 形脑膜瘤

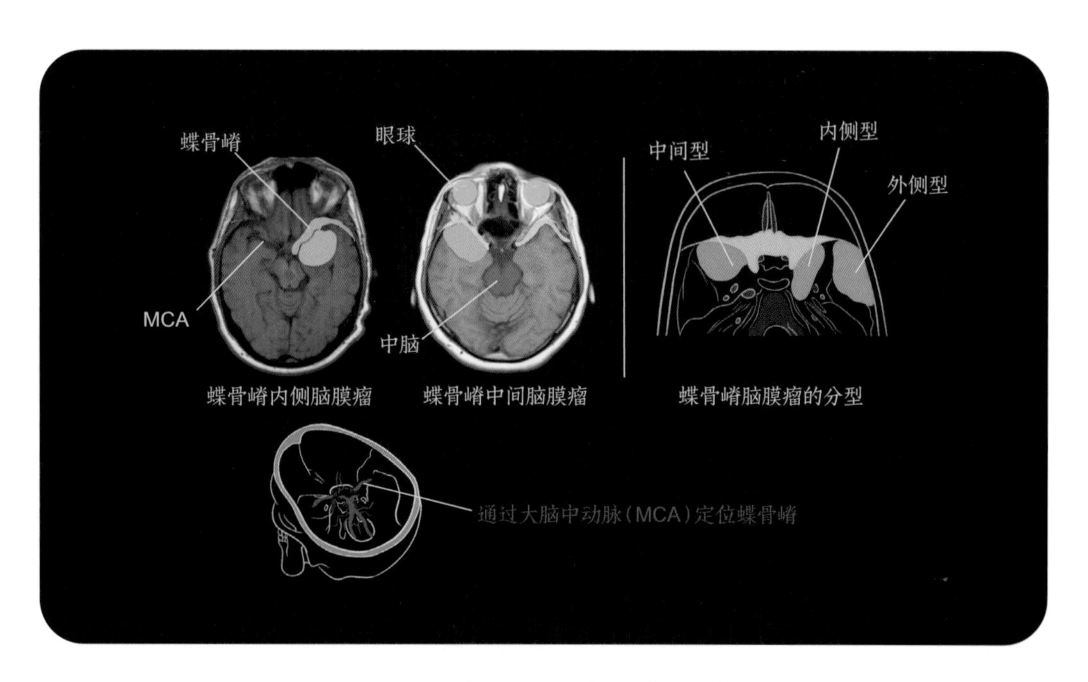

图 3-12　头颅 MRI：蝶骨嵴脑膜瘤

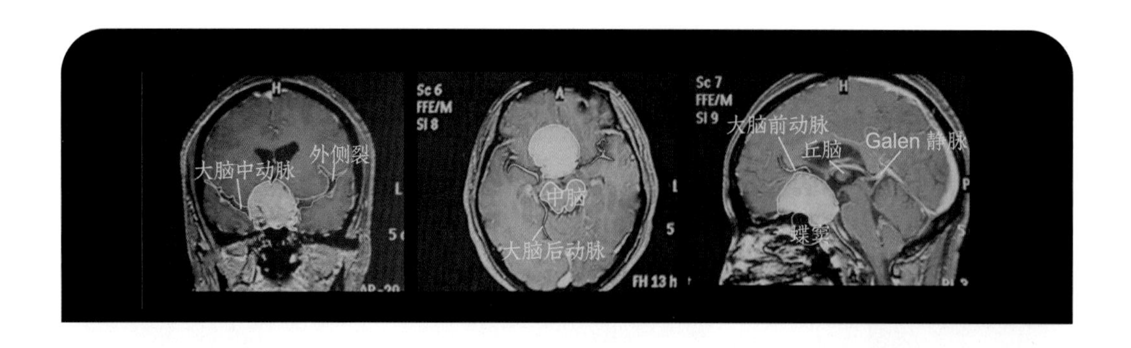

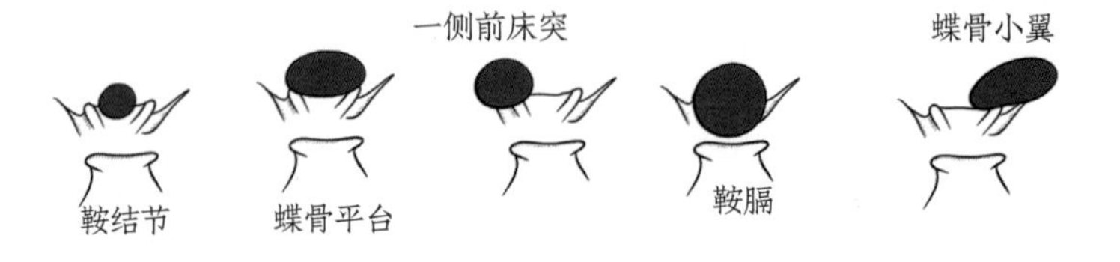

图 3-13　头颅 MRI：鞍结节脑膜瘤

鞍结节脑膜瘤是起源于鞍结节的脑膜瘤，多呈球形生长，与脑组织边界清楚。起源于前床突、鞍膈以及蝶内平台的脑膜瘤，在临床上习惯统称为鞍结节脑膜瘤。

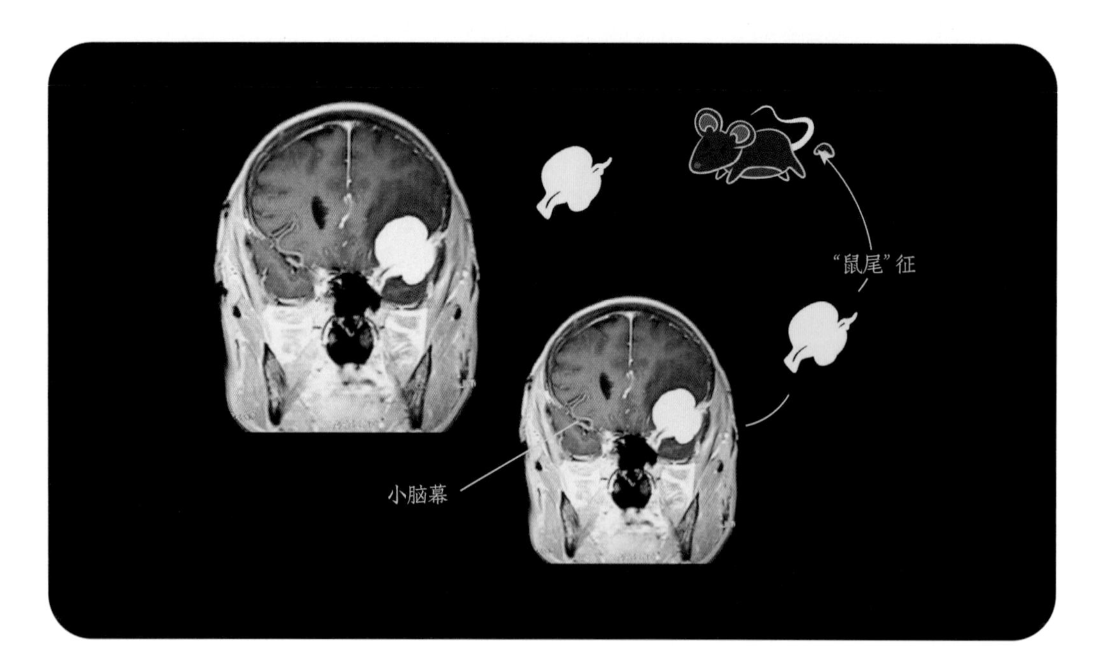

图 3-14　头颅 MRI：小脑幕脑膜瘤

9. 嗅沟脑膜瘤（图 3-15）。

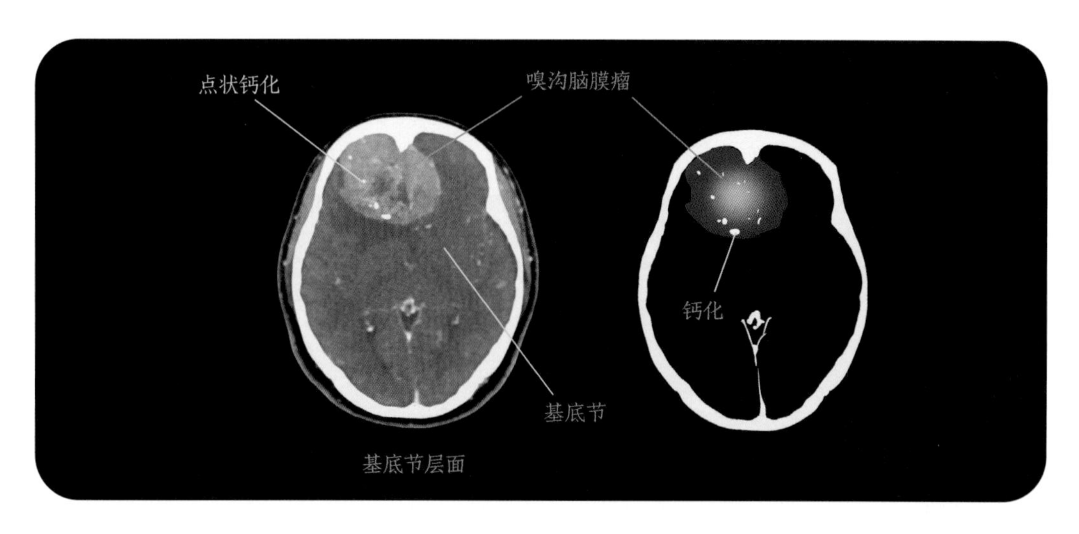

图 3-15　头颅 CT：嗅沟脑膜瘤钙化征

10. 颅内孤立性纤维瘤（图 3-16）。

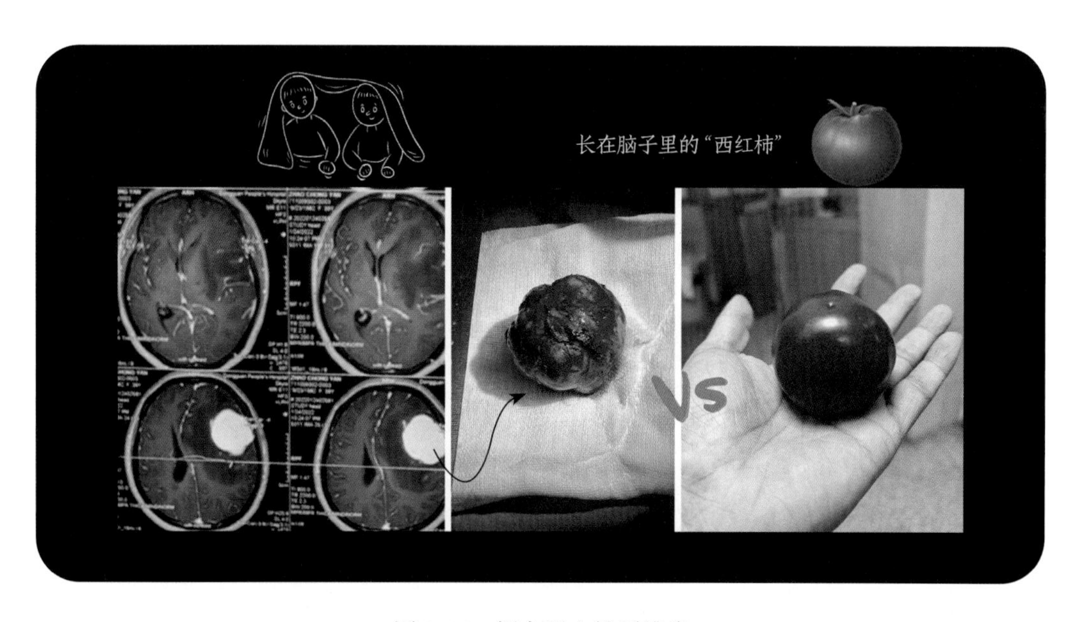

图 3-16　颅内孤立性纤维瘤

孤立性纤维瘤是一种少见的间叶组织来源的梭形细胞肿瘤，WHO 2002 年的分类中，将其归为成纤维细胞 / 肌纤维母细胞来源肿瘤的中间性软组织肿瘤。

二、听神经瘤

听神经瘤是源于听神经鞘的良性肿瘤，准确称谓应为听神经鞘瘤；占颅内肿瘤的7%～12%，占桥小脑角肿瘤的80%～95%。听神经瘤的典型影像征有两个。

1. "喇叭口"征（图3-17）。

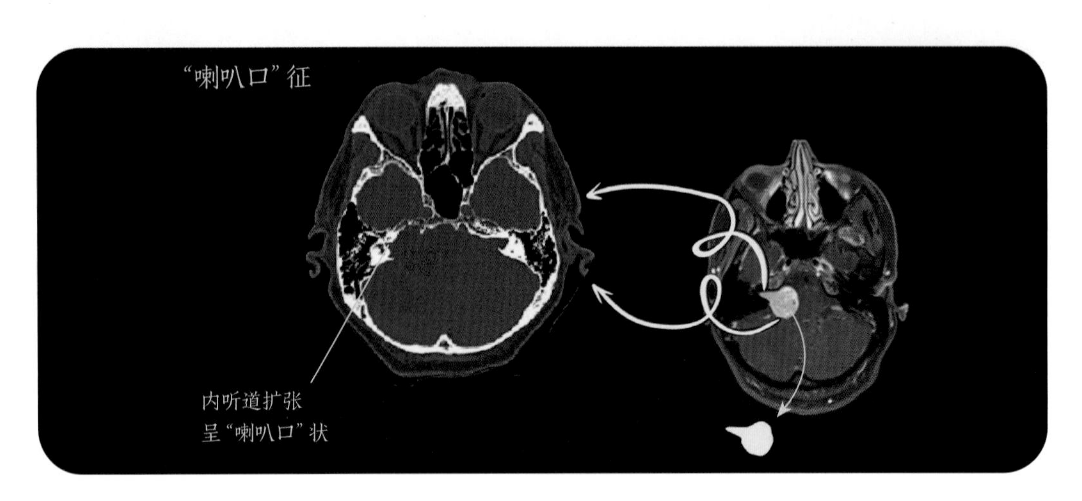

图3-17　头颅CT：听神经瘤"喇叭口"征

2. "冰激凌"征（图3-18）。

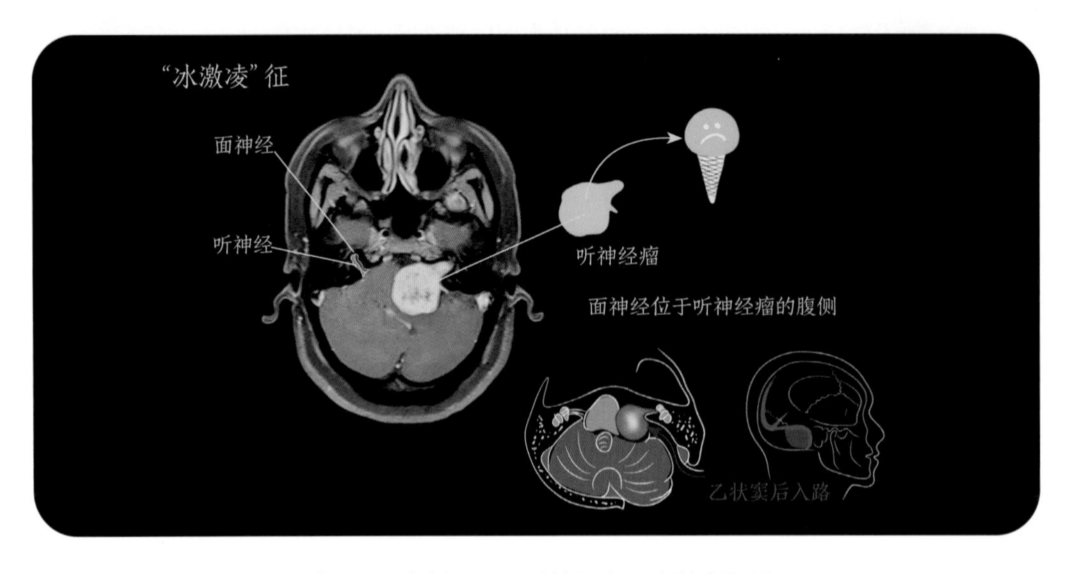

图3-18　头颅MRI：听神经瘤"冰激凌"征

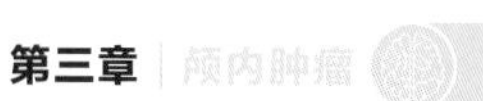

四、垂体瘤

垂体瘤是发生于垂体前叶的良性肿瘤。垂体前叶又称为腺垂体，故垂体瘤也叫垂体腺瘤。垂体瘤约占颅内肿瘤的10%，女性略多于男性。垂体瘤的影像征与其大小密切相关。

1. 垂体瘤的诊断公式（图3-19）。

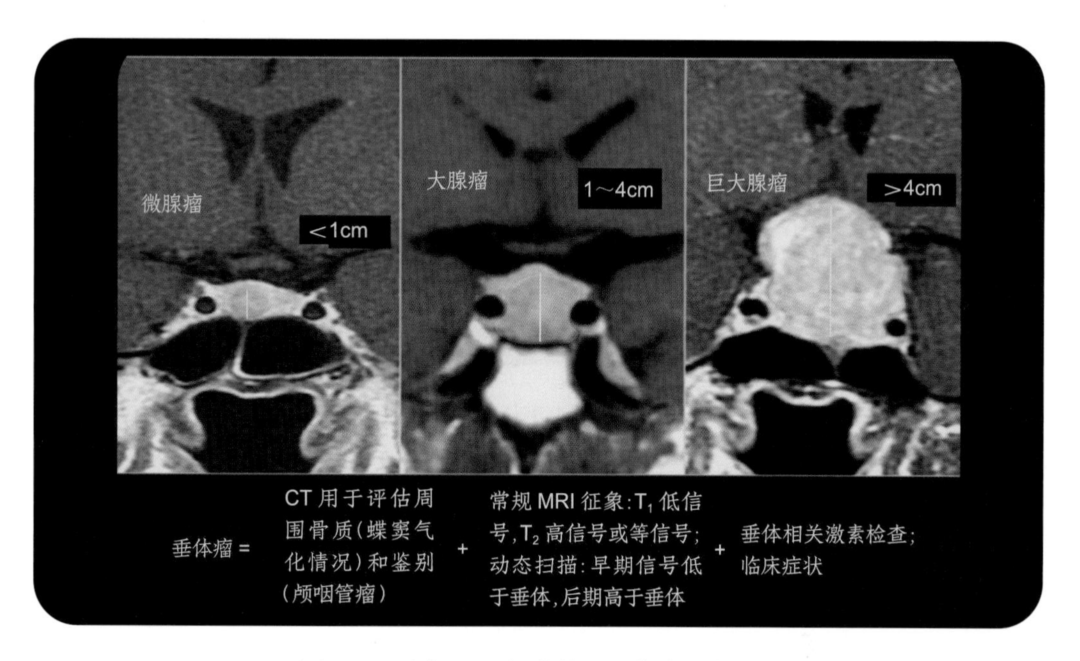

图3-19 头颅MRI冠状位：垂体瘤诊断公式

2. 垂体微腺瘤（图3-20、图3-21）。

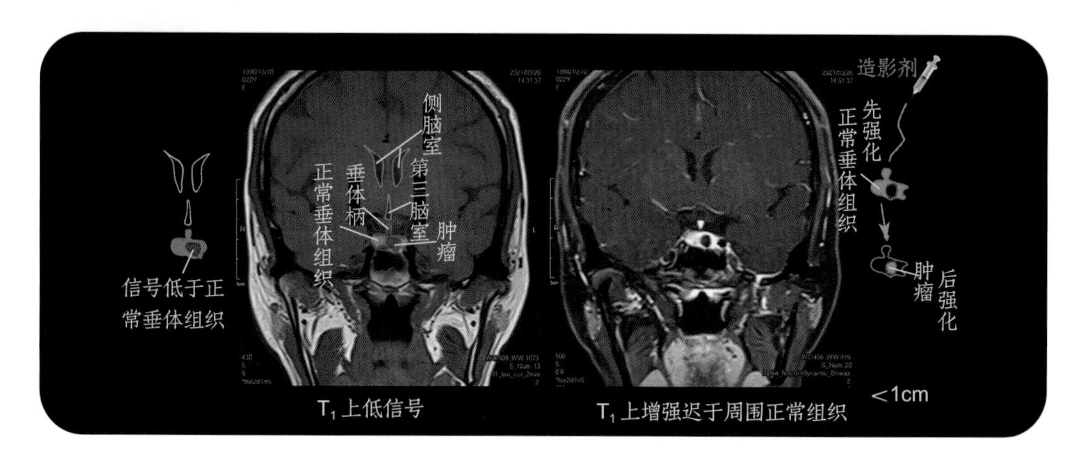

图3-20 头颅MRI冠状位：垂体微腺瘤动态增强扫描

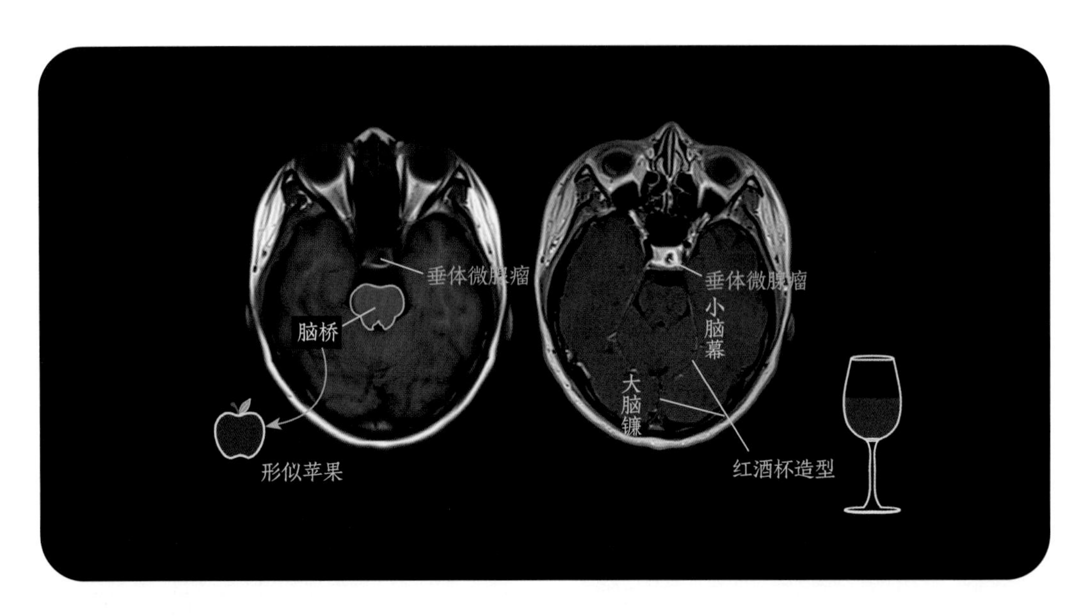

图 3-21　头颅 MRI 水平位：垂体微腺瘤征象

3. 垂体大腺瘤和巨大腺瘤（图 3-22、图 3-23、图 3-24、图 3-25、图 3-26）。

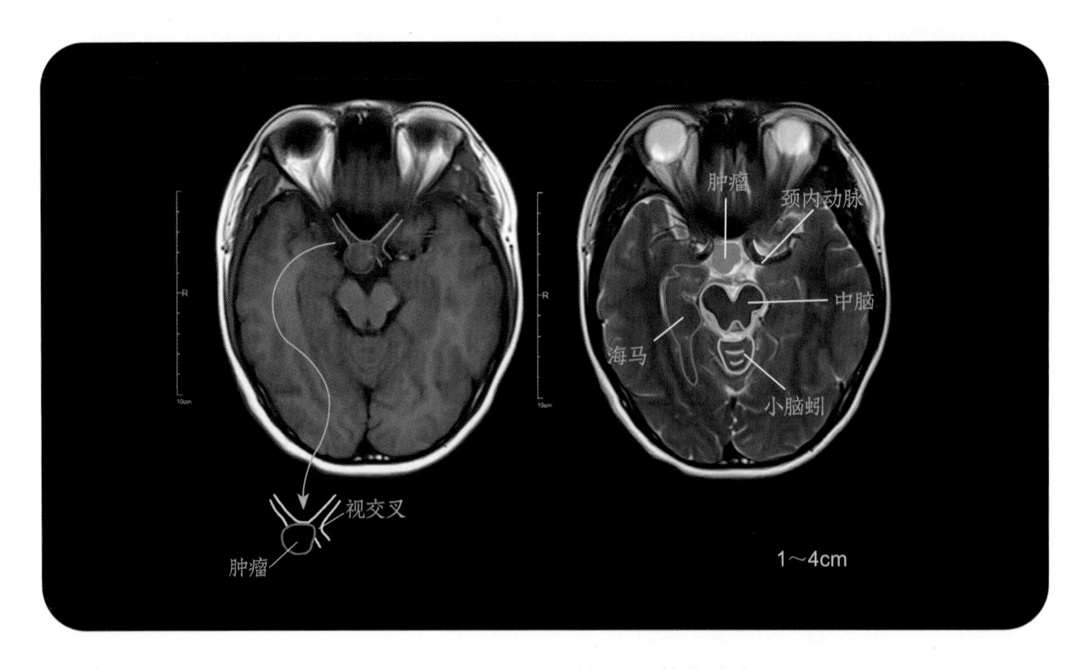

图 3-22　头颅 MRI 水平位：垂体大腺瘤

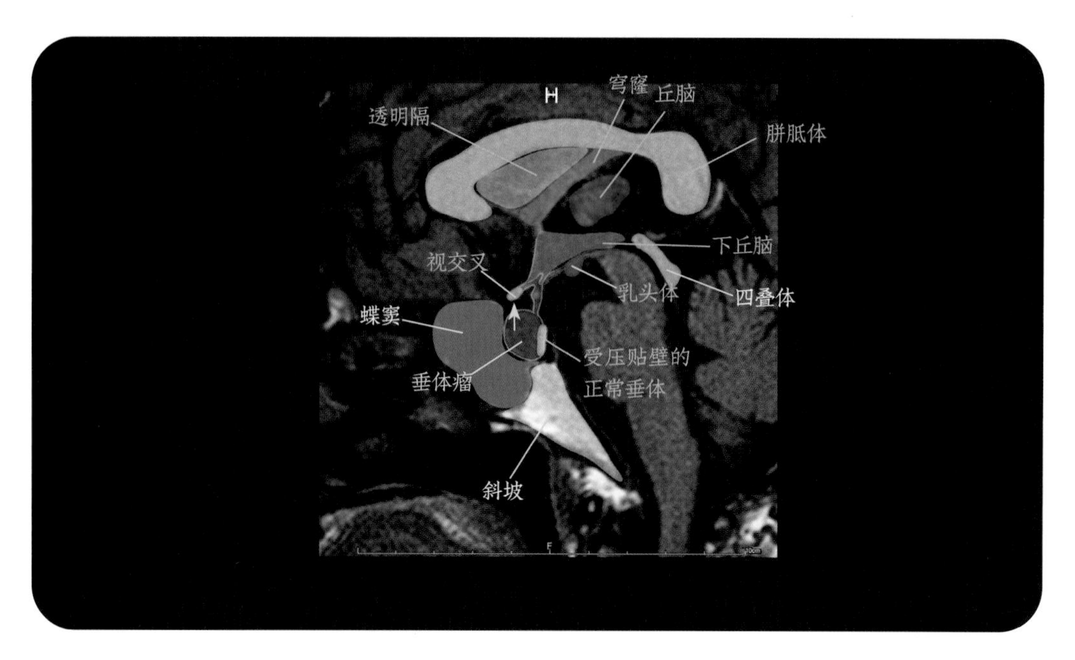

图 3-23　头颅 MRI 矢状位：垂体大腺瘤

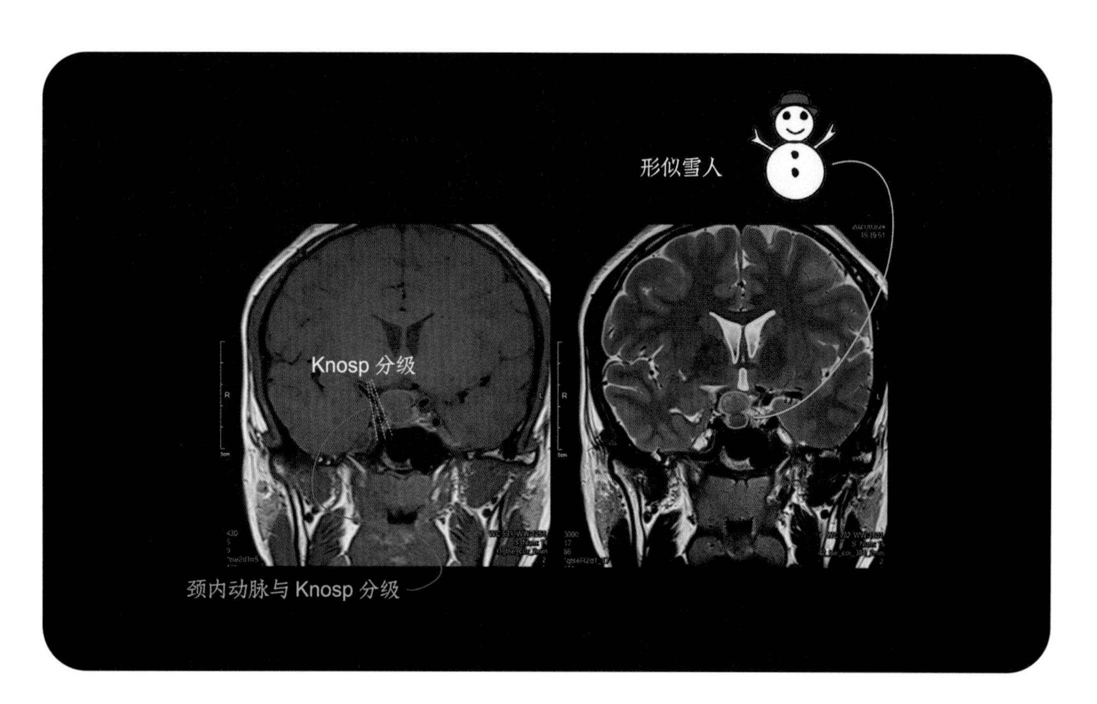

图 3-24　头颅 MRI 冠状位：垂体大腺瘤的“雪人”征

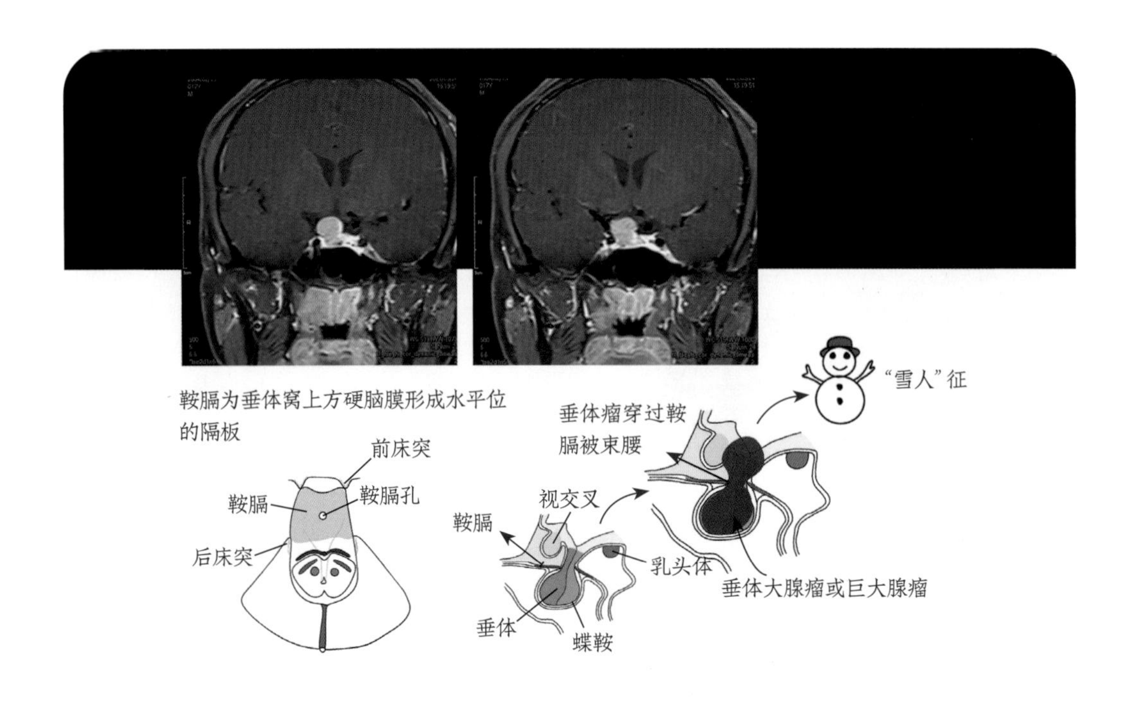

图 3-25 “雪人”征的形成原理

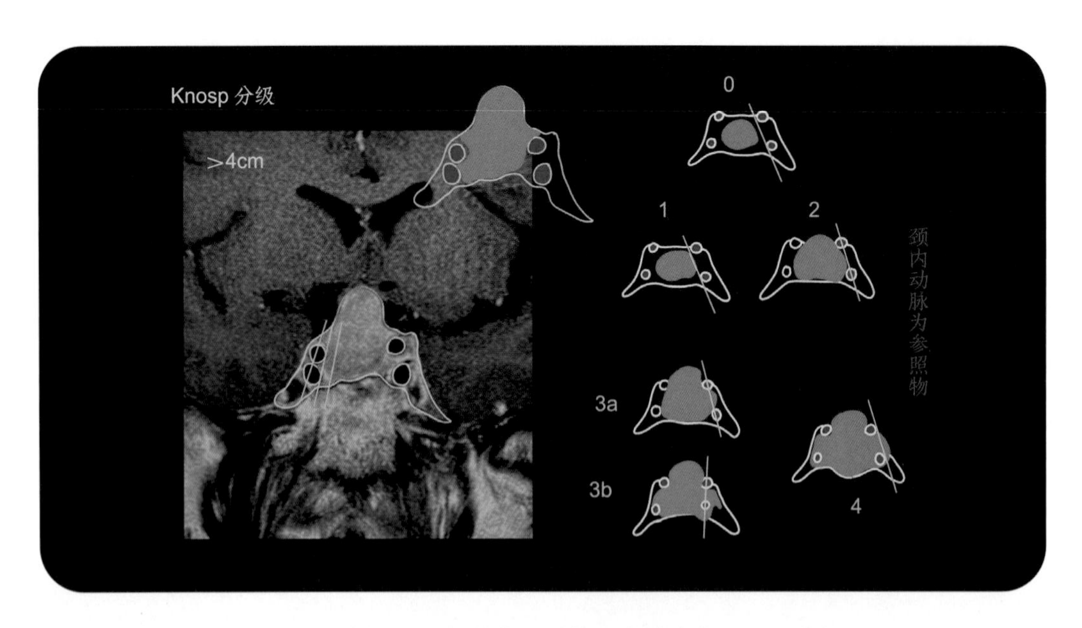

图 3-26 头颅 MRI 冠状位：垂体巨大腺瘤的 Knosp 分级

Knosp 分级是在 MRI 冠状位上评估垂体瘤对海绵窦的侵犯程度，不是评估垂体瘤的恶性程度。

0、1、2 级为低侵袭性垂体腺瘤，3、4 级为高侵袭性垂体腺瘤。

4. 头颅 CT 上鞍区的等密度（图 3-27）和低密度征（图 3-28）。

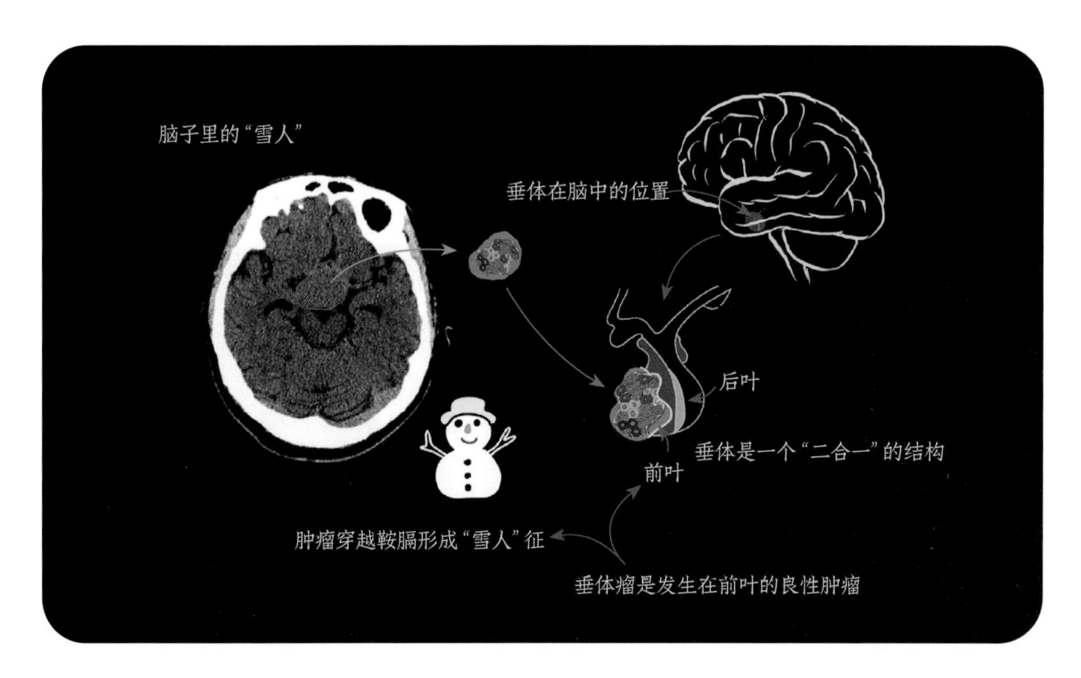

图 3-27　鞍区的等密度实性占位：垂体瘤

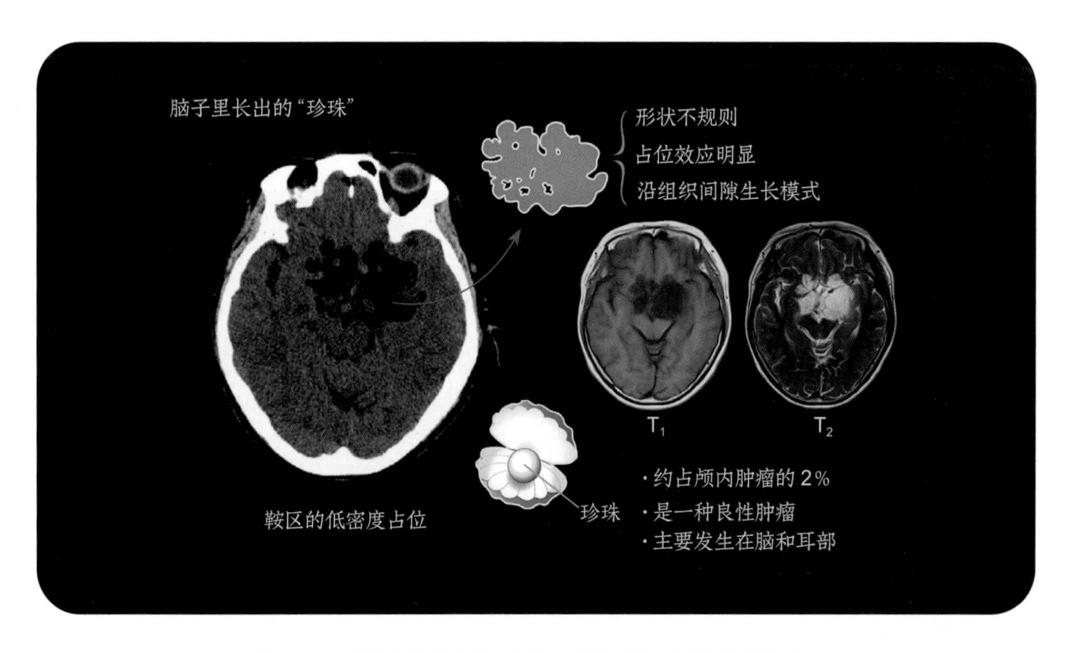

图 3-28　鞍区的低密度病变：胆脂瘤（表皮样囊肿）

五、颅咽管瘤

颅咽管瘤是位于鞍区或鞍旁区生长缓慢的肿瘤。颅咽管瘤起源于颅咽管的上皮细胞或拉特克囊(Rathke pouch)的残留,是一种良性但具有恶性临床行为的肿瘤。颅咽管瘤的典型影像和鉴别诊断如下。

1. “蛋壳样”钙化(图 3-29)。

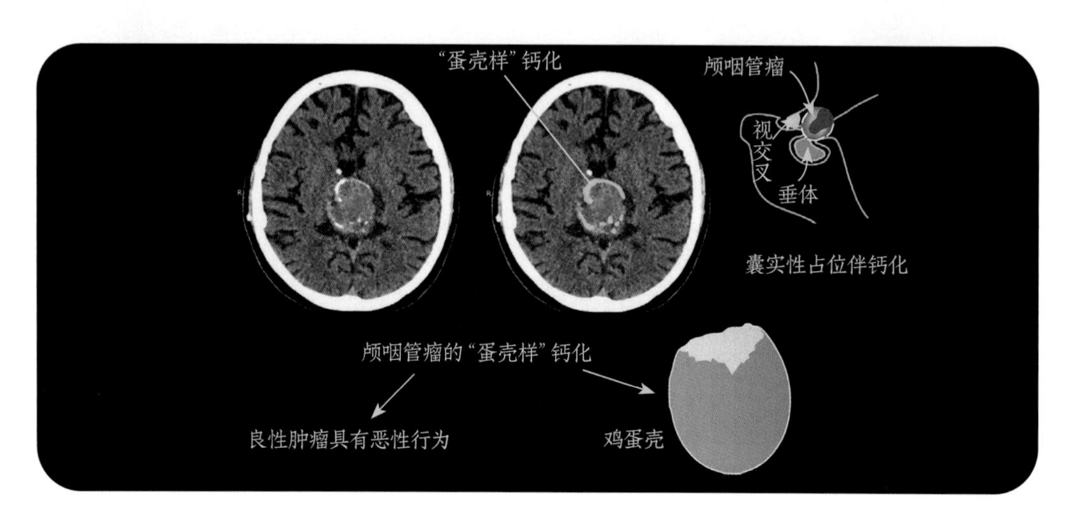

图 3-29 头颅 CT:颅咽管瘤“蛋壳样”钙化

2. 囊实性(图 3-30,图 3-31)。

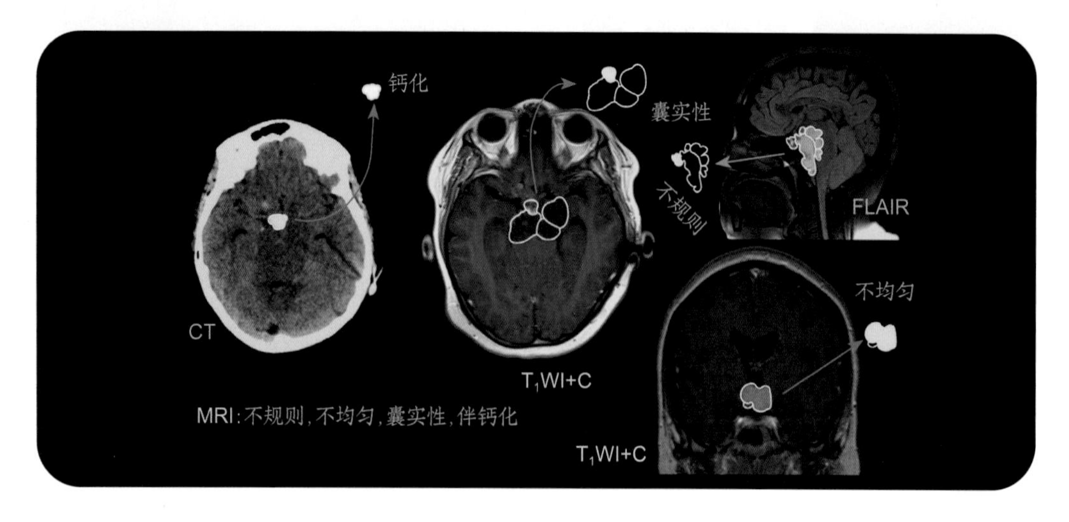

图 3-30 颅咽管瘤影像征汇总

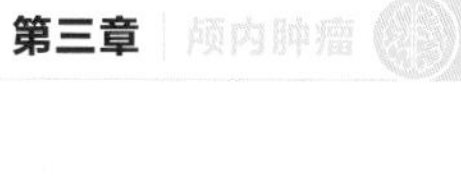

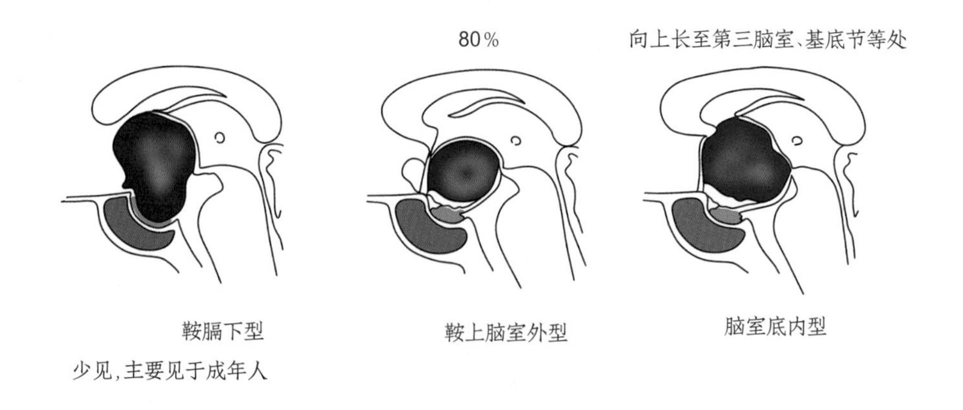

图 3-31 颅咽管瘤的影像分型

3. Rathke 囊肿(图 3-32、图 3-33)。

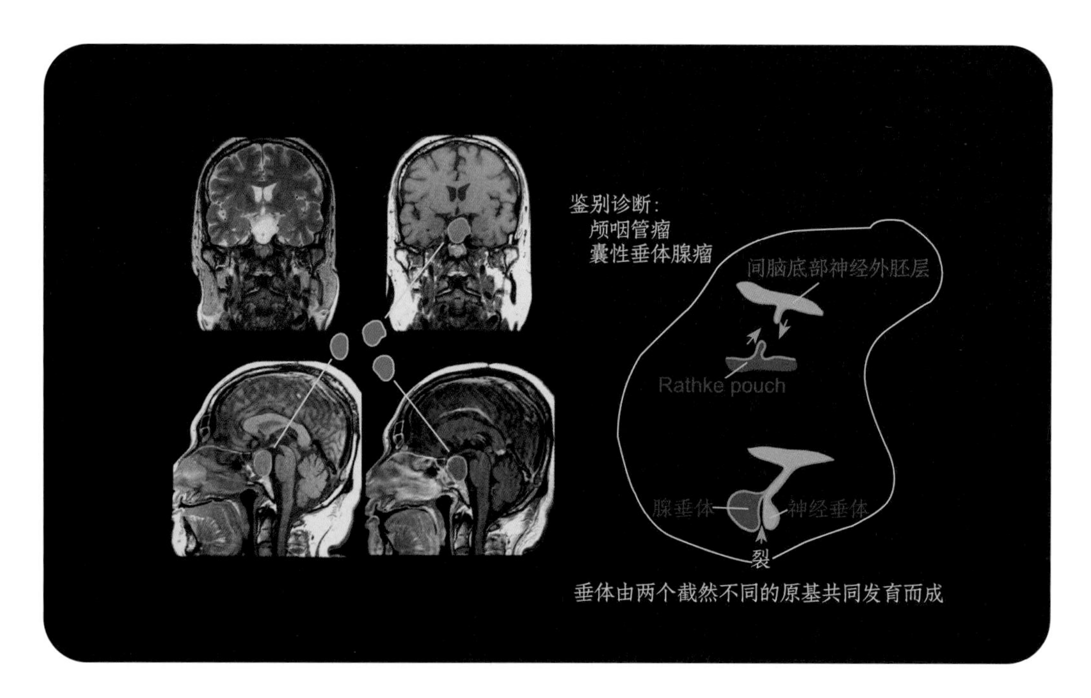

图 3-32 头颅 MRI:Rathke 囊肿

Rathke 囊肿是由胚胎 Rathke 裂残余物引起的非肿瘤性囊肿。Rathke pouch:拉特克囊。

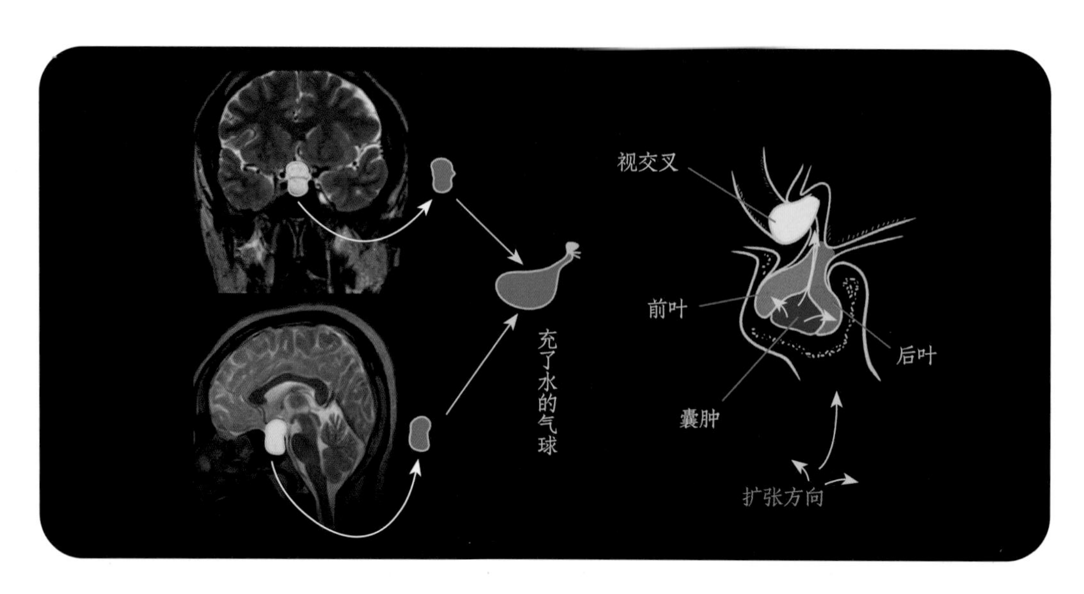

图 3-33 头颅 MRI：Rathke 囊肿及进展示意图

4. 空蝶鞍与空蝶鞍综合征（图 3-34、图 3-35、图 3-36）。

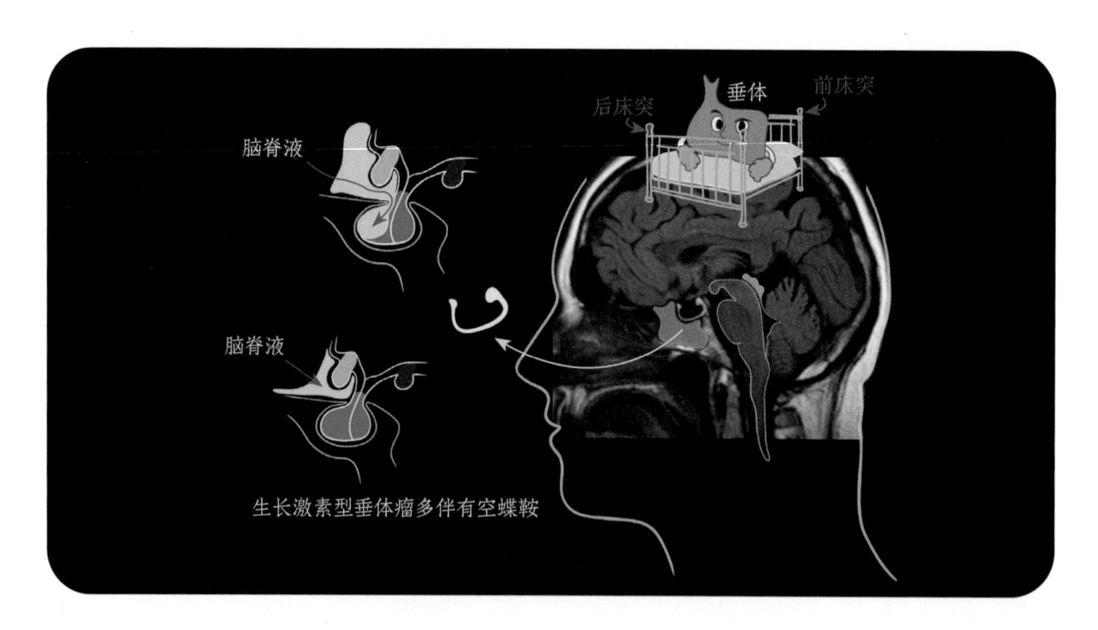

图 3-34 头颅 MRI 矢状位：空蝶鞍

蝶鞍是容纳垂体的小腔室。空蝶鞍是由于脑部蛛网膜下空隙延伸进入脑部蝶鞍之中，部分被脑脊液所充满。这整个过程导致蝶鞍的重组，并且导致垂体被压扁。空蝶鞍综合征起源于先天性蝶鞍横膈膜的闭锁不全，解剖学上的发现率为 5%～23%。

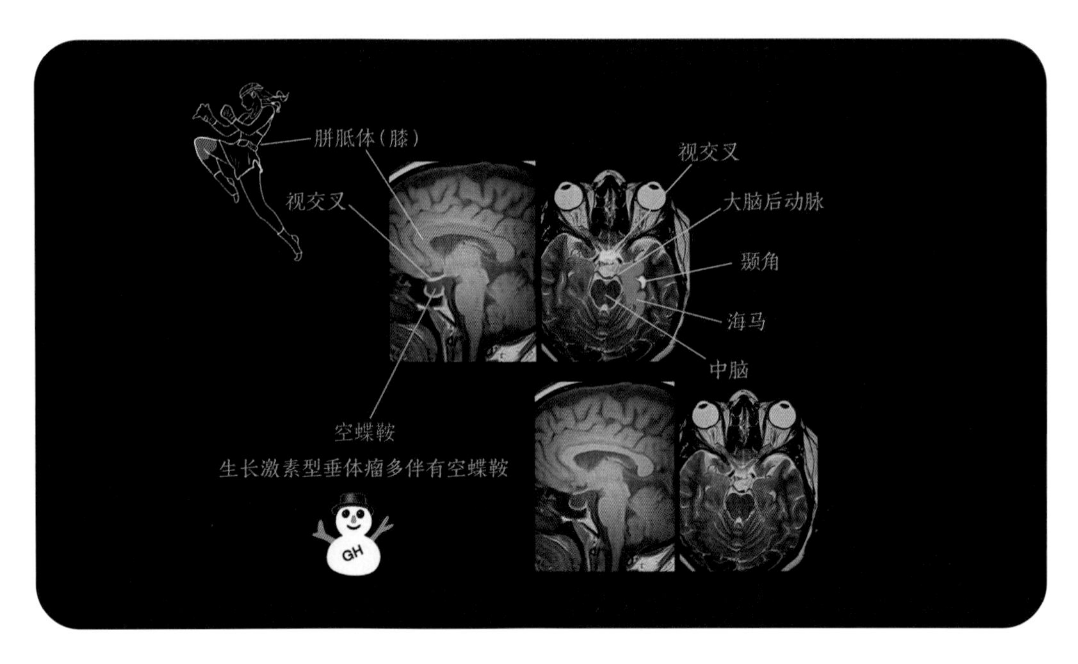

图 3-35 头颅 MRI：空蝶鞍及比邻结构

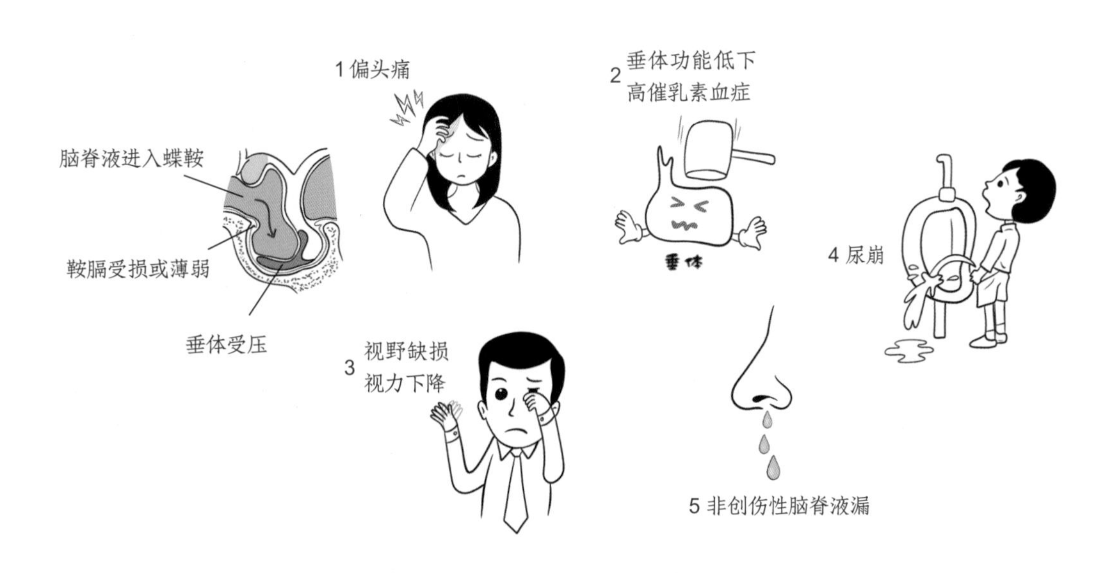

图 3-36 空蝶鞍和空蝶鞍综合征

5. 鞍区生殖细胞瘤（图 3-37、图 3-38、图 3-39）。

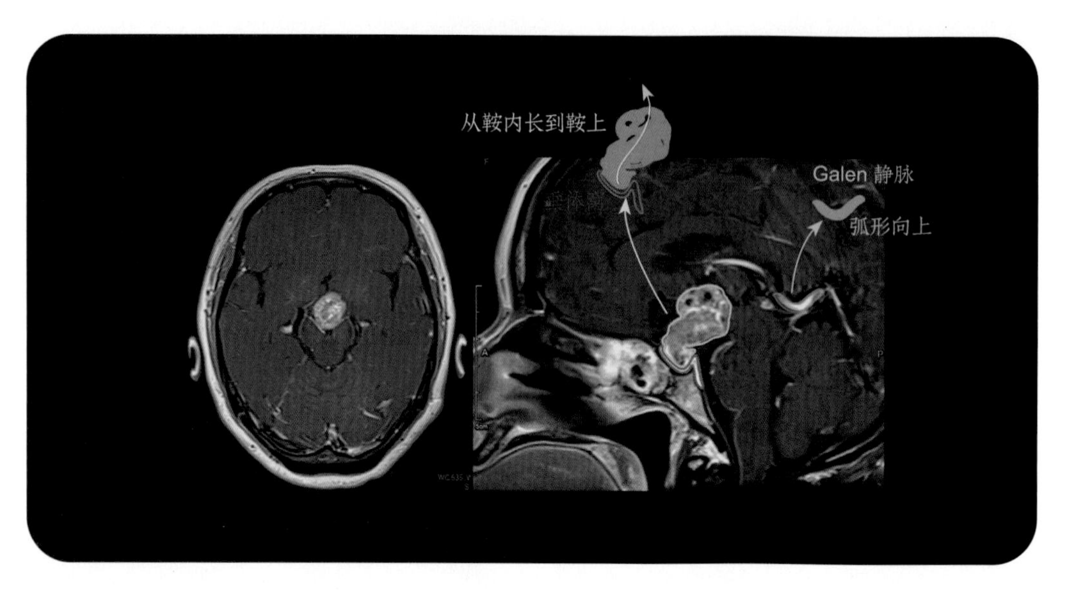

图 3-37　头颅 MRI：鞍区的生殖细胞瘤

Galen 静脉：大脑大静脉。

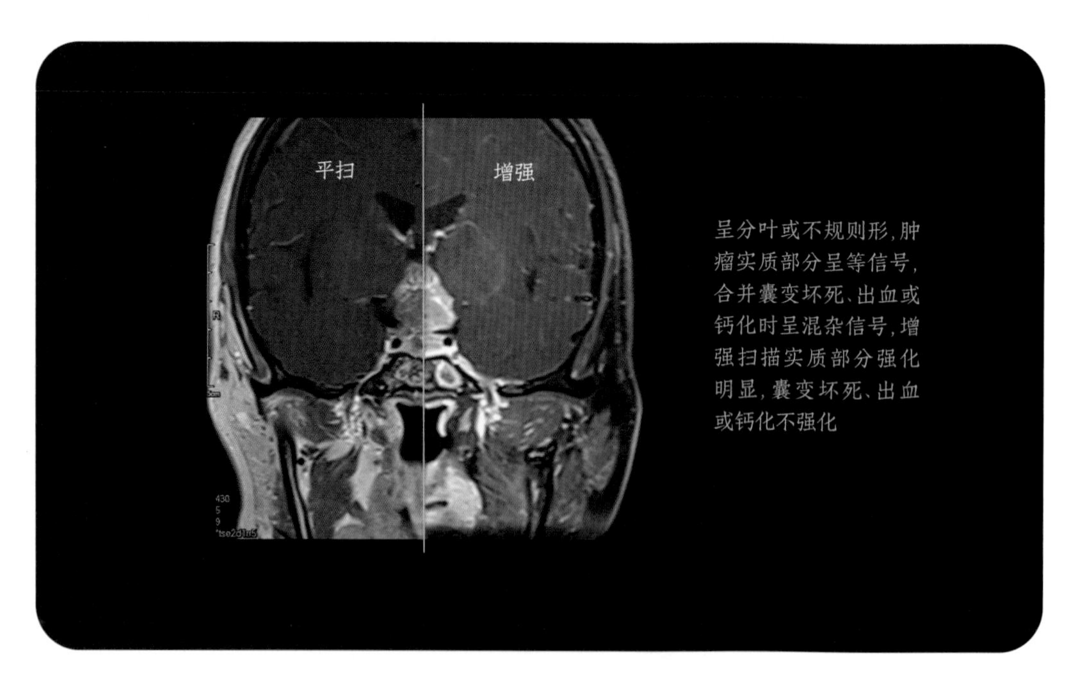

图 3-38　头颅 MRI 冠状位：鞍区的生殖细胞瘤

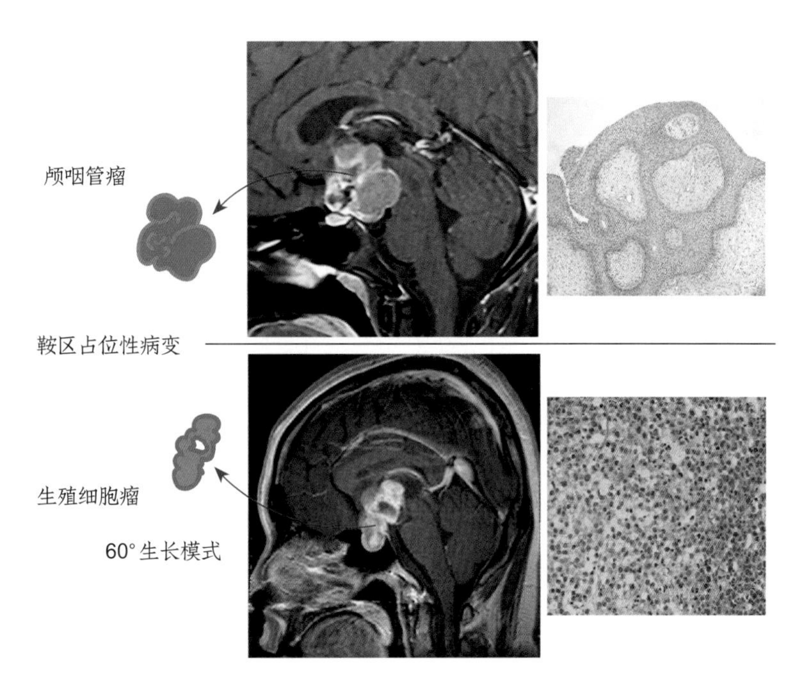

图 3-39　基于生长模式的鉴别

6. 鞍旁动脉瘤（图 3-40）。

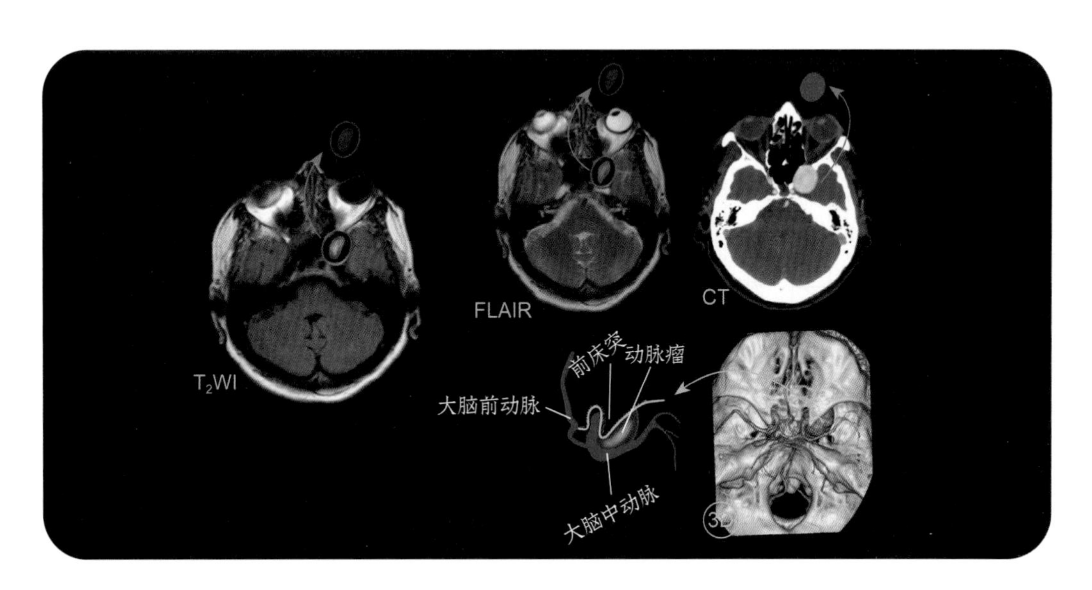

图 3-40　鞍旁动脉瘤影像征汇总

鞍旁动脉瘤指蝶鞍旁动脉形成的动脉瘤，包括进入硬膜环后到交通段之前的颈内动脉、眼动脉或垂体上动脉近端的动脉瘤。

7. 鞍区病变影像鉴别汇总（图 3-41）。

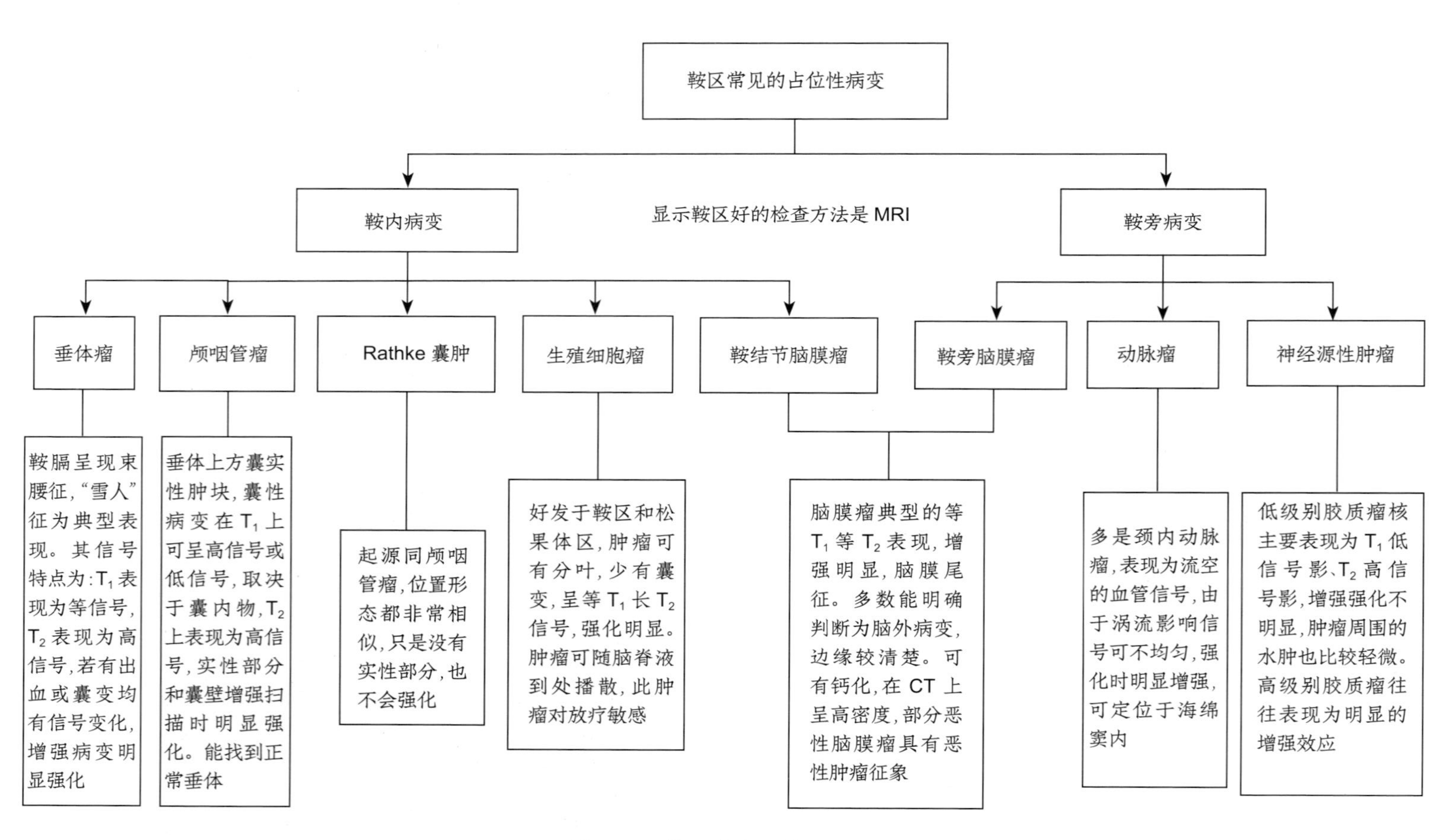

图 3-41 鞍区病变影像征汇总

六、松果体病变

松果体病变是指发生在松果体区的病变,临床上常见的是生殖细胞瘤和囊肿等。

1. 松果体细胞瘤(图 3-42)。

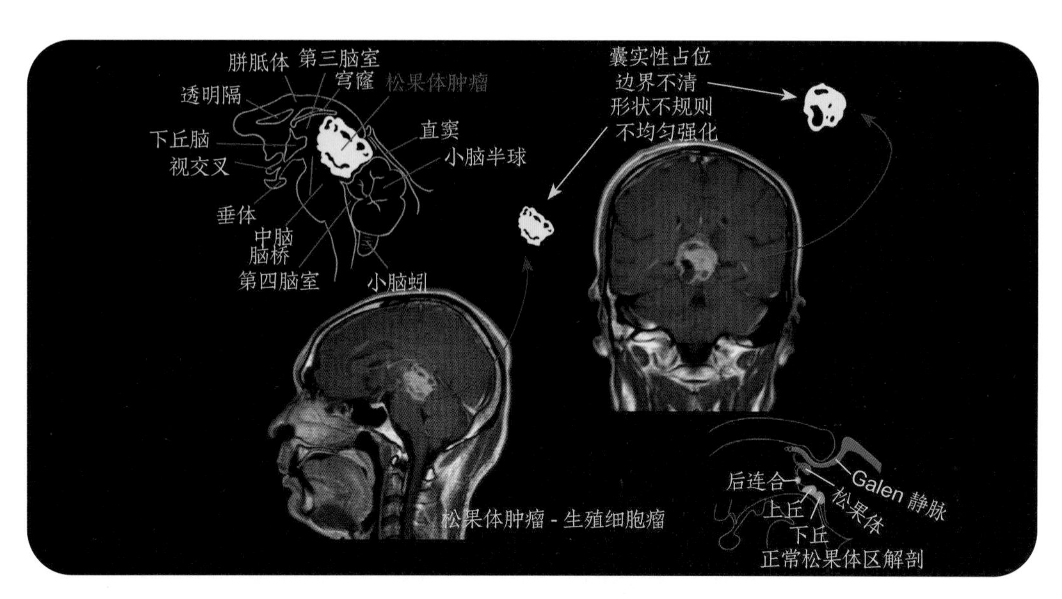

图 3-42 头颅 MRI:松果体区生殖细胞瘤

Galen 静脉:大脑大静脉。

2. 松果体囊肿(图 3-43)。

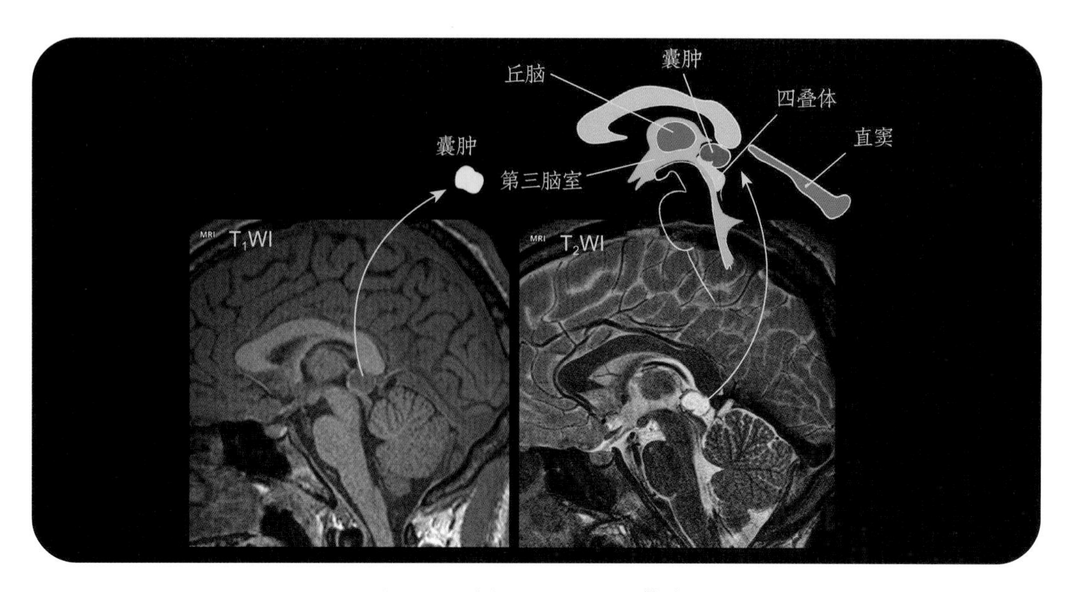

图 3-43 头颅 MRI:松果体囊肿

七、淋巴瘤

颅内原发性淋巴瘤约占颅内肿瘤的 1.5%，其影像学表现多样，有“万能模仿者”之称（图 3-44）。

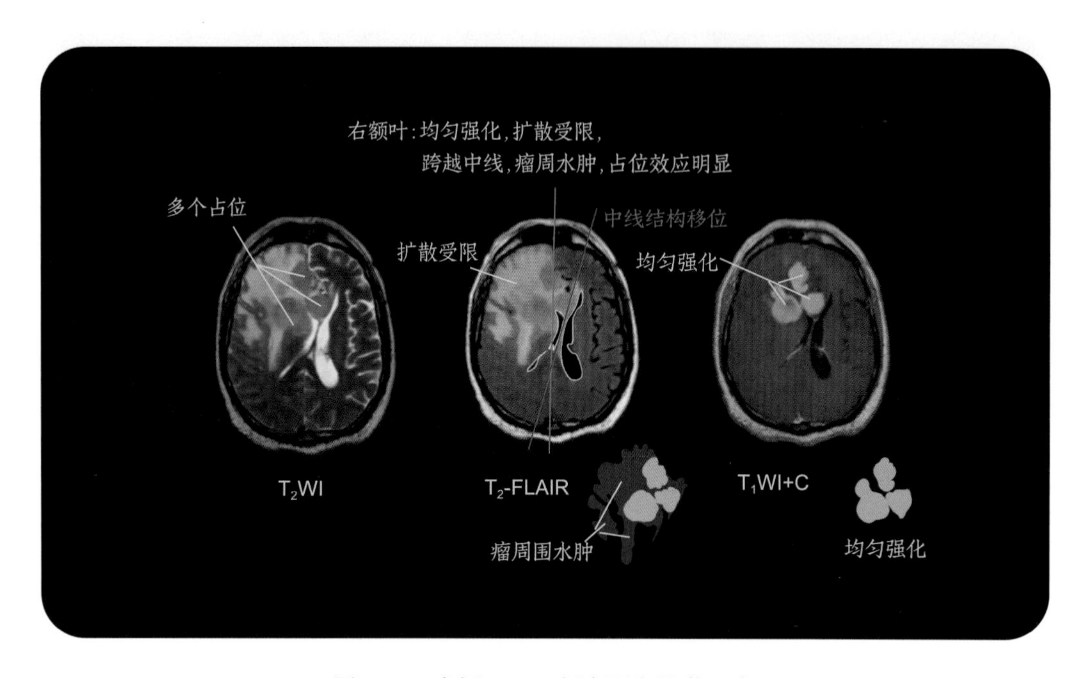

图 3-44　头颅 MRI：颅内原发性淋巴瘤

八、转移瘤

颅内转移瘤是原发于身体其他部位的肿瘤细胞转移至颅内，进而在颅内生长的一种肿瘤，基本都是恶性。原发肿瘤在男性中最多见的是肺癌，女性中最多见的是乳腺癌；其他依次为肝癌、胃癌、肾癌，以及少见的黑色素瘤。颅内转移瘤的影像学特征如下。

1. “小瘤子大水肿”（图 3-45、图 3-46）。
2. 大脑中动脉供血区多发（图 3-47）。
3. 多发病灶、边界清（图 3-47）。

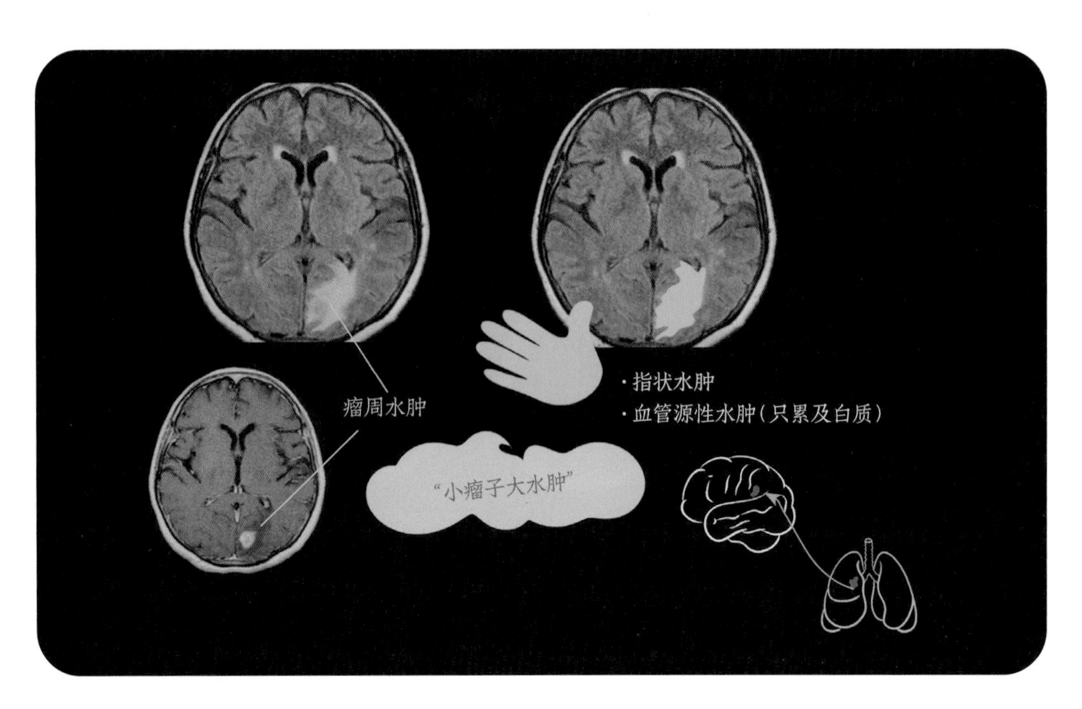

图 3-45 头颅 MRI：脑转移瘤瘤周水肿

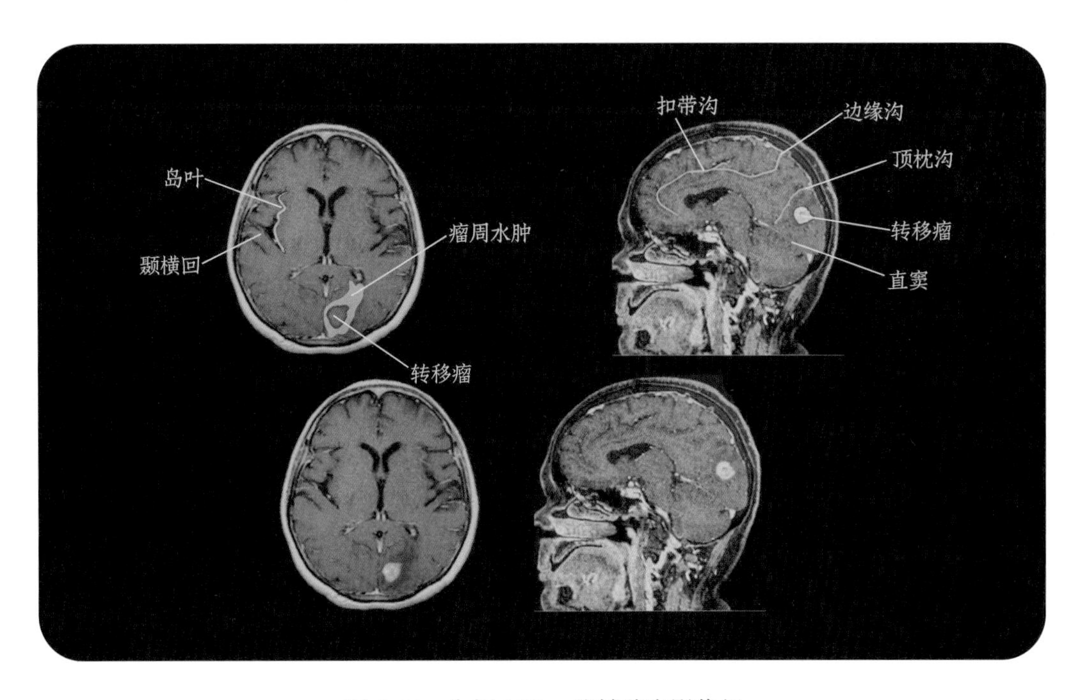

图 3-46 头颅 MRI：脑转移瘤影像征

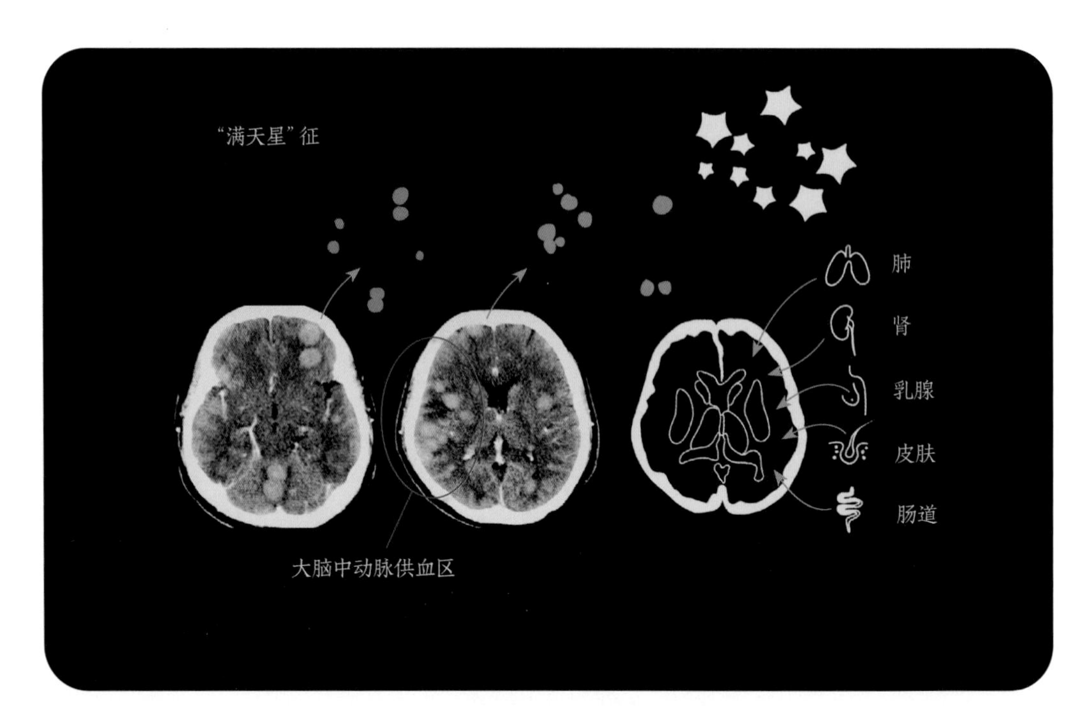

图 3-47　头颅增强 CT：转移瘤征象

九、颅内病变综合阅片汇总

1. 颅内病变的强化类型(图 3-48)。

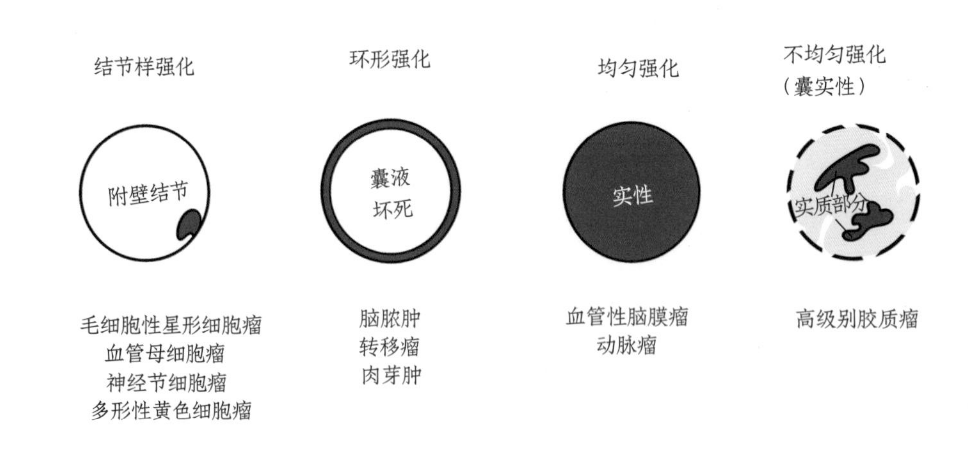

图 3-48　颅内病变强化模式汇总

2. 常见钙化病变(图 3-49)。

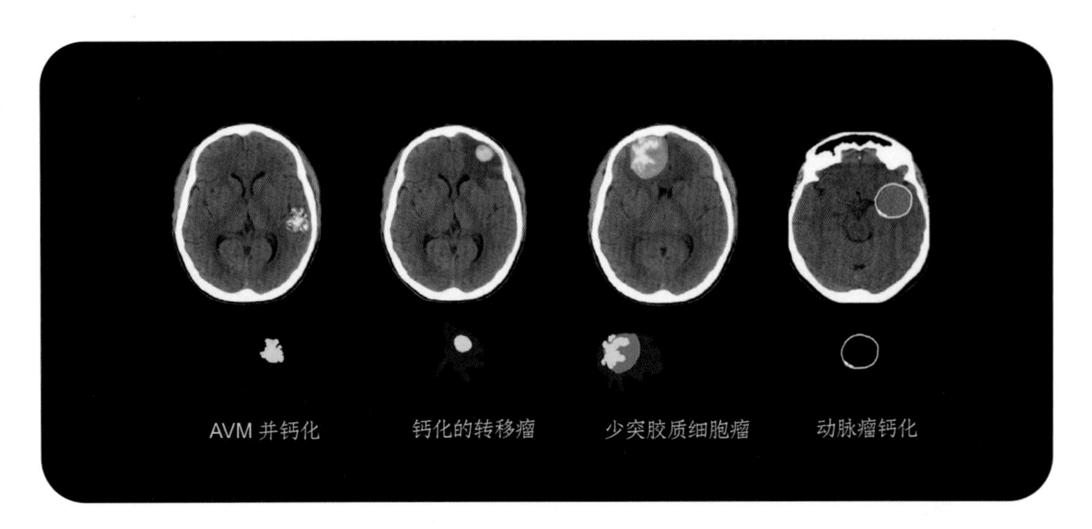

图 3-49　颅内常见病理性钙化汇总

AVM：动静脉畸形。

3. 不同部位病变对周围结构影响的评估(图 3-50)。

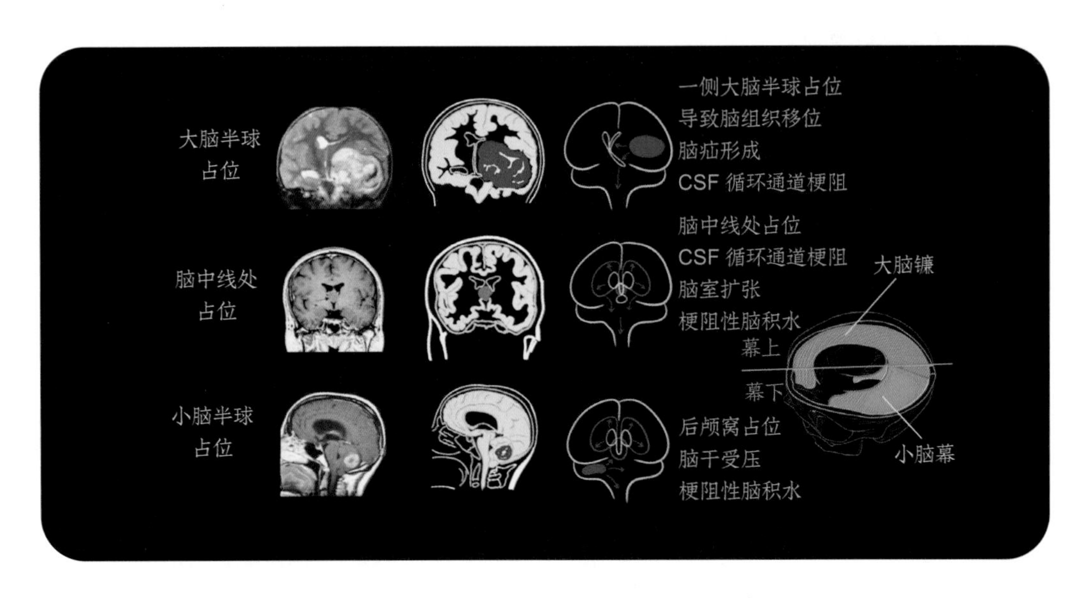

图 3-50　幕上、幕下和中线处占位评估

CSF：脑脊液。

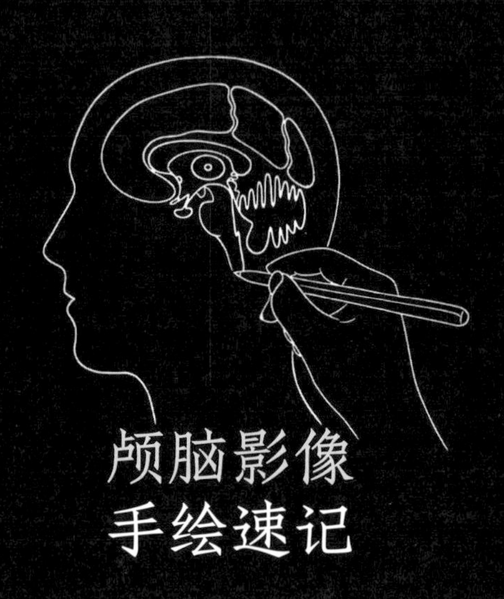
颅脑影像
手绘速记

第四章

颅脑损伤

颅脑损伤是指各种原因导致的颅骨和脑的损伤。过去颅脑损伤的处理和现在有很大的差别(图 4-1)。按照从外向内的解剖层次,颅脑损伤分为头皮、颅骨、脑膜、血管和脑组织的损伤,为方便记忆,可进一步简化为“3B”(图 4-2)。本章主要展示常见的颅内损伤类型(图 4-3),如外伤性颅内血肿(图 4-4),单纯头皮的损伤多通过查体即可明确,头皮的损伤在其他损伤中展示。

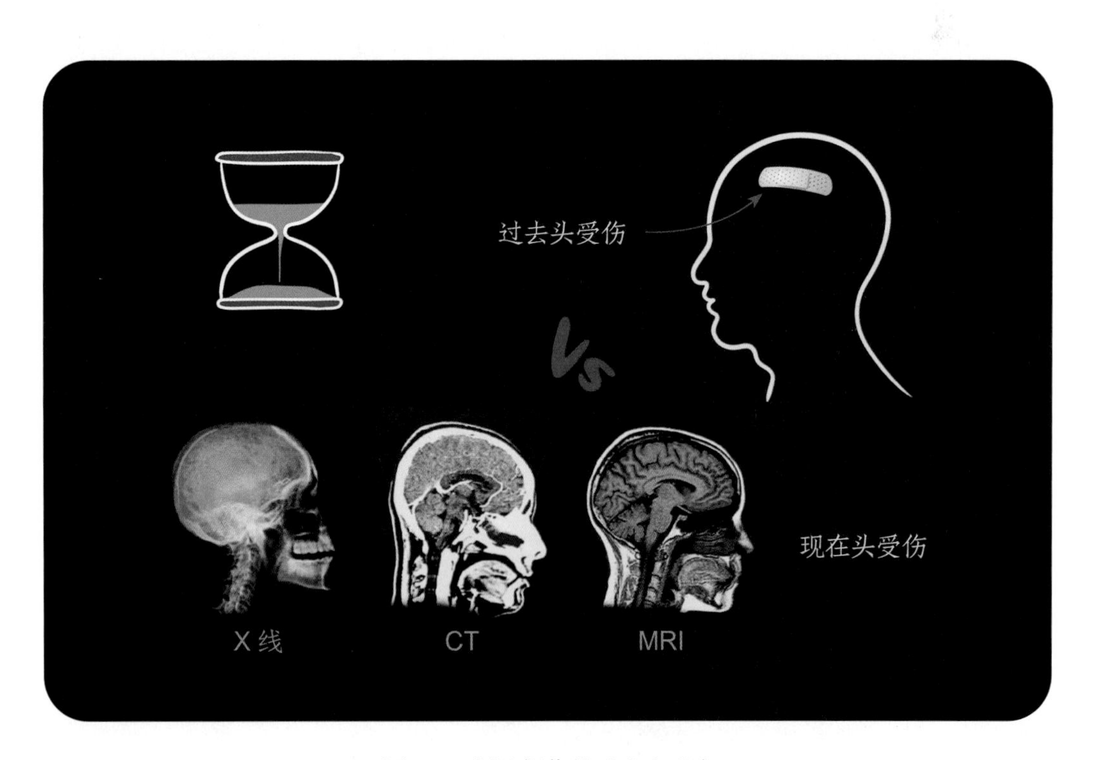

图 4-1 颅脑损伤的过去和现在

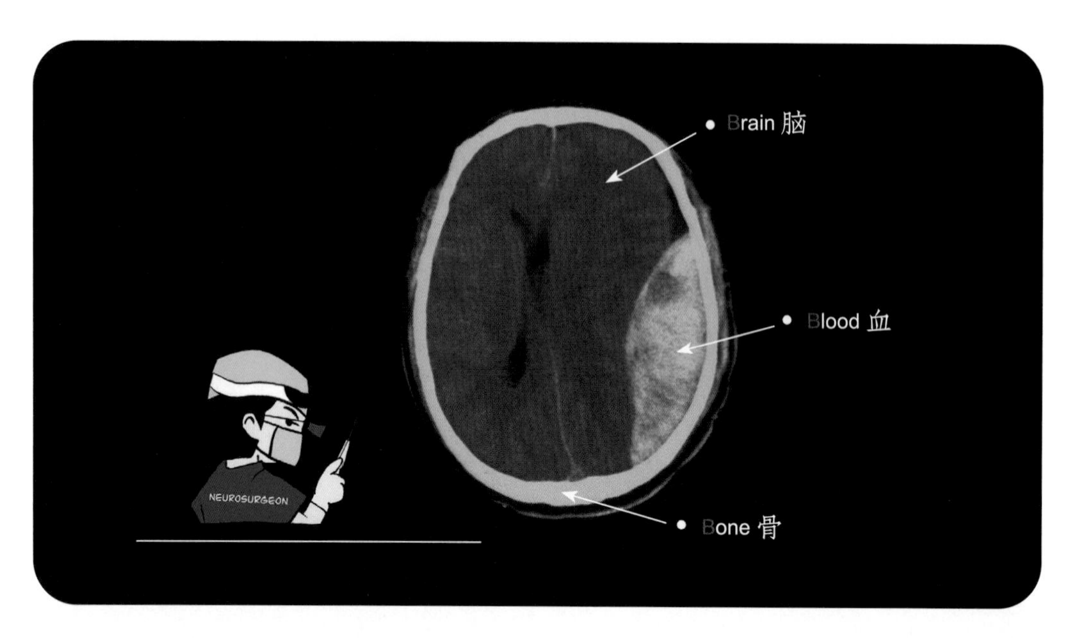

图 4-2　颅脑损伤头颅 CT 的“3B”阅片法

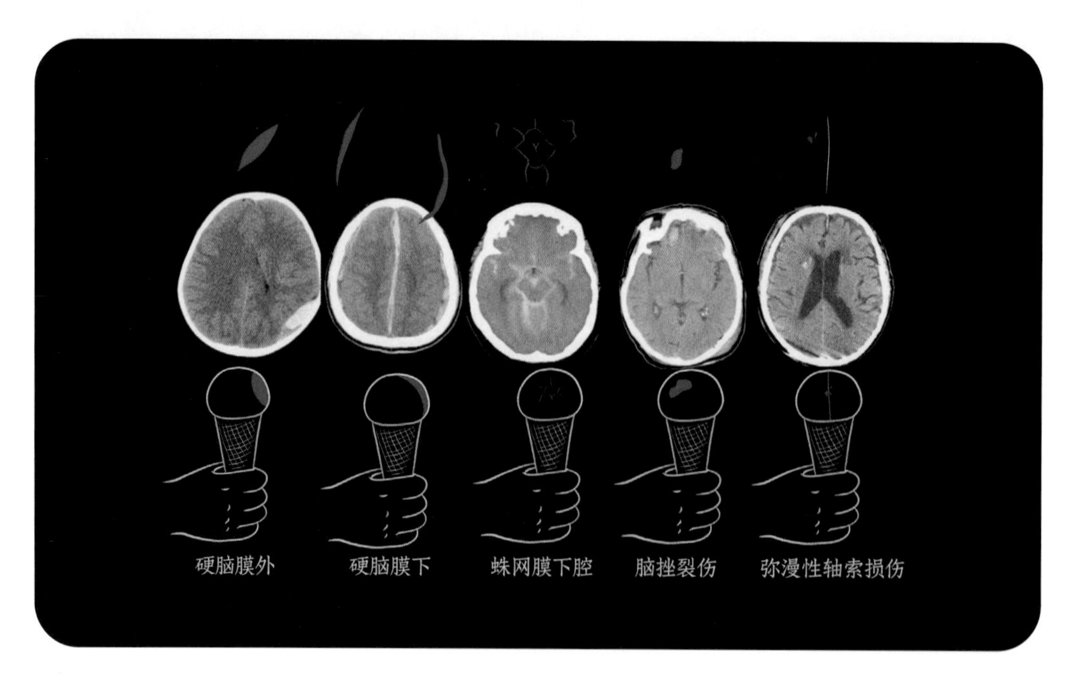

图 4-3　常见颅内损伤类型

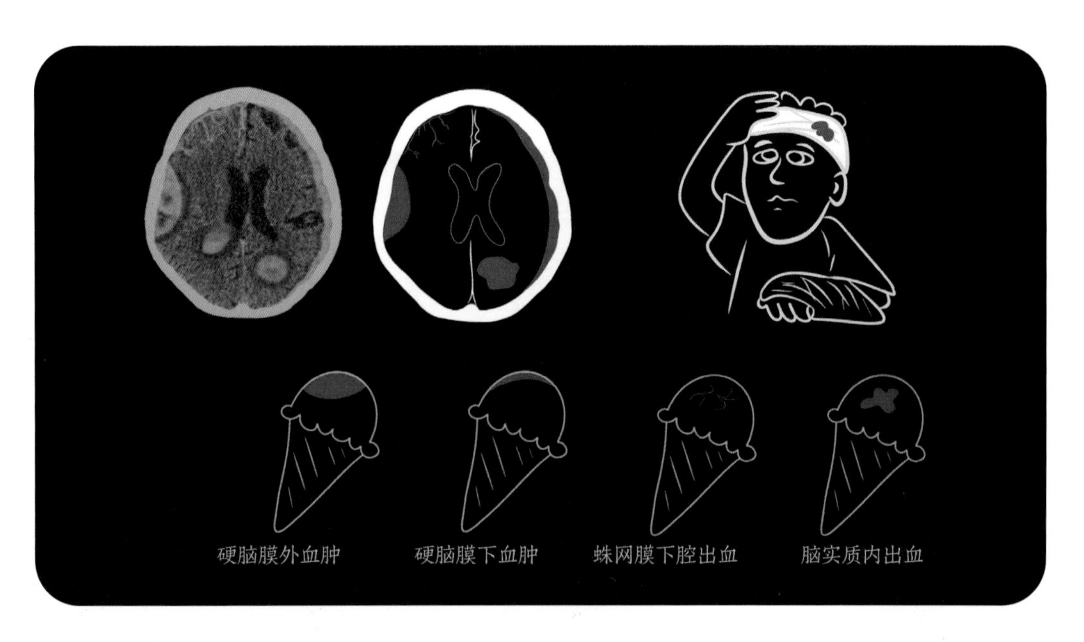

图 4-4 常见颅内外伤性出血类型

一、颅骨骨折

颅骨骨折是因暴力作用于颅骨所导致的损伤，常见的类型如下。

1. 线性骨折（图 4-5）。

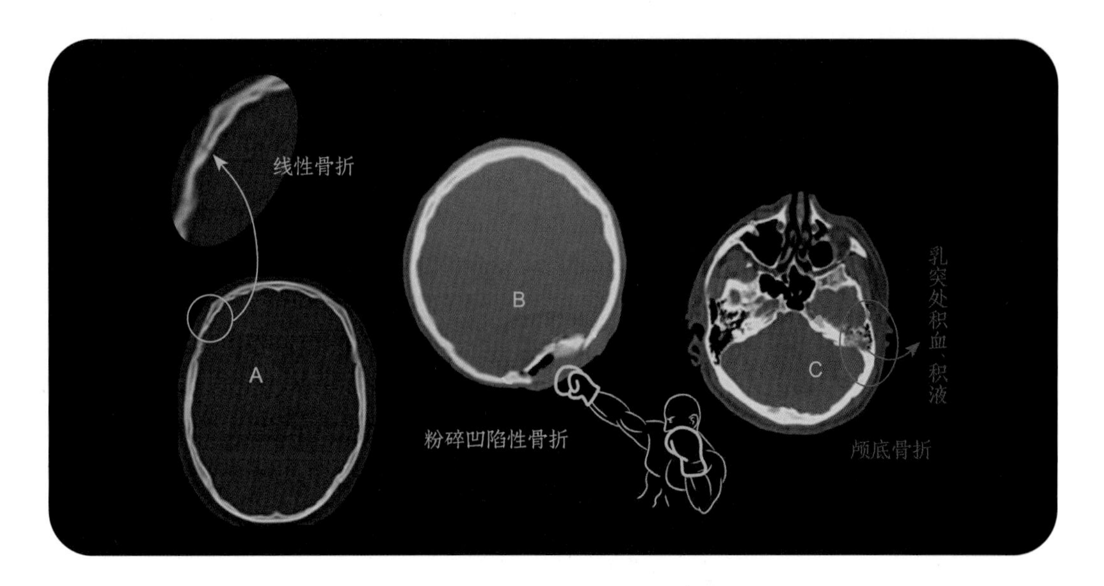

图 4-5 头颅 CT：颅骨线性和凹陷性骨折

2. 凹陷性骨折(图 4-5、图 4-6)。

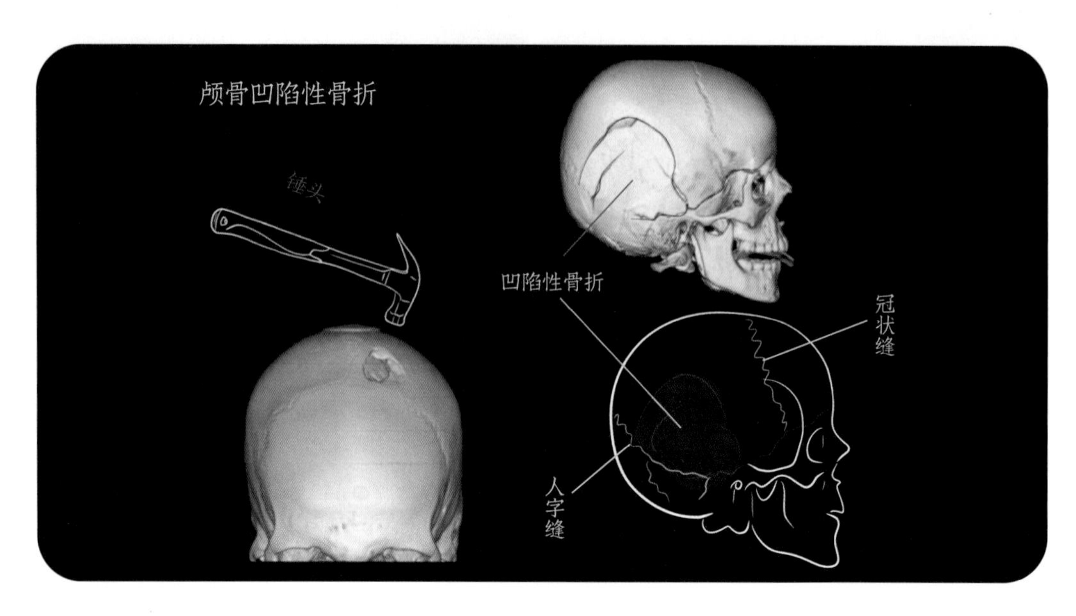

图 4-6　头颅 CT 三维重建：颅骨骨折

3. 粉碎性骨折(图 4-7)。

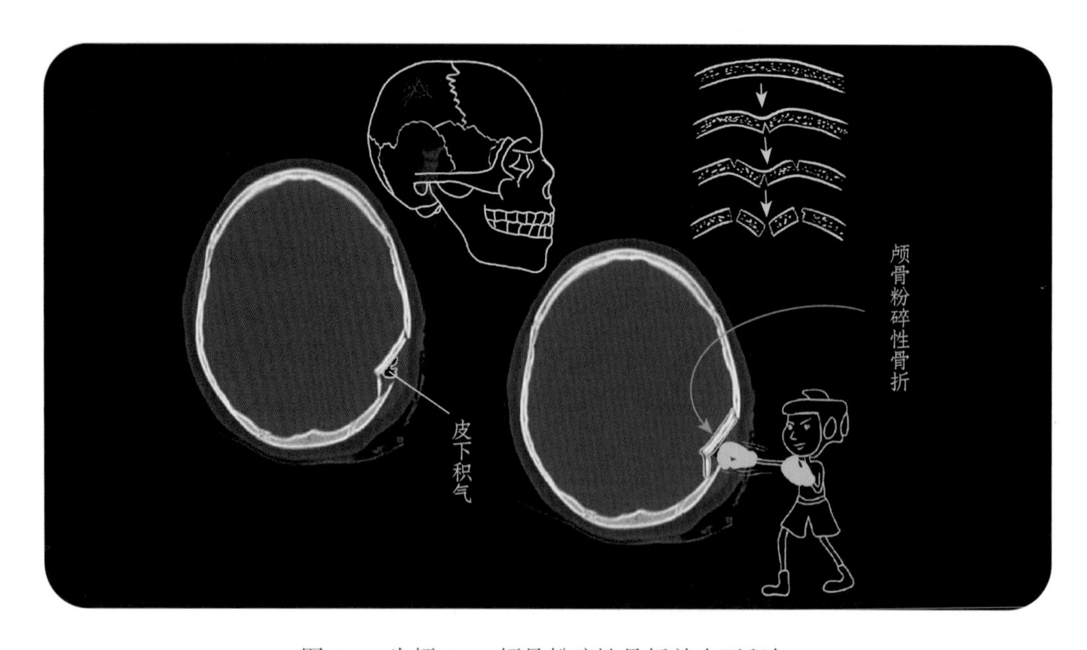

图 4-7　头颅 CT：颅骨粉碎性骨折并皮下积气

4. 颅底骨折征（图 4-8、图 4-9、图 4-10）。

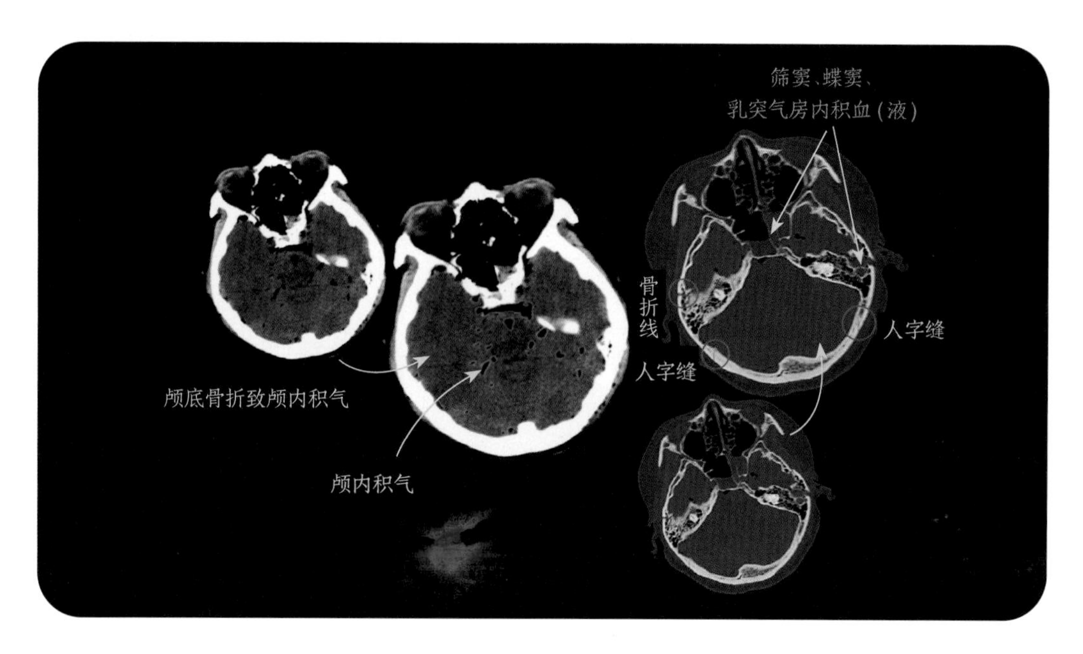

图 4-8 头颅 CT：颅底骨折征象汇总

颅底骨折的 CT 阅片以“间接征象”为主：①颅内积气；②鼻旁窦和乳突气房内积血（液）。

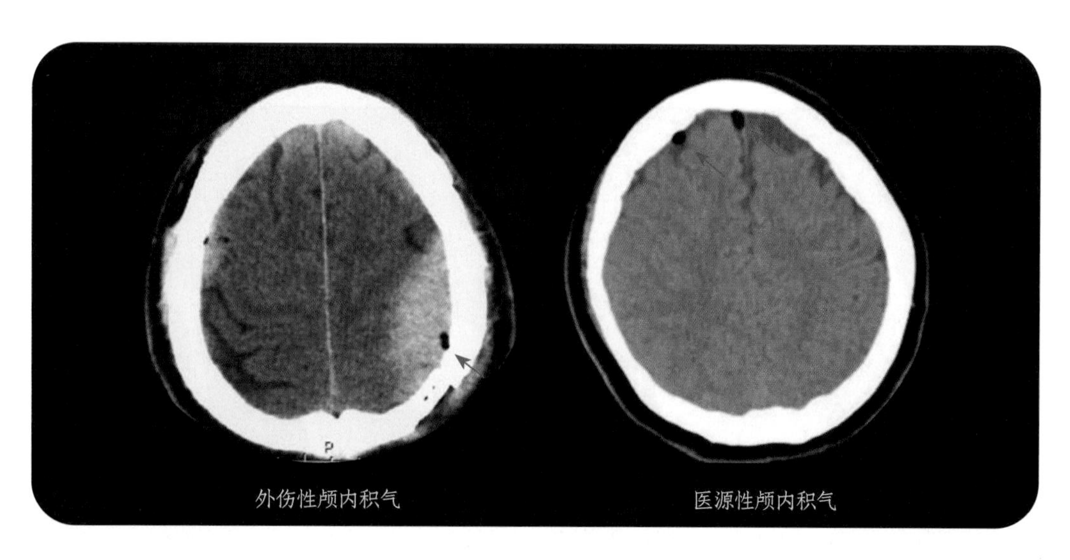

图 4-9 头颅 CT：颅内积气

散在、多处、占位效应不明显是外伤性颅内积气的 CT 表现；单处、集中、占位效应明显是医源性颅内积气的 CT 表现。

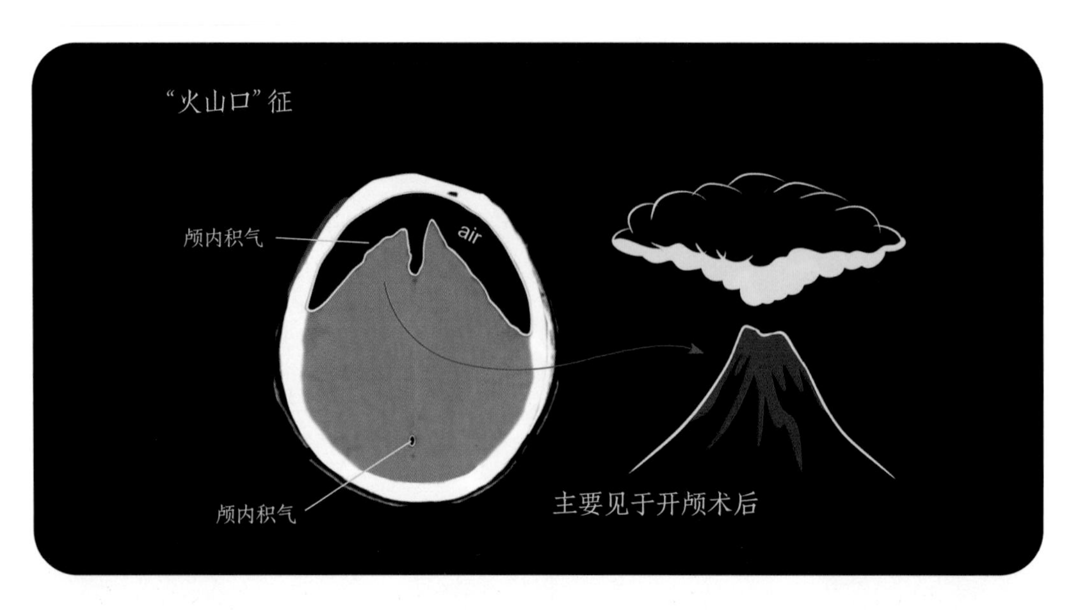

图 4-10　头颅 CT：颅内积气的经典征象

二、硬脑膜外血肿

硬脑膜外血肿（epidural hematoma，EDH），是血液积聚于硬脑膜与颅骨内板之间形成的血肿。其典型的头颅 CT 征如下。

1. “凸透镜”征、“梭子”征和“柠檬”征（图 4-11、图 4-12）。

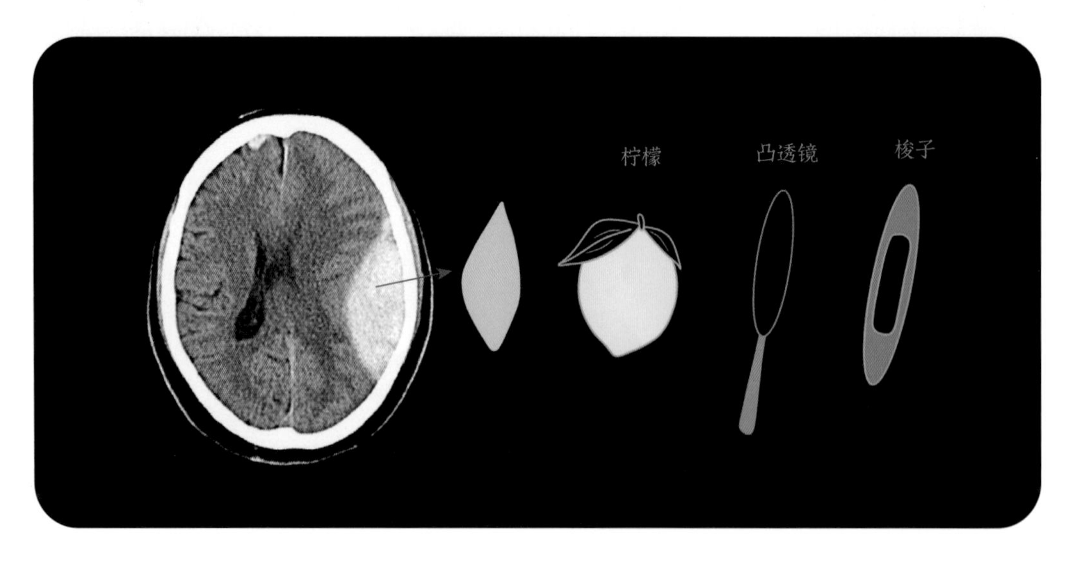

图 4-11　头颅 CT 水平位：硬脑膜外血肿外形汇总

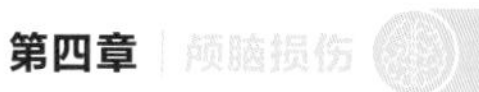

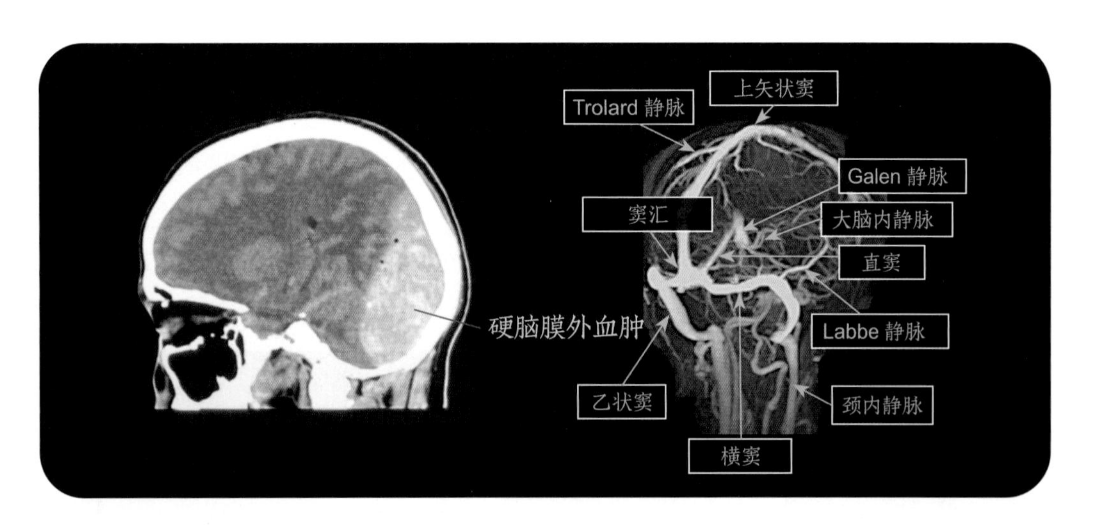

图 4-12　头颅 CT 矢状位：跨横窦硬脑膜外血肿

Trolard 静脉：上吻合静脉；Galen 静脉：大脑大静脉；Labbe 静脉：下吻合静脉。

2. “旋涡”征（图 4-13）。

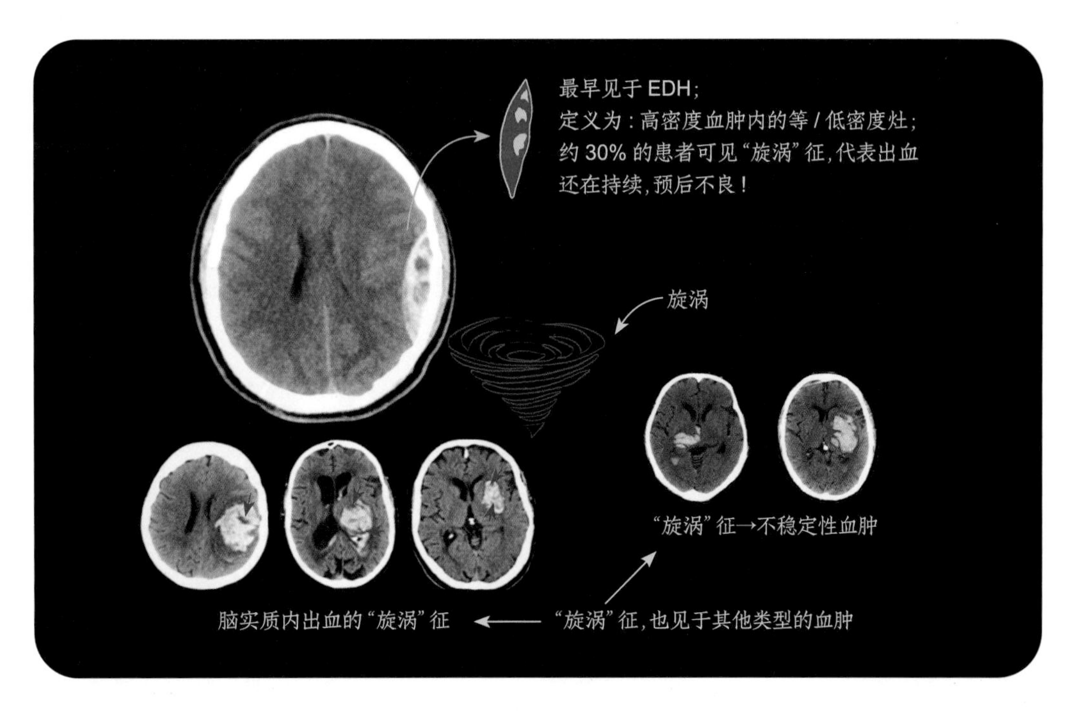

图 4-13　头颅 CT 水平位：硬脑膜外血肿的“旋涡”征

EDH：硬脑膜外血肿。

三、硬脑膜下血肿

硬脑膜下血肿(subdural hematoma,SDH)是指颅内出血血液积聚在硬脑膜与蛛网膜之间形成的血肿。硬脑膜下血肿分为急性和慢性两种,其影像征、密度演变和治疗明确相关。

1. **头颅 CT 征**　“镰刀”征、“新月”征和“香蕉”征(图 4-14)。

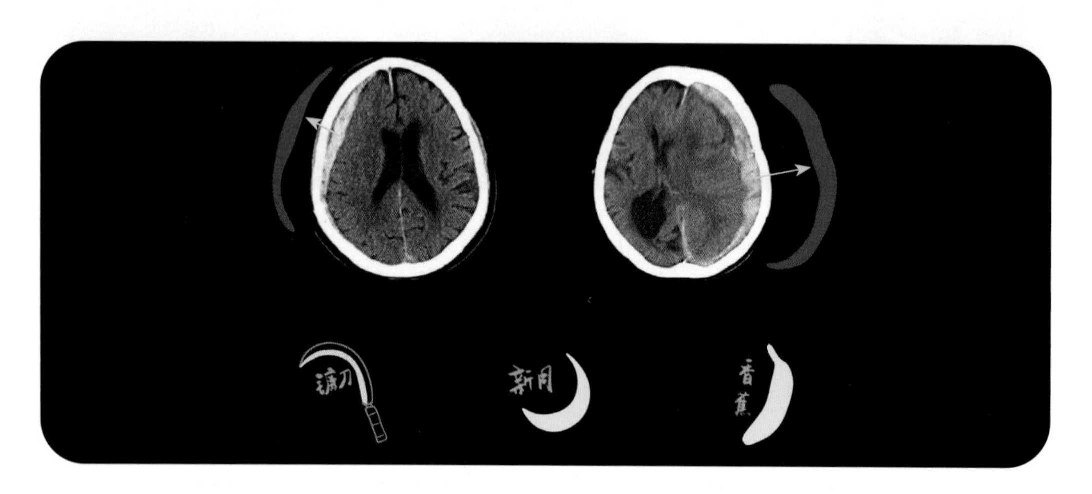

图 4-14　头颅 CT 水平位:硬脑膜下血肿外形汇总

2. 急性硬脑膜下血肿评估(图 4-15)。

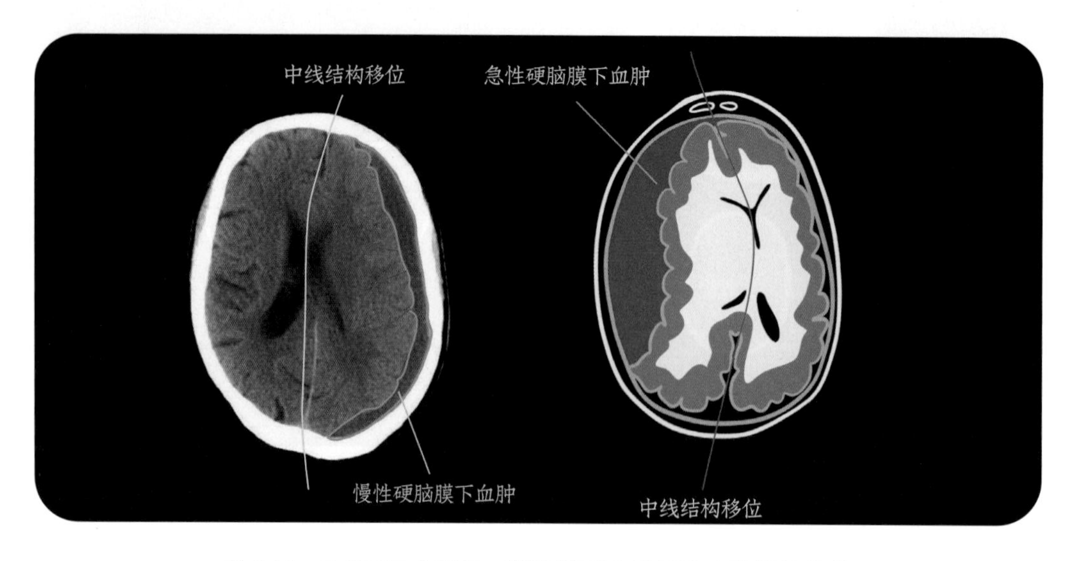

图 4-15　头颅 CT 水平位:硬脑膜下血肿导致中线结构移位

3. 小脑幕处的硬脑膜下血肿（图 4-16）。

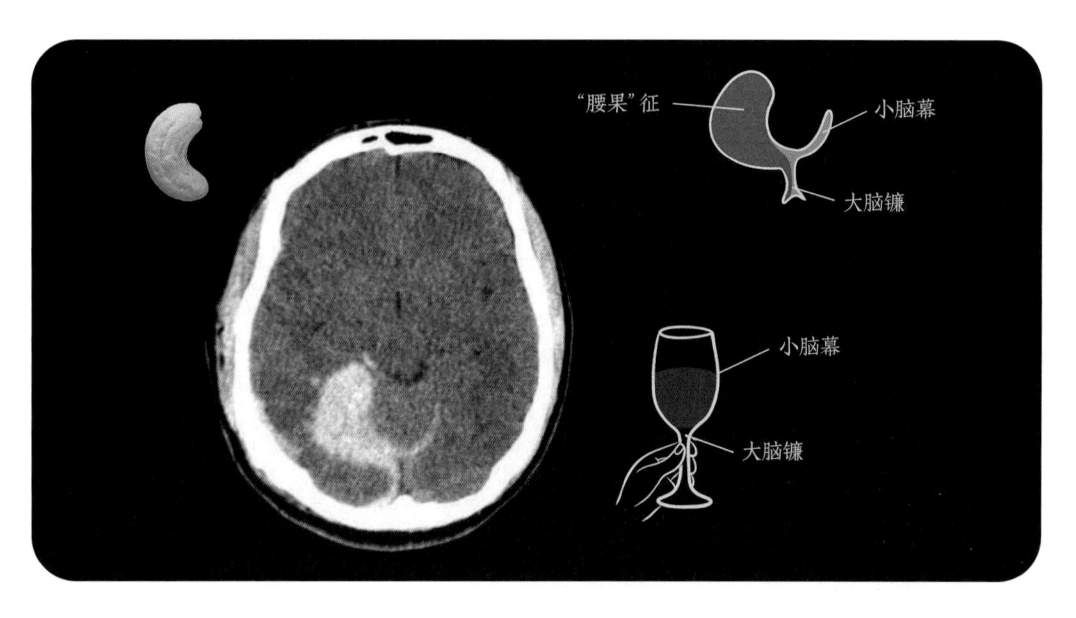

图 4-16　头颅 CT 水平位：小脑幕处的硬脑膜下血肿

4. 从急性到慢性的密度演变（图 4-17）。

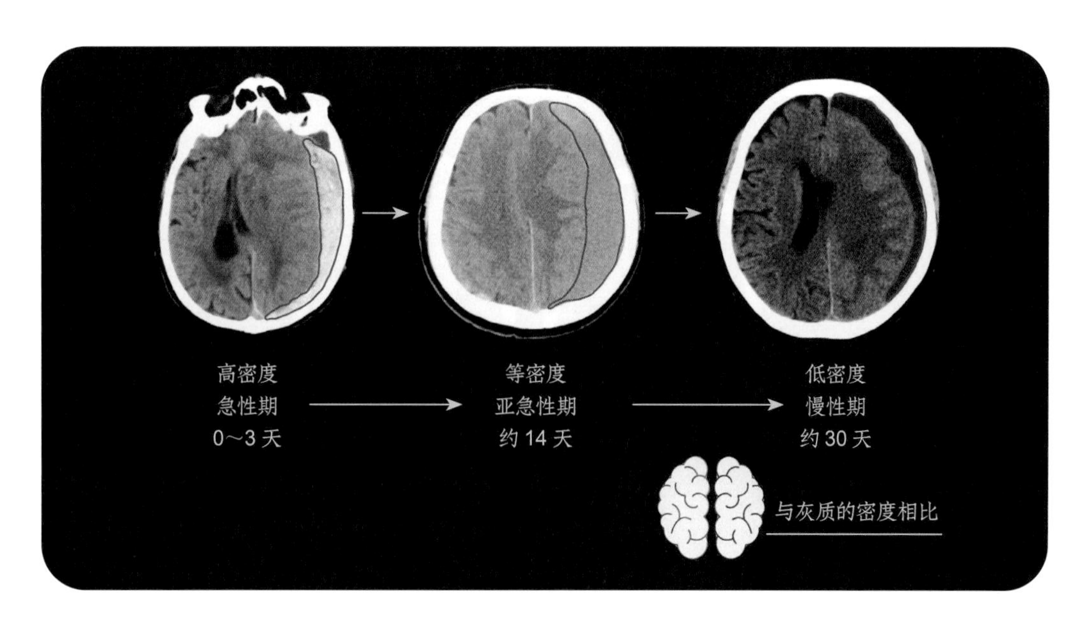

图 4-17　急性硬脑膜下血肿的演变

5. 亚急性硬脑膜下血肿（图 4-18）。

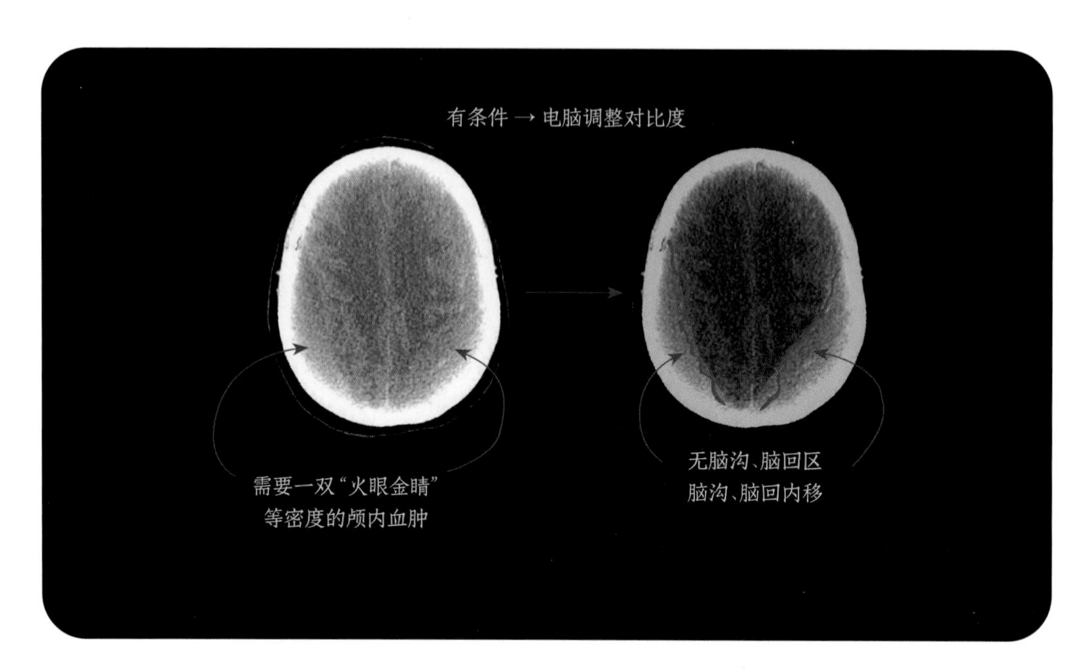

图 4-18　头颅 CT 水平位：亚急性硬脑膜下血肿（等密度）

6. 慢性硬脑膜下血肿（图 4-19）及治疗（图 4-20、图 4-21）。

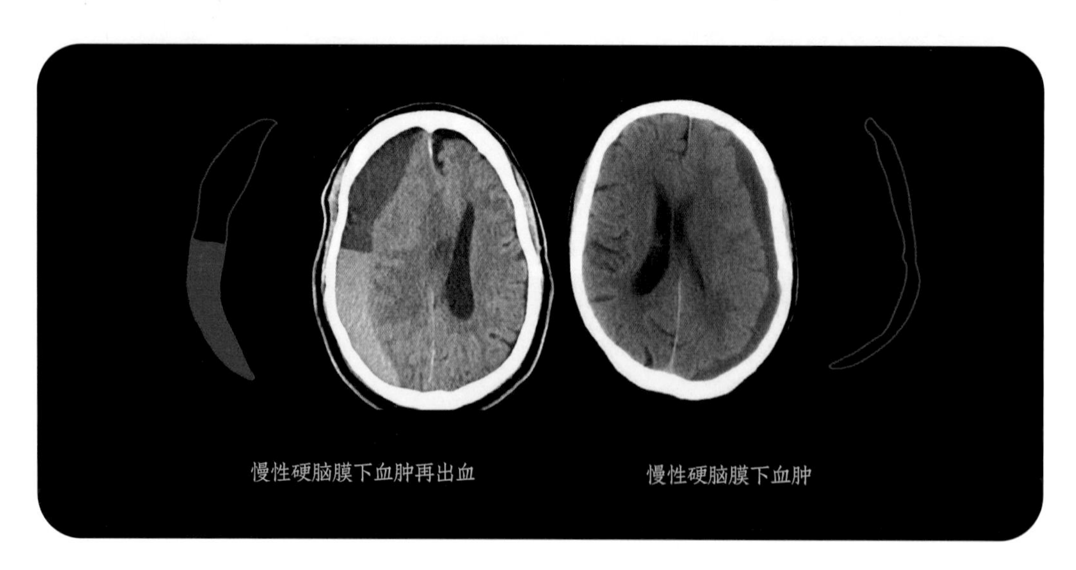

图 4-19　头颅 CT 水平位：慢性硬脑膜下血肿（低密度）

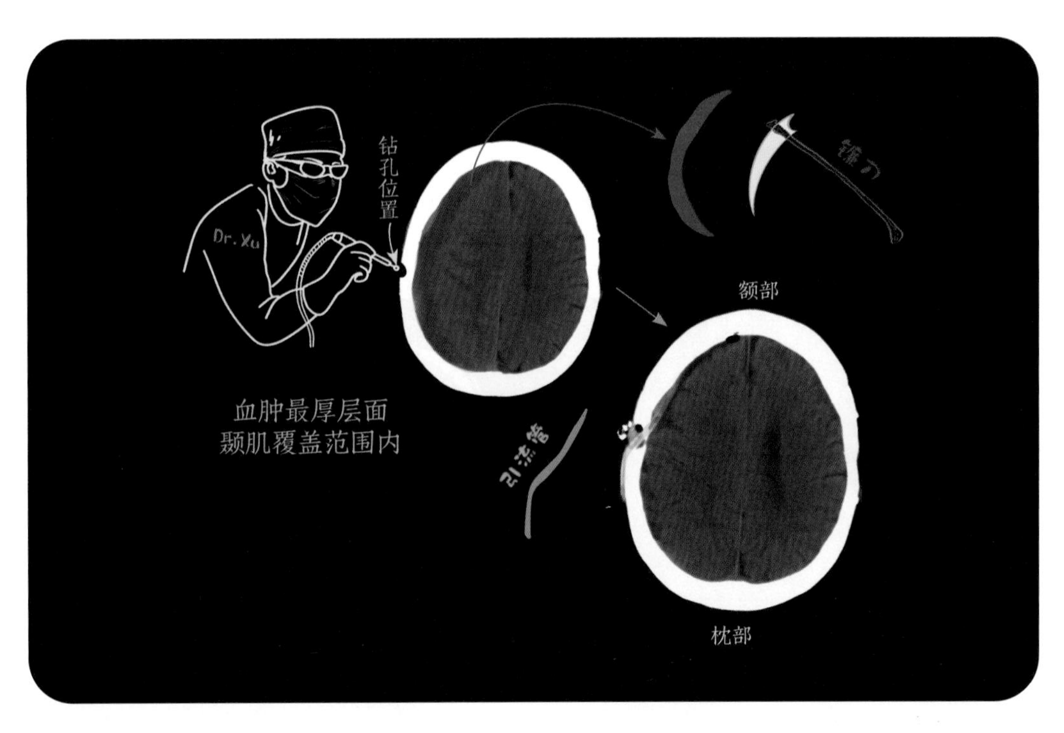

图 4-20　慢性硬脑膜下血肿手术治疗示意图

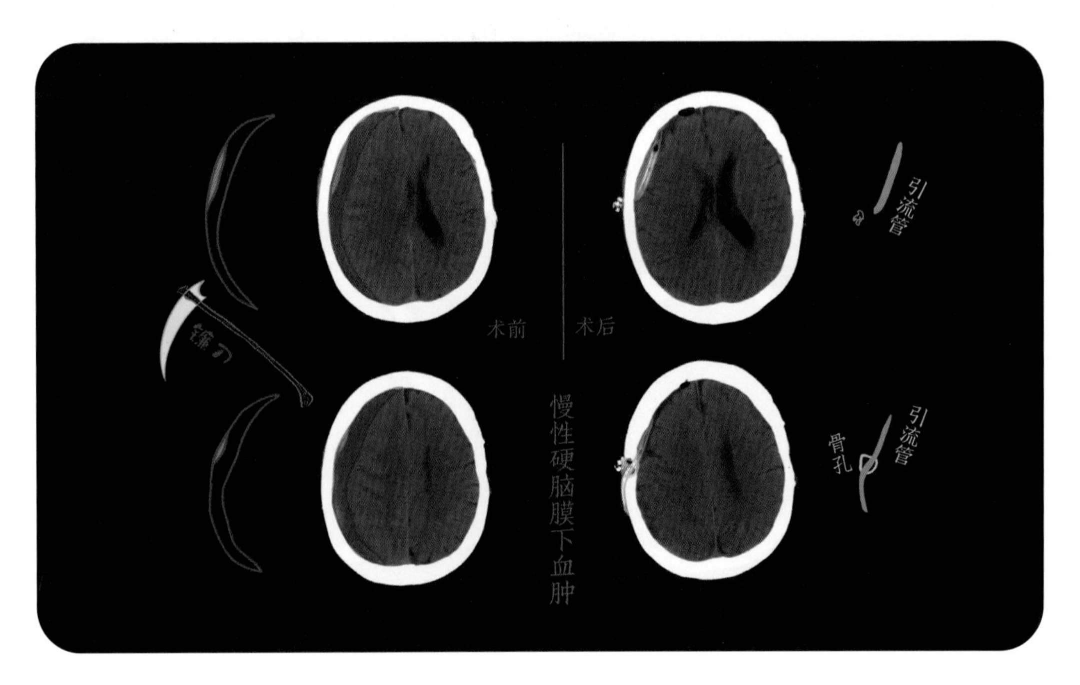

图 4-21　慢性硬脑膜下血肿术前、术后对比

四、外伤性蛛网膜下腔出血

外伤性蛛网膜下腔出血(t-SAH)是外伤导致蛛网膜下腔内血管和/或脑皮质的血管破裂,血液流入蛛网膜下腔所致。

1. t-SAH 的头颅 CT 征(图 4-22、图 4-23、图 4-24)。

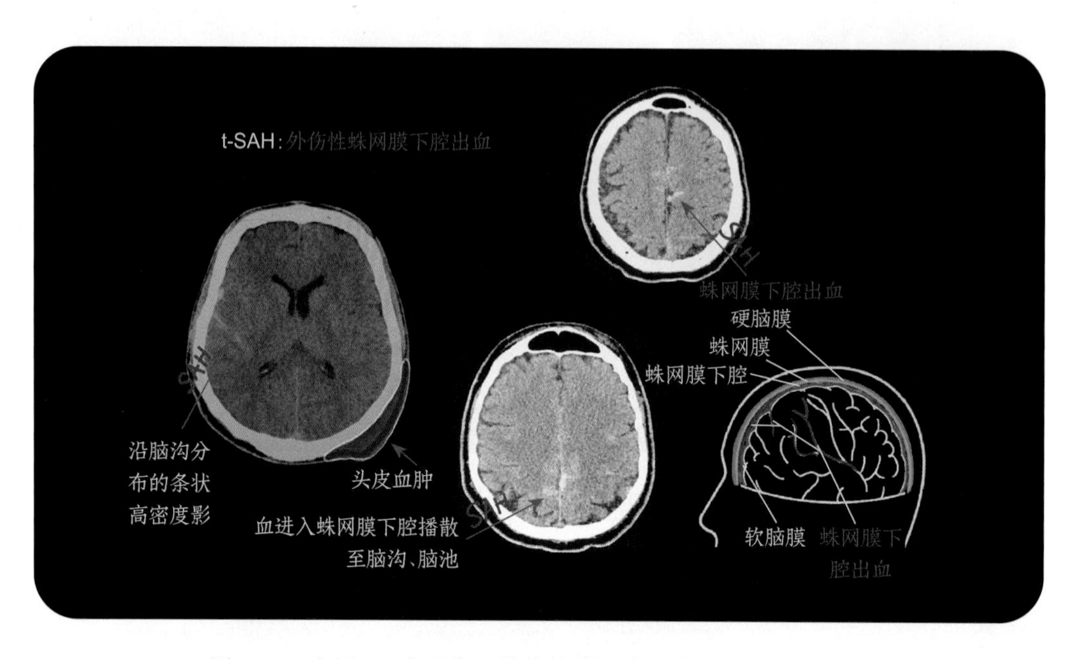

图 4-22　头颅 CT 水平位：外伤性蛛网膜下腔出血（高密度）

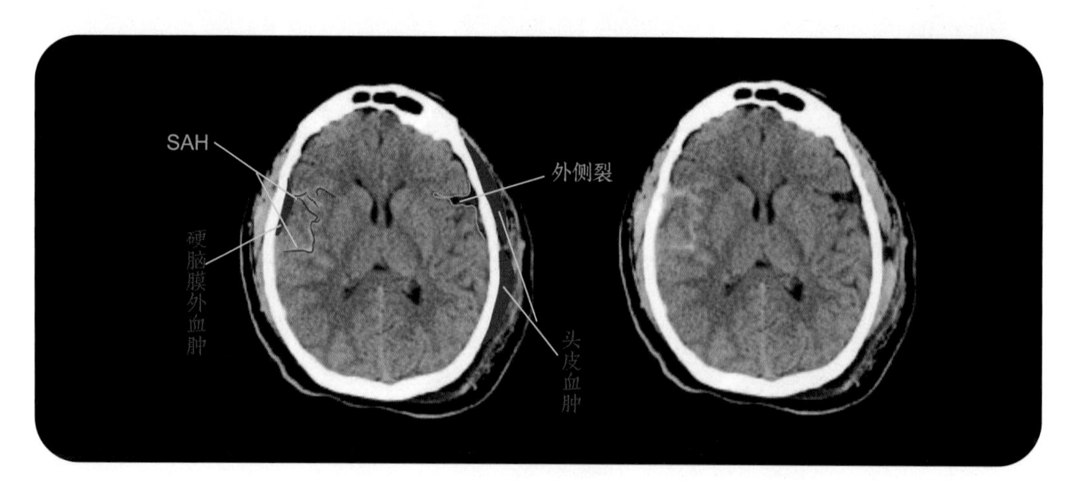

图 4-23　头颅 CT 水平位：外伤性蛛网膜下腔出血及伴随损伤

SAH:蛛网膜下腔出血。

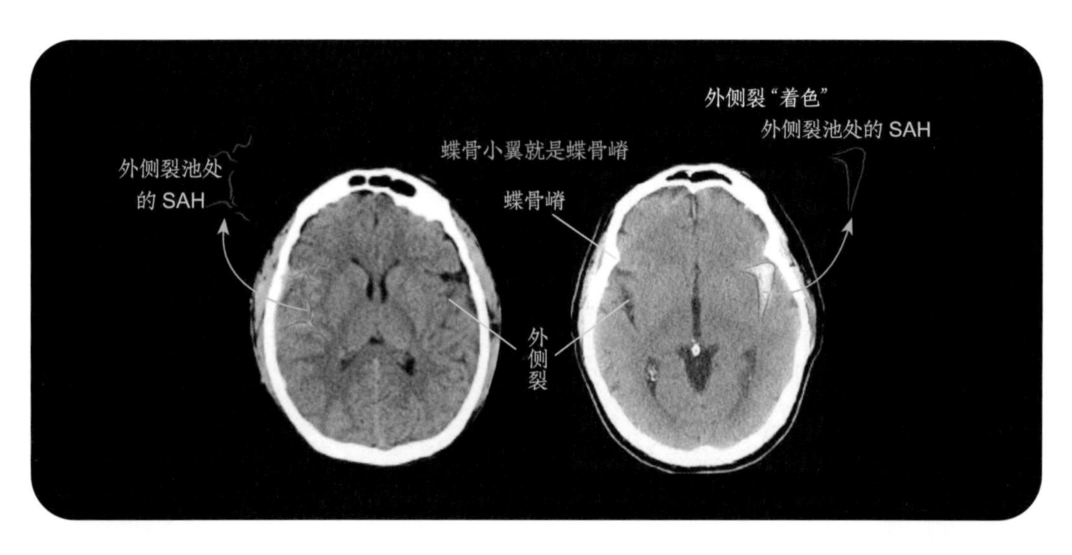

图 4-24 头颅 CT 水平位：外侧裂处的外伤性蛛网膜下腔出血

SAH：蛛网膜下腔出血。

2. 纵裂处的 t-SAH 与 SDH 鉴别（图 4-25）。

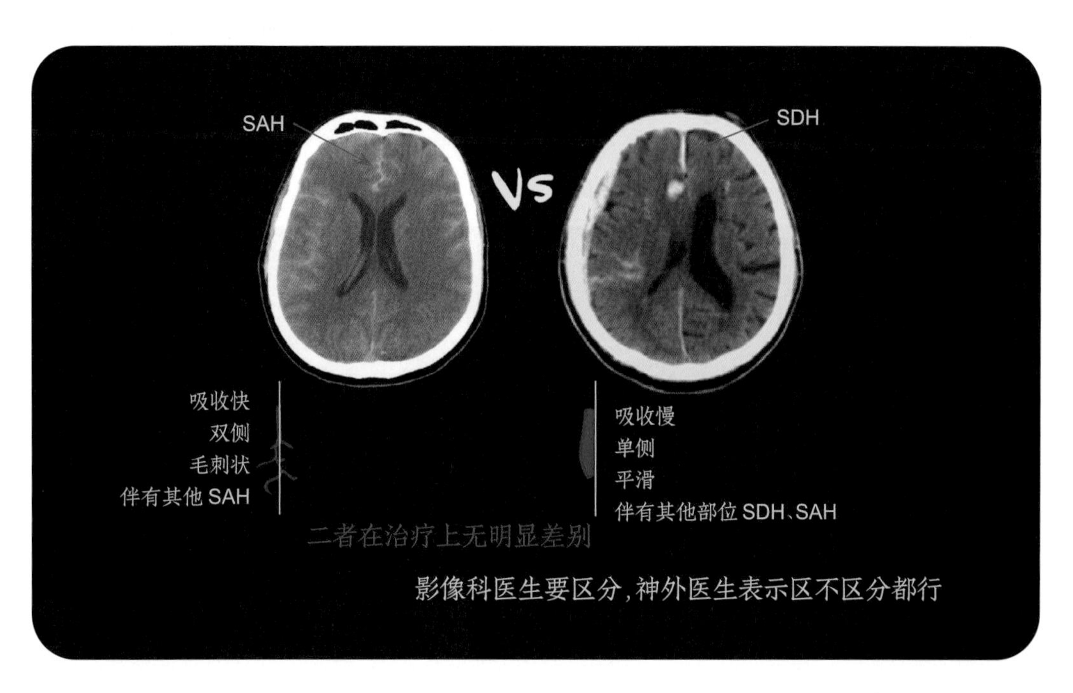

图 4-25 头颅 CT 水平位：纵裂内的 SAH 和 SDH

SAH：蛛网膜下腔出血；SDH：硬脑膜下血肿。

五、脑挫裂伤

脑挫裂伤是指各种暴力因素导致脑组织的实质性损害，包括挫伤和裂伤，二者往往同时发生，故称为脑挫裂伤。

1. 脑挫裂伤影像征（图4-26）和动态评估理念（图4-27）。

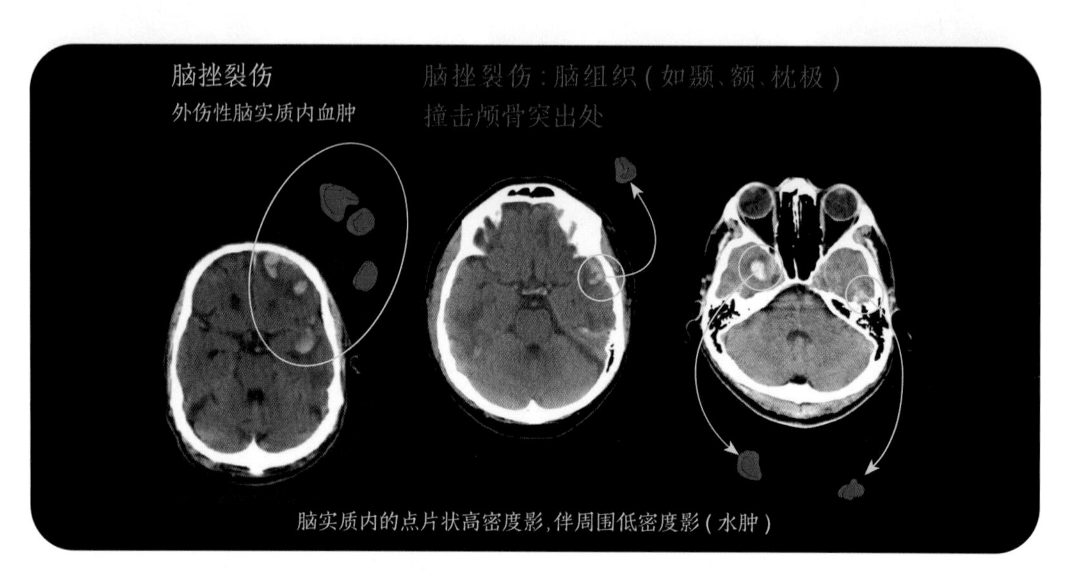

图4-26　头颅CT水平位：脑挫裂伤征象

发生脑挫裂伤后2～4天内，挫裂伤可扩大、合并。

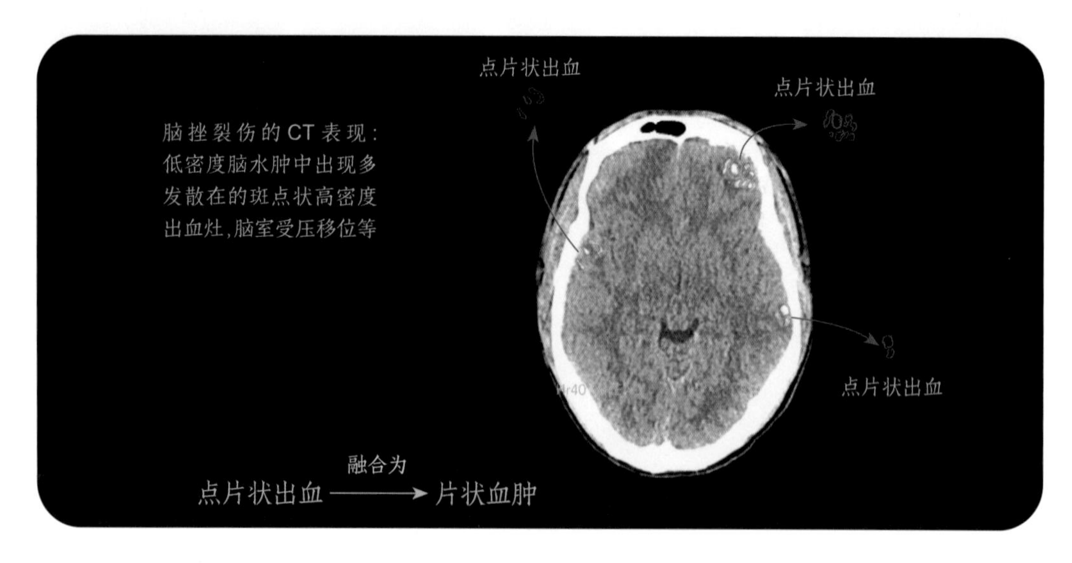

图4-27　头颅CT水平位：脑挫裂伤的动态评估理念

2. 对冲性脑挫裂伤（图 4-28）。

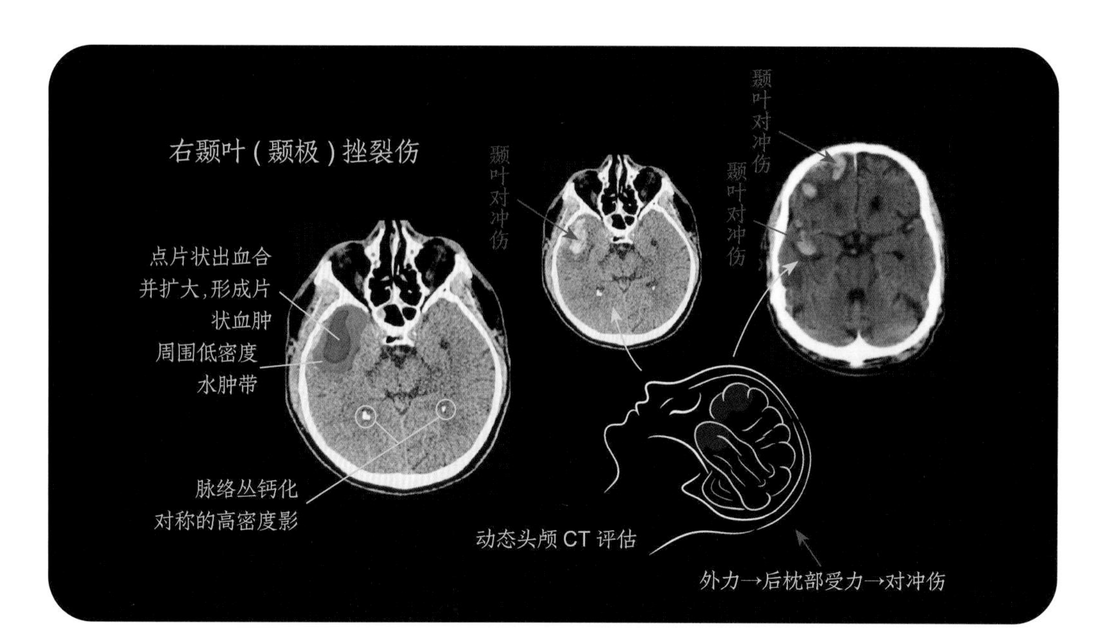

图 4-28 头颅 CT 水平位：对冲性脑挫裂伤

3. 脑对冲伤和冲击伤（图 4-29）。

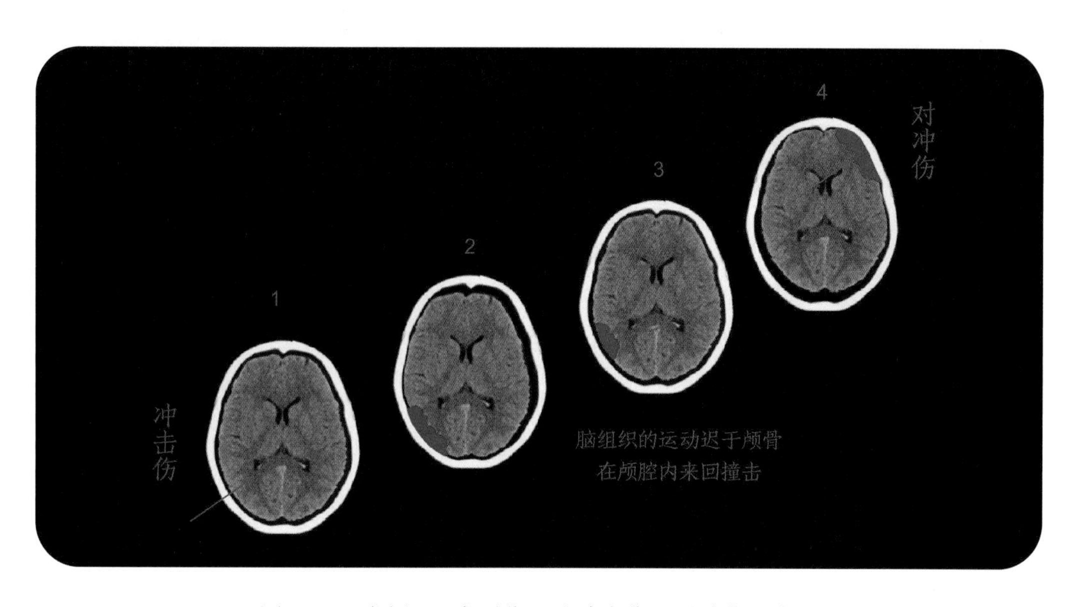

图 4-29 头颅 CT 水平位：脑冲击伤和对冲伤示意图

4. 滑动性脑挫裂伤（图 4-30）。

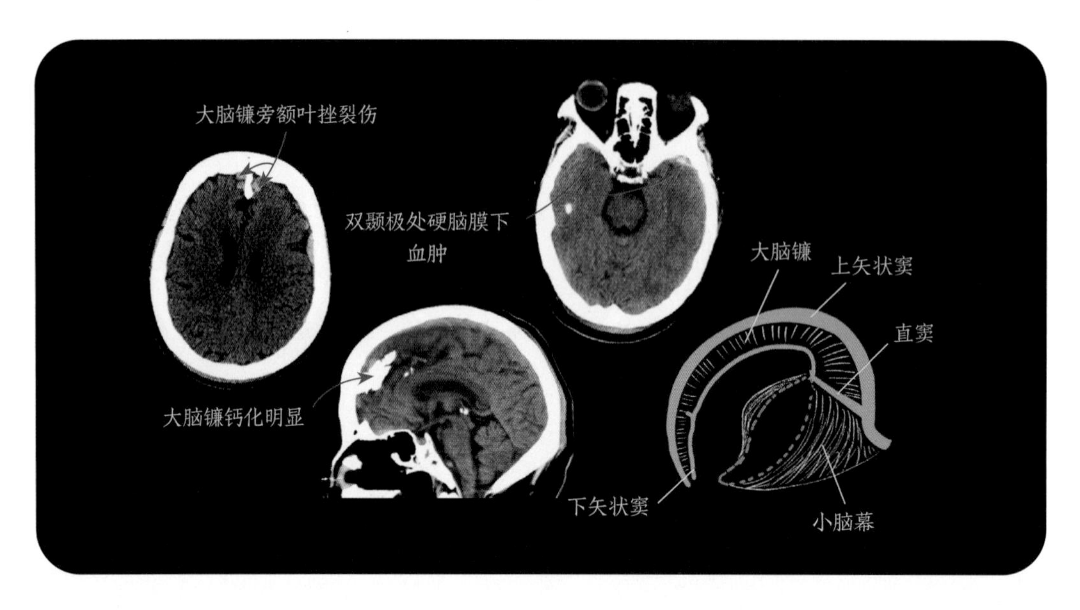

图 4-30　头颅 CT 水平位和矢状位：滑动性脑挫裂伤

5. 脑火器伤（图 4-31）。

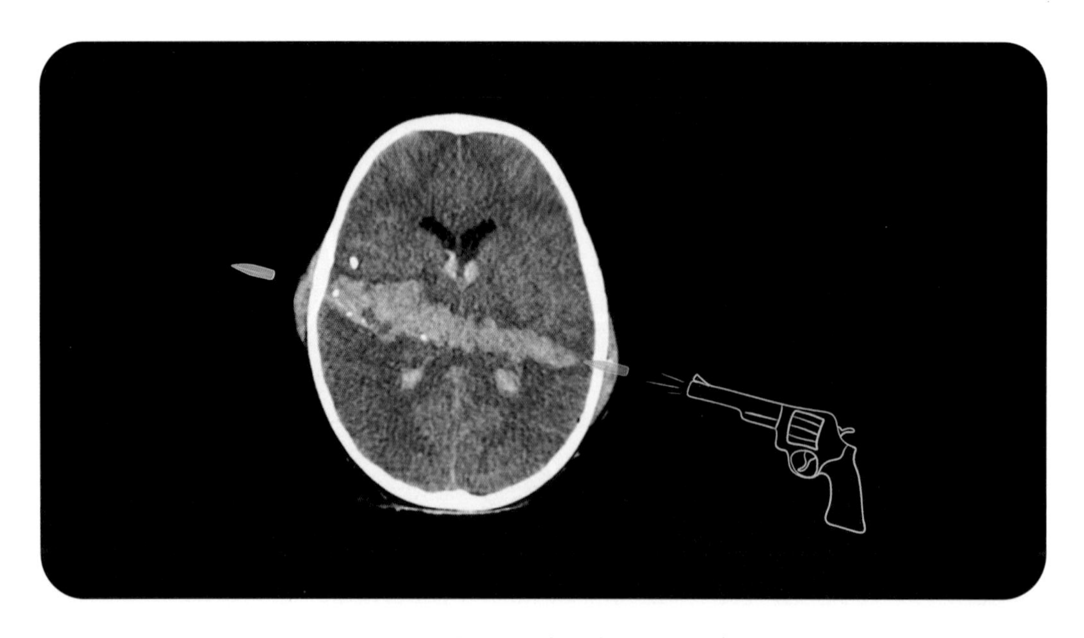

图 4-31　头颅 CT 水平位：脑火器伤

6. 虐待性脑损伤(图 4-32)。

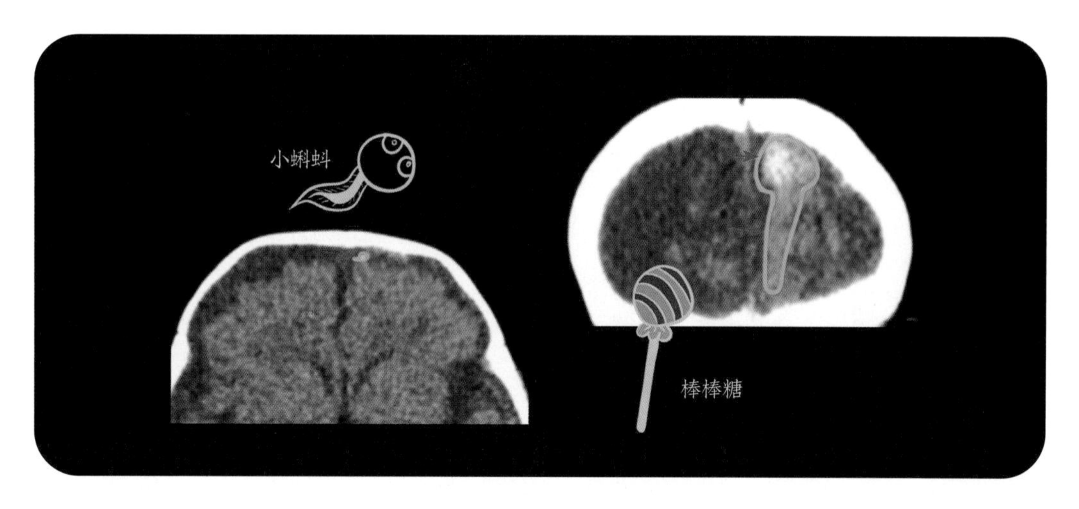

图 4-32　头颅 CT：虐待性脑损伤

六、弥漫性轴索损伤

弥漫性轴索损伤属于严重的颅脑外伤，是由于颅内过大的剪切力导致神经轴索损伤导致。影像学表现的损伤轻，但临床症状重，患者可呈昏迷以及植物状态(图 4-33)。

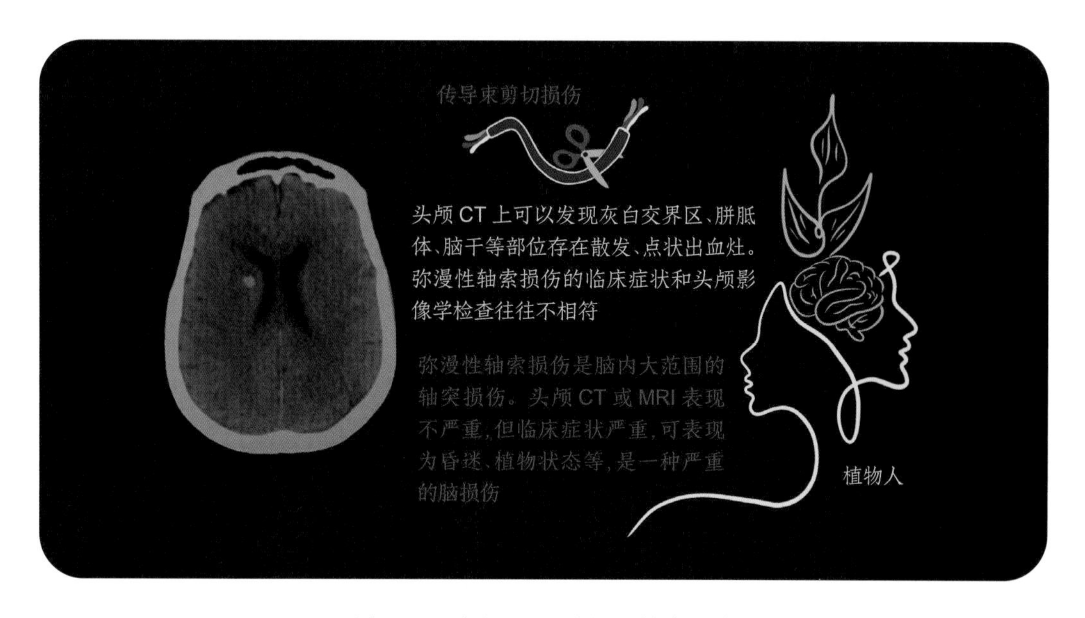

图 4-33　头颅 CT：弥漫性轴索损伤

七、颅脑外伤的常用术式

去骨瓣减压手术(图 4-34)是一种损伤控制性手术,通过去除骨瓣、减张硬脑膜来缓解颅内压的增高,为下一步的治疗提供机会。

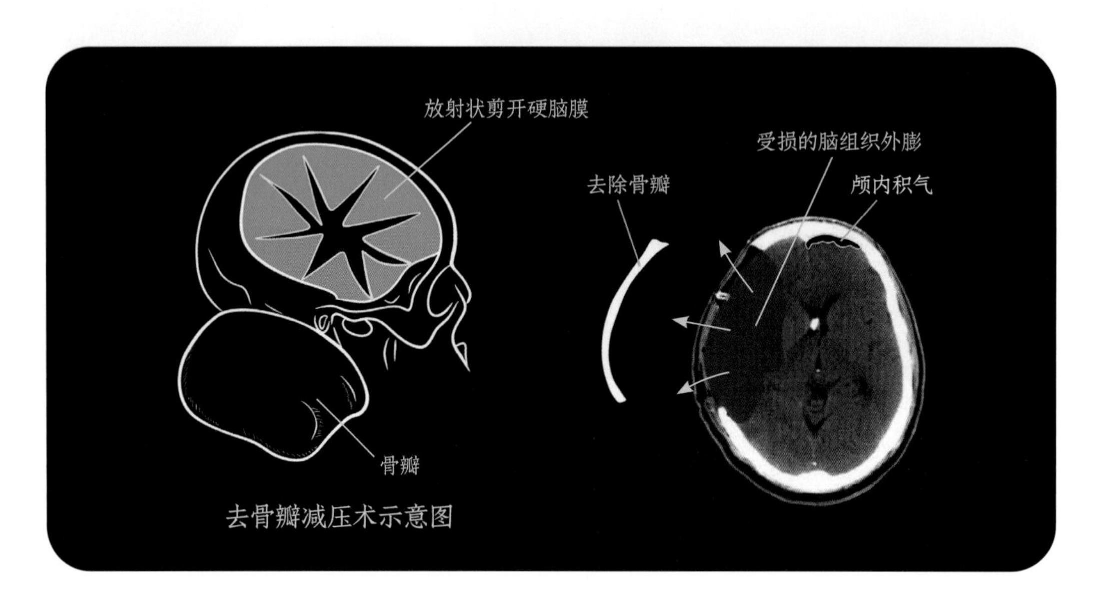

图 4-34　颅脑外伤常用术式：去骨瓣减压术

第五章 脱髓鞘和退行性病变

脱髓鞘是一个影像学名词,是头颅 CT 或 MRI 显示的一种颅内病变。髓鞘是神经轴突的保护结构,如同电线外包着的“绝缘皮”,“皮”脱落,就相当于“脱髓鞘”。脱髓鞘常继发于感染、缺血、代谢、遗传性疾病或中毒(如酒精、乙胺丁醇),原发性脱髓鞘性疾病的病因尚不清楚。脑的退行性改变区别于脑的其他病理改变,可以是年龄增长导致,也可以是神经元逐渐凋亡导致。脑退行性病变导致的临床症状多样。

一、多发性硬化

多发性硬化(multiple sclerosis,MS),是一种慢性炎性脱髓鞘性疾病,以脑和脊髓内散在的多发斑片状脱髓鞘为特点。异常免疫反应参与 MS 发生、发展的过程。MS 的 MRI 影像评估髓鞘受损包含 5 个部位:侧脑室周围、皮层 / 近皮层、幕下结构(小脑和脑干)、视神经和脊髓(图 5-1、图 5-2)。受损的髓鞘会影响神经传递,患者的症状能够反映出受累的神经部位(图 5-1)。

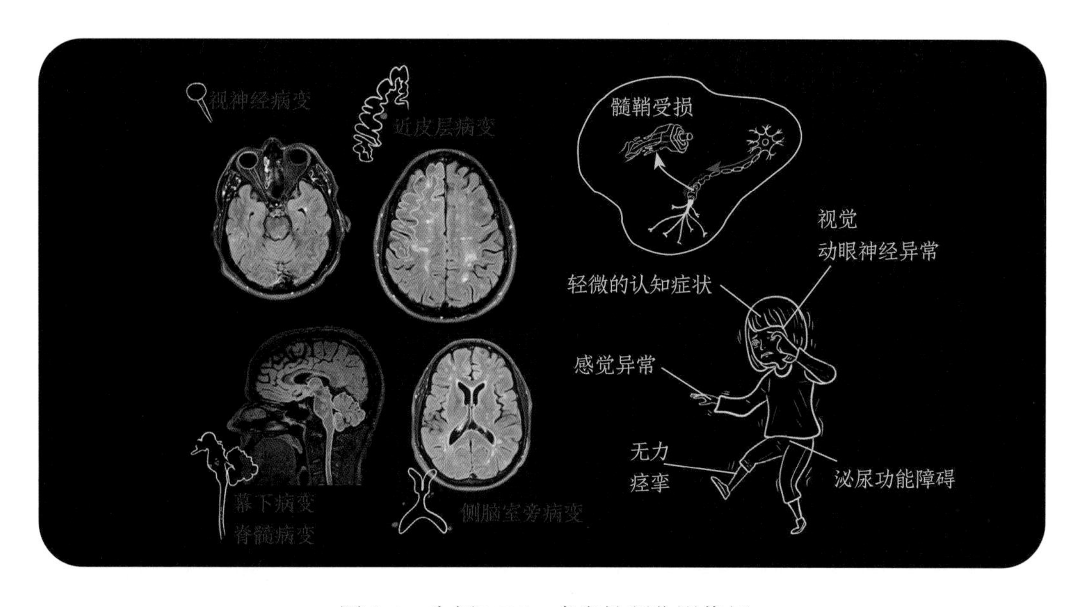

图 5-1 头颅 MRI:多发性硬化影像征

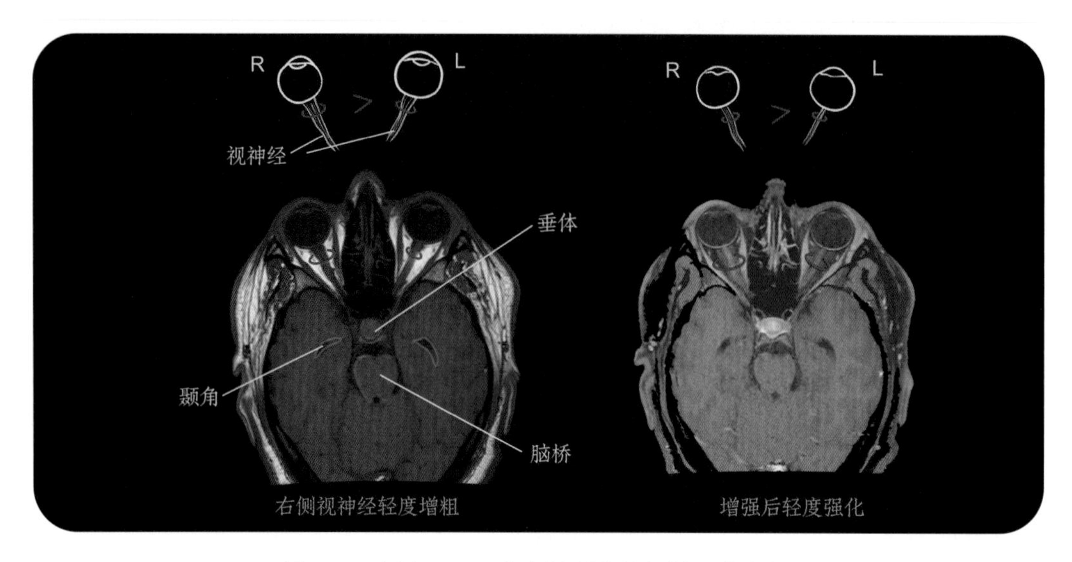

图 5-2 头颅 MRI：多发性硬化的视神经病变征

R：右侧；L：左侧。

二、进行性多灶性白质脑病

进行性多灶性白质脑病（progressive multifocal leukoencephalopathy，PML）是一种罕见的亚急性脱髓鞘性疾病，多为乳头多瘤空泡病毒导致（图 5-3）。PML 属于机会性感染，好发于免疫系统功能较为低下的人群，是以少突胶质细胞破坏和神经纤维脱髓鞘为主要病理特点的脑部疾病（图 5-4）。

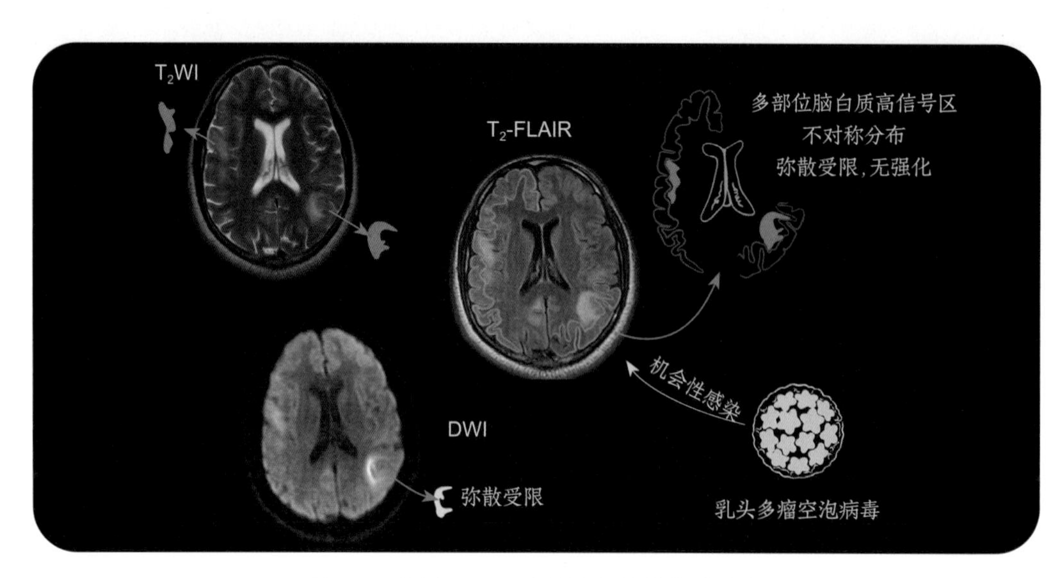

图 5-3 头颅 MRI：进行性多灶性白质脑病

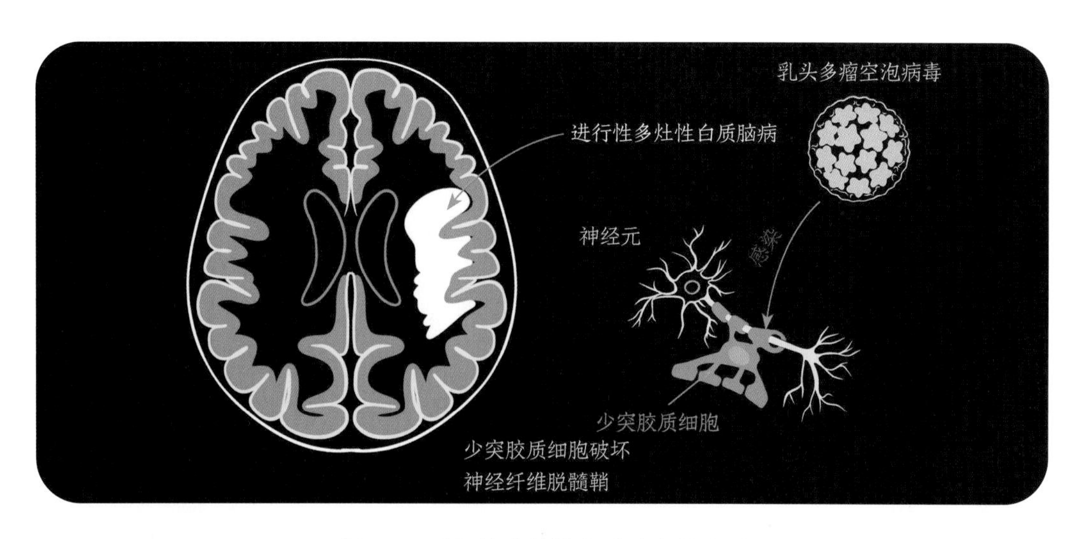

图 5-4 进行性多灶性白质脑病的病因

三、脑桥中央髓鞘溶解症

脑桥中央髓鞘溶解症（central pontine myelinolysis，CPM）是以脑桥基底部对称性脱髓鞘为病理特征的疾病，是一种急性髓鞘溶解性疾病。CPM 以酒精中毒和肝病患者多见，低钠血症纠正过快，24 小时血钠上升＞ 9mmol/L，也可以导致。CPM 临床表现有吞咽困难，构音障碍，不同程度的瘫痪、嗜睡、昏迷或闭锁综合征等。其典型的影像征有"三叉戟"征（图 5-5）和"猪鼻子"征（图 5-6）。

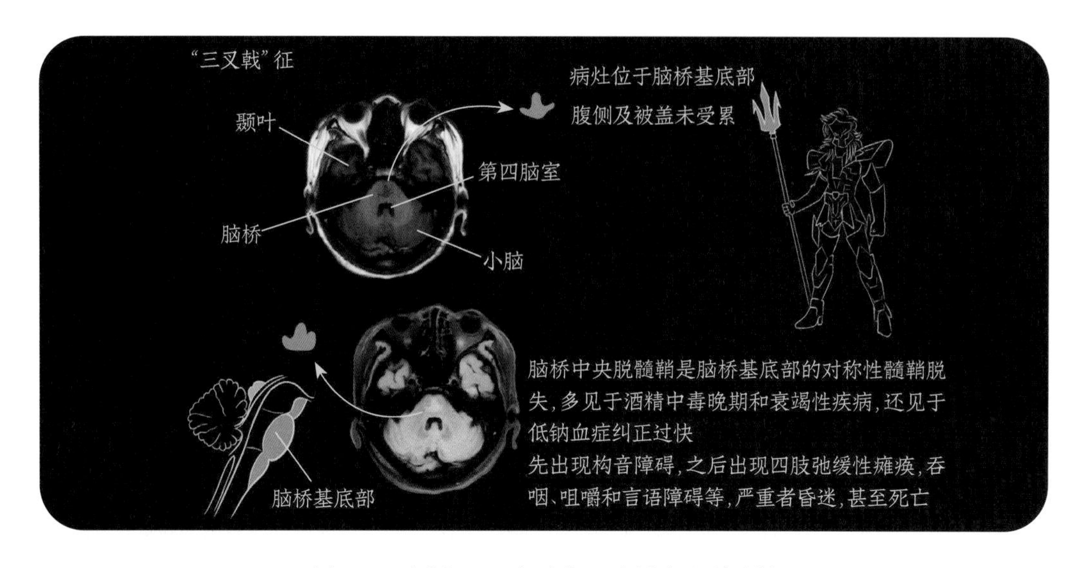

图 5-5 头颅 MRI 水平位：脑桥中央脱髓鞘

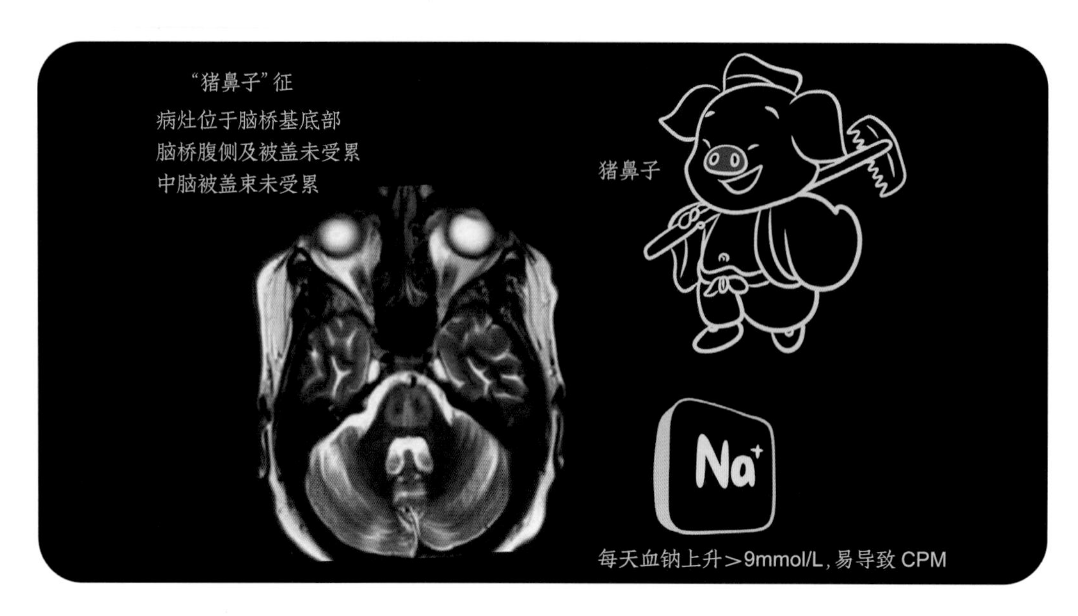

图 5-6 头颅 MRI 水平位：脑桥中央髓鞘溶解症

CPM:脑桥中央髓鞘溶解症。

四、同心圆性硬化

同心圆性硬化(concentric sclerosis)又称巴洛病(Balo disease),是脑白质的一种病变。病理特点:在脑白质区正常脑组织与髓鞘脱失区呈"年轮样"交替排列,影像学表现为"同心圆"征(图 5-7)或"洋葱"征(图 5-8)。

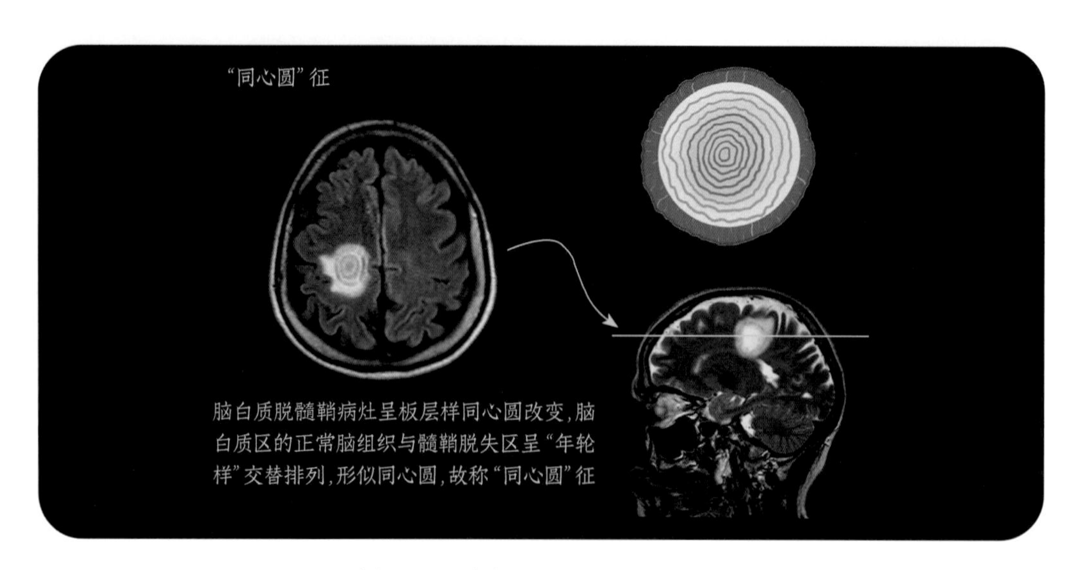

图 5-7 头颅 MRI：同心圆性硬化（"同心圆"征）

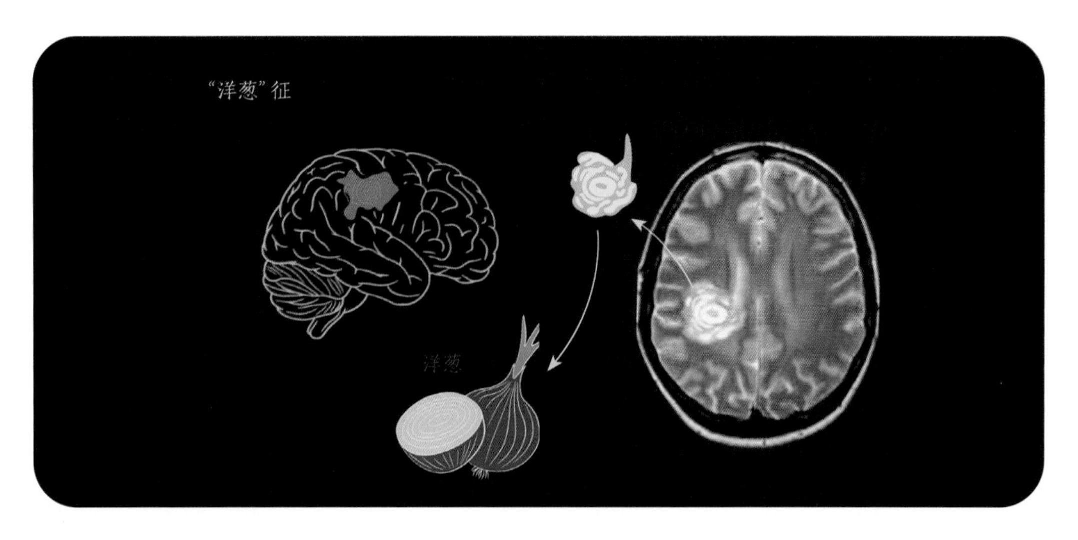

图 5-8　头颅 MRI 水平位：同心圆性硬化（"洋葱"征）

五、肾上腺脑白质营养不良

肾上腺脑白质营养不良（adrenoleuko dystrophy，ALD）是基因缺陷导致的一种遗传性、脂质代谢紊乱性疾病。脂肪酸在体内沉积，主要是肾上腺和脑白质，造成肾上腺皮质病变和脑白质脱髓鞘。脑白质脱髓鞘多分布于枕叶和顶叶，也可累及脑干和视神经（图 5-9）；典型的影像学征象为"虎纹"征（图 5-10），此外，与"虎"相关的疾病，还有小脑发育不良性神经节细胞瘤和苍白球色素变性（图 5-11）。

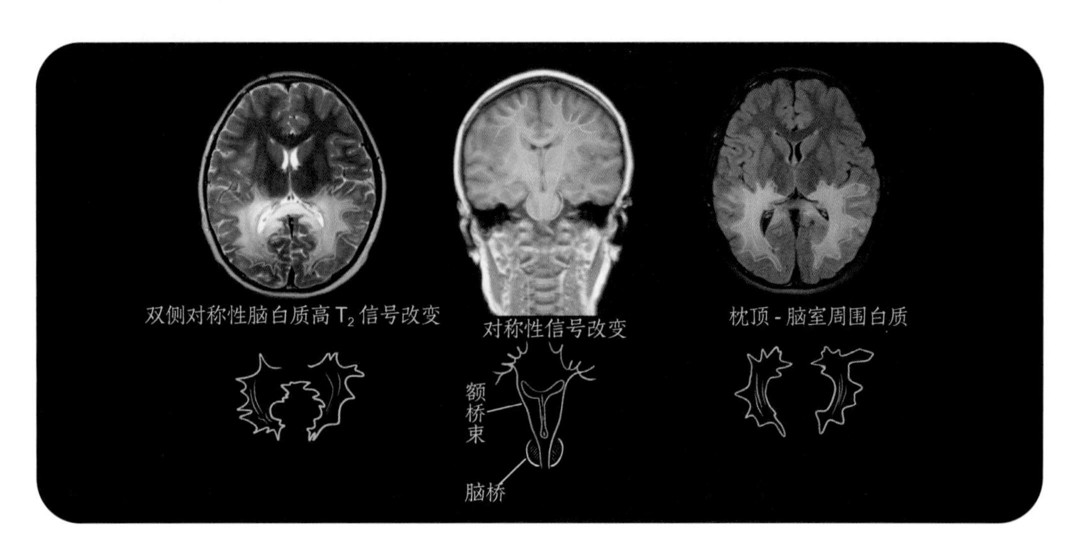

图 5-9　头颅 MRI：肾上腺脑白质营养不良

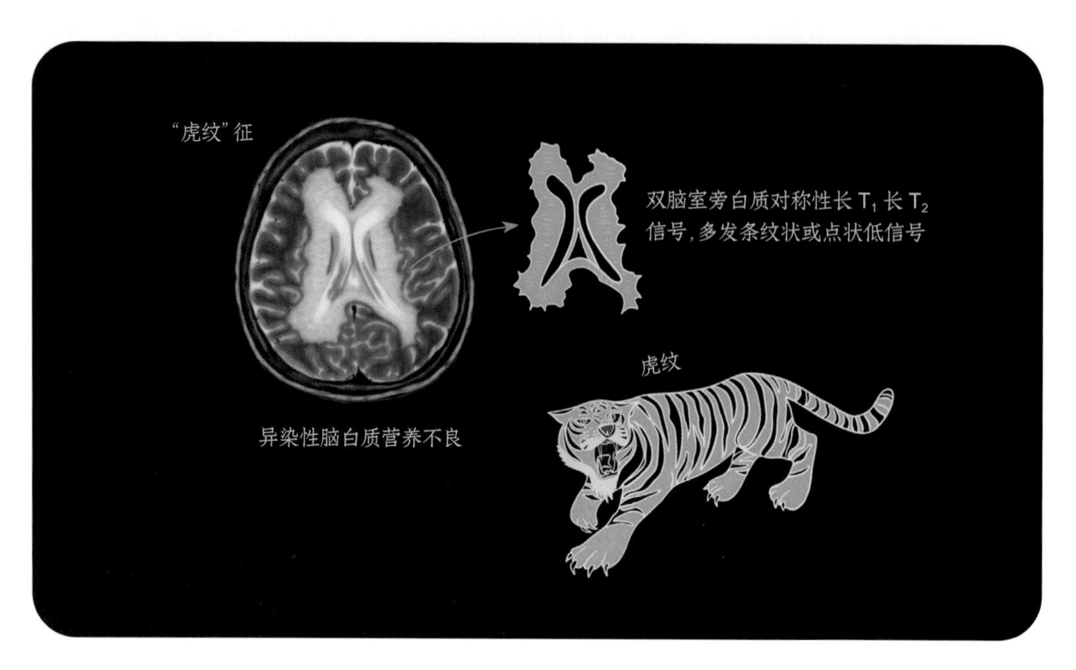

图 5-10　头颅 MRI 水平位：肾上腺脑白质营养不良的“虎纹”征

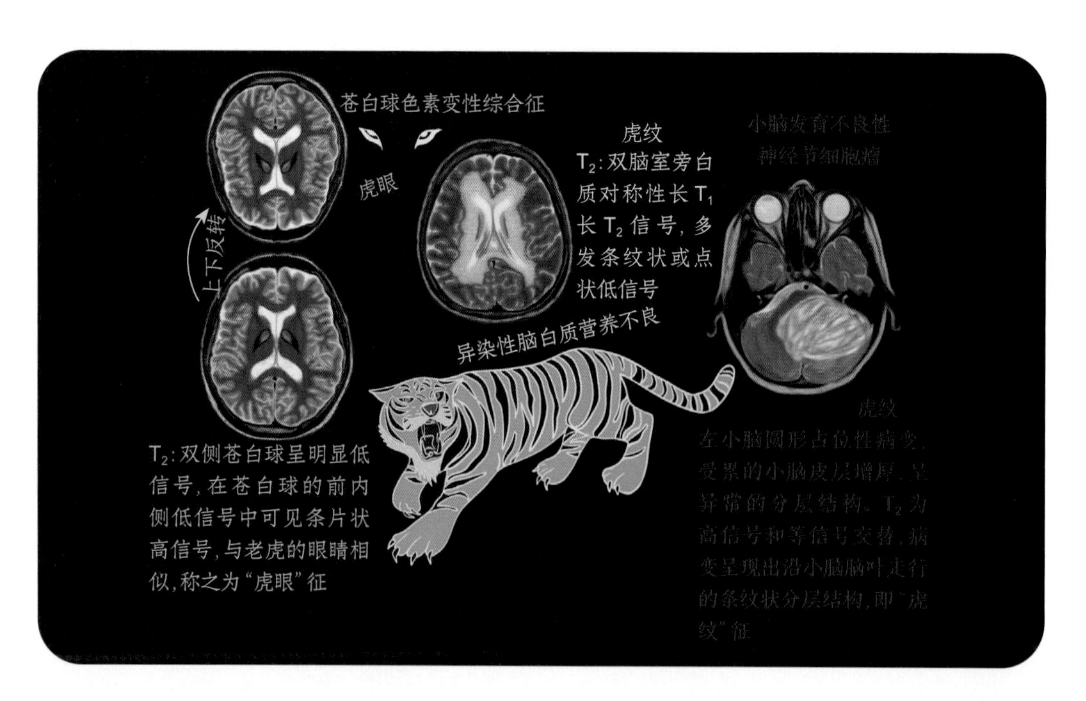

图 5-11　颅内与“虎”相关的病变

六、进行性核上性麻痹

进行性核上性麻痹(progressive supranuclear palsy,PSP)是一种非常少见的神经系统退行性病变,可累及多个系统,有类“帕金森”的表现,病因尚不明确。PSP 多发生于 50～60 岁的男性患者。主要临床表现有:垂直性核上性眼肌麻痹、锥体外系肌僵直、步态共济失调和轻度痴呆。PSP 的典型 MRI 征象有:“蜂鸟”征(图 5-12)和“牵牛花”征(图 5-13)。

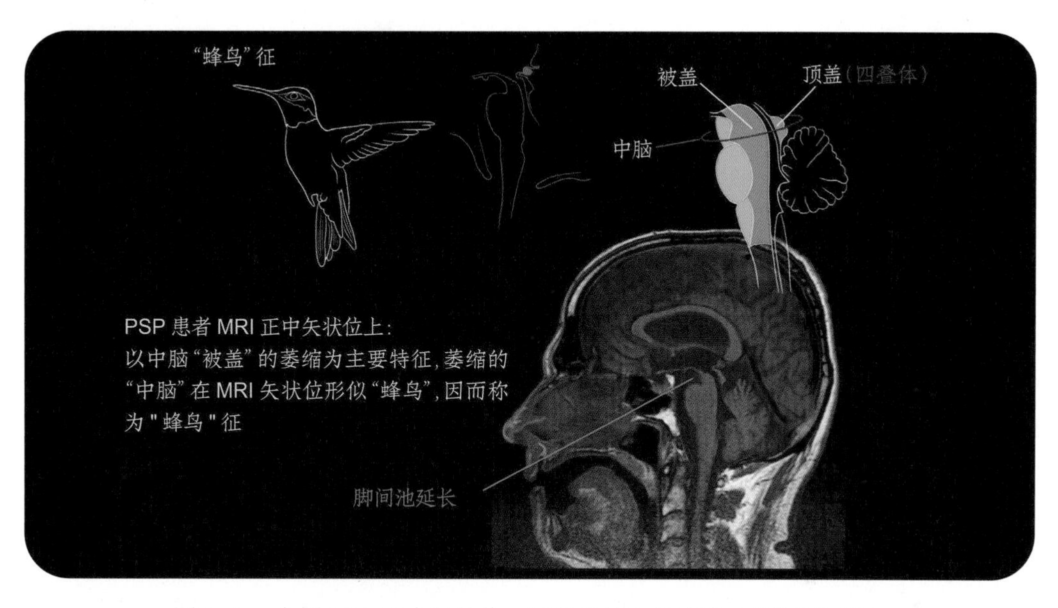

图 5-12 头颅 MRI 正中矢状位:进行性核上性麻痹(“蜂鸟”征)

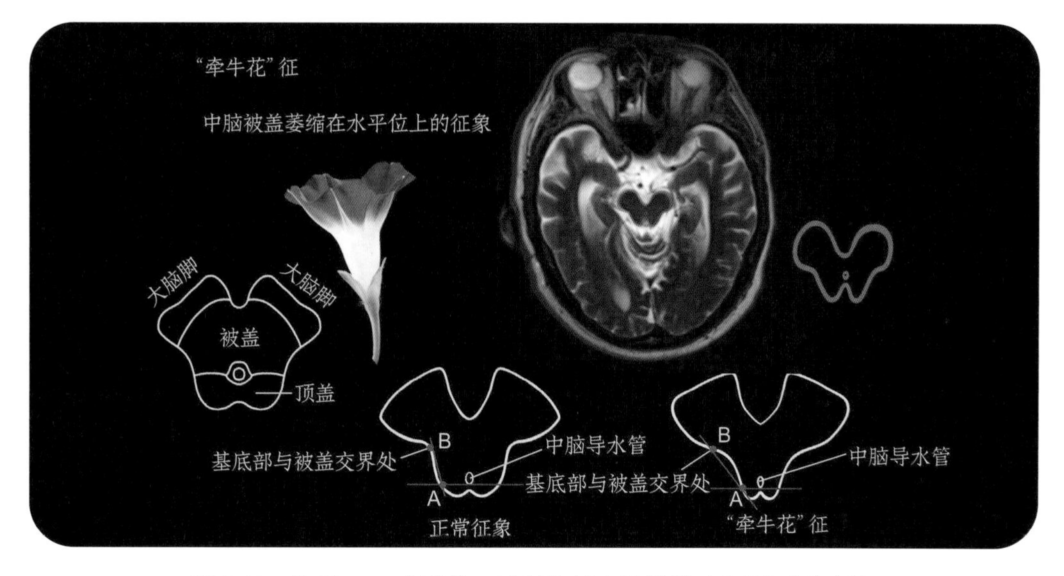

图 5-13 头颅 MRI 水平位:进行性核上性麻痹(“牵牛花”征)

七、多系统萎缩

多系统萎缩(multiple system atrophy,MSA)是成人的散发性神经系统退行性疾病。MSA 的临床表现为:自主神经功能障碍、对左旋多巴类药物反应不良的帕金森综合征、小脑性共济失调和锥体束征等。MSA 的典型头颅 MRI 征象为"十字面包"征(图 5-14)。

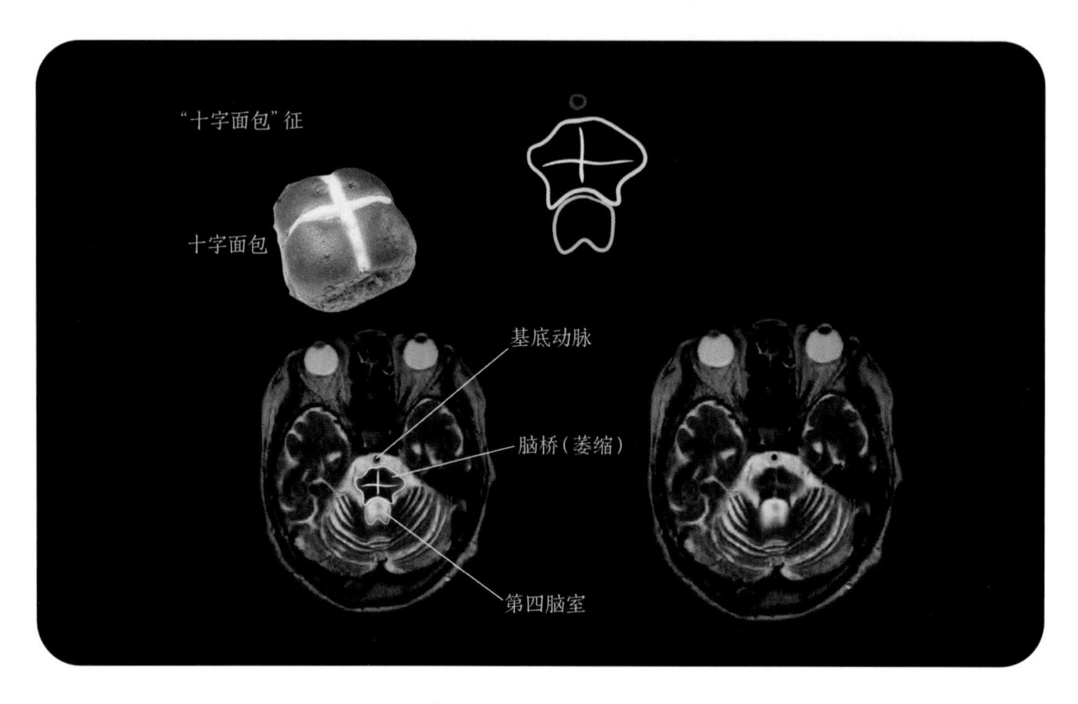

图 5-14　头颅 MRI 水平位:多系统萎缩("十字面包"征)

第六章

脑积水

脑积水不是“脑子进水了”，而是“脑子里的水多了”（图 6-1）。脑里本来就有“水”，这些“水”称为脑脊液。脑积水是由于脑脊液分泌过多、吸收减少或循环通路受阻，脑脊液在脑室系统和 / 或蛛网膜下腔内积聚（图 6-2），常伴有颅内压增高及其他神经功能障碍的症状（如视力下降或失明）。准确地说，脑积水不是一种病，它是其他疾病引起的一种临床和影像学表现。

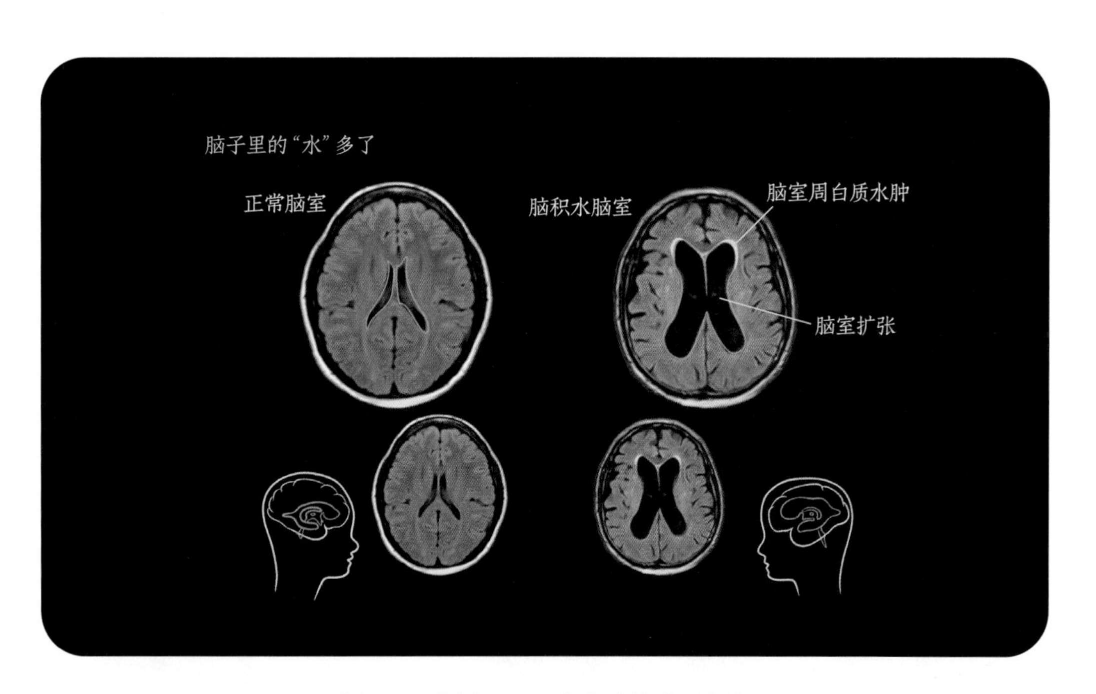

图 6-1　头颅 MRI：脑积水的直观征象

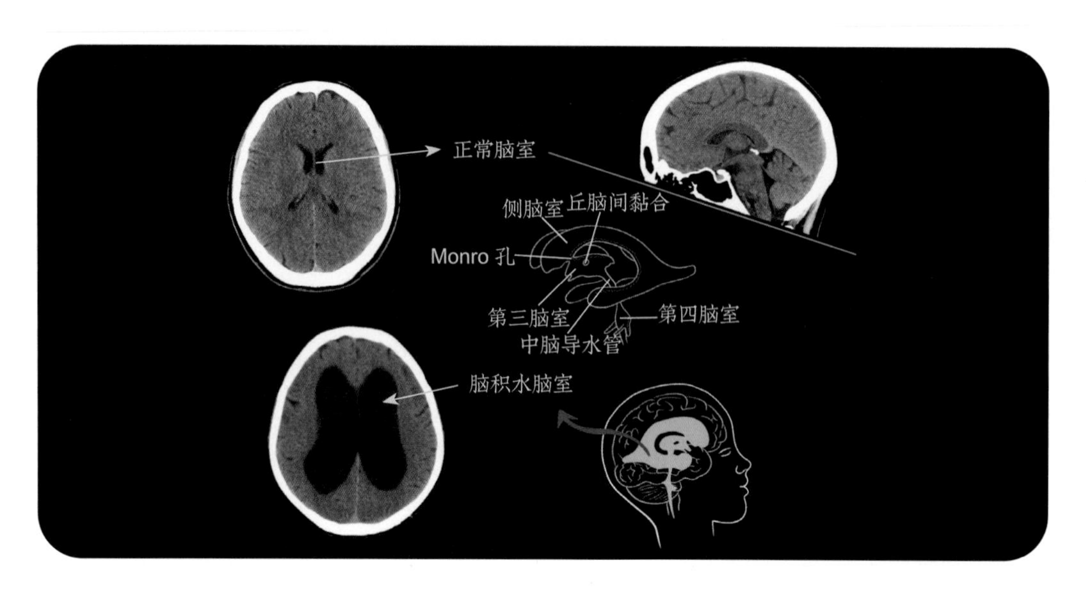

图 6-2　头颅 CT：正常脑室和脑积水脑室

一、成人脑积水

成人脑积水的病因有颅脑外伤、脑出血、颅内肿瘤和颅内感染等，按照颅内压的状况，分为高颅内压性脑积水和正常压力脑积水。

1. 高颅内压性脑积水

（1）“戴帽”征和“穿鞋”征（图 6-3）。

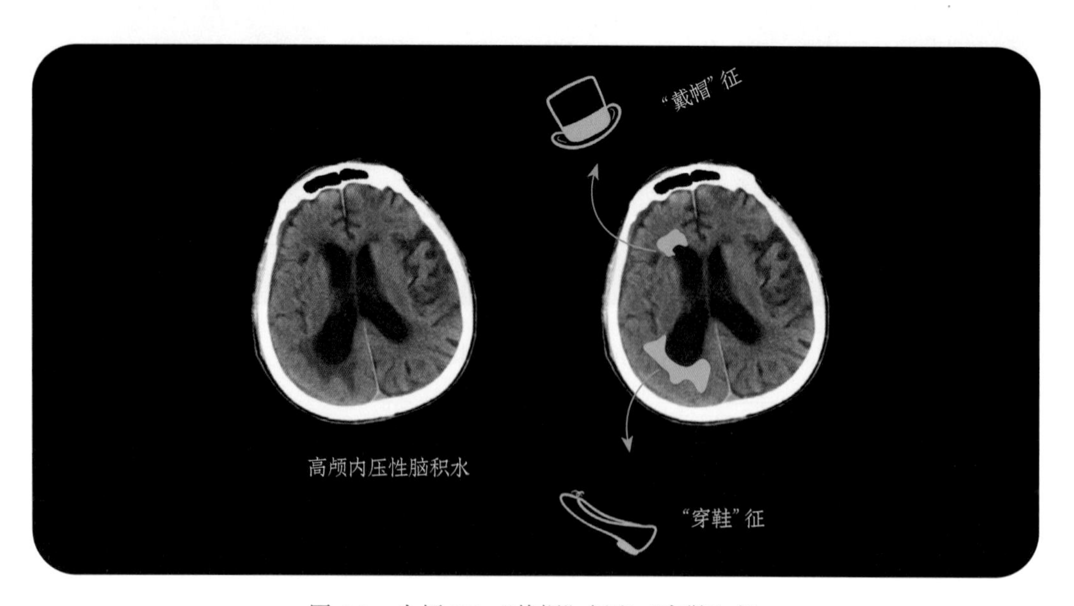

图 6-3　头颅 CT：“戴帽”征和“穿鞋”征

（2）脑室周围低密度征（图 6-4）。

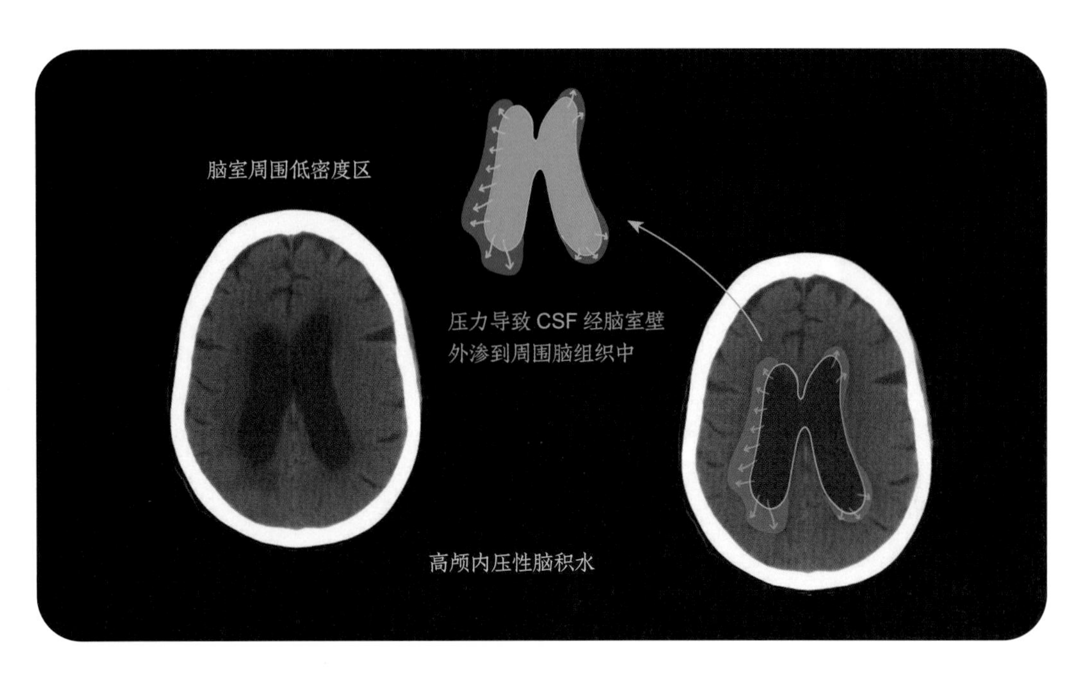

图 6-4 头颅 CT：脑室周围低密度征

CSF：脑脊液。

（3）额角圆钝征（图 6-5）。

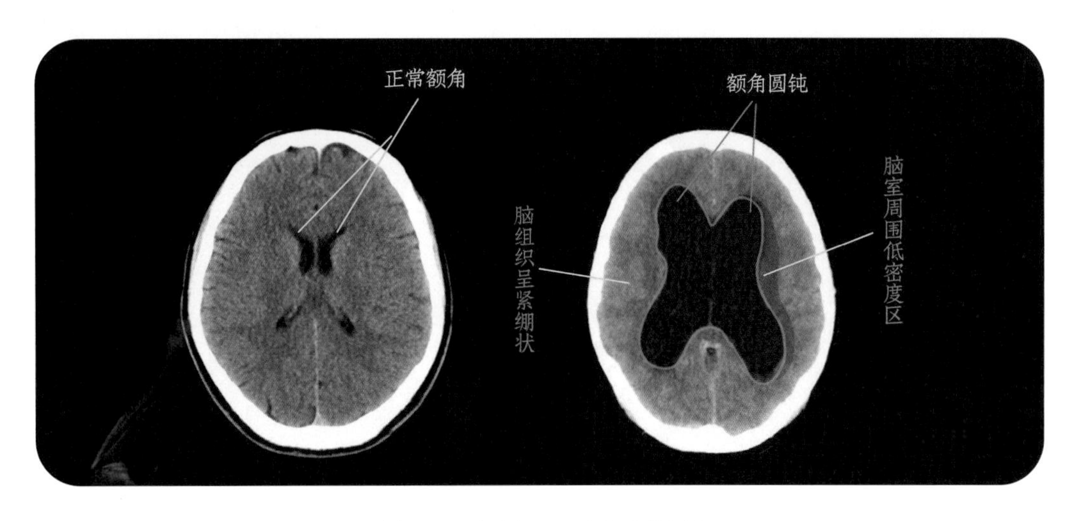

图 6-5 头颅 CT：额角圆钝征

（4）Evan's 指数（图 6-6）。

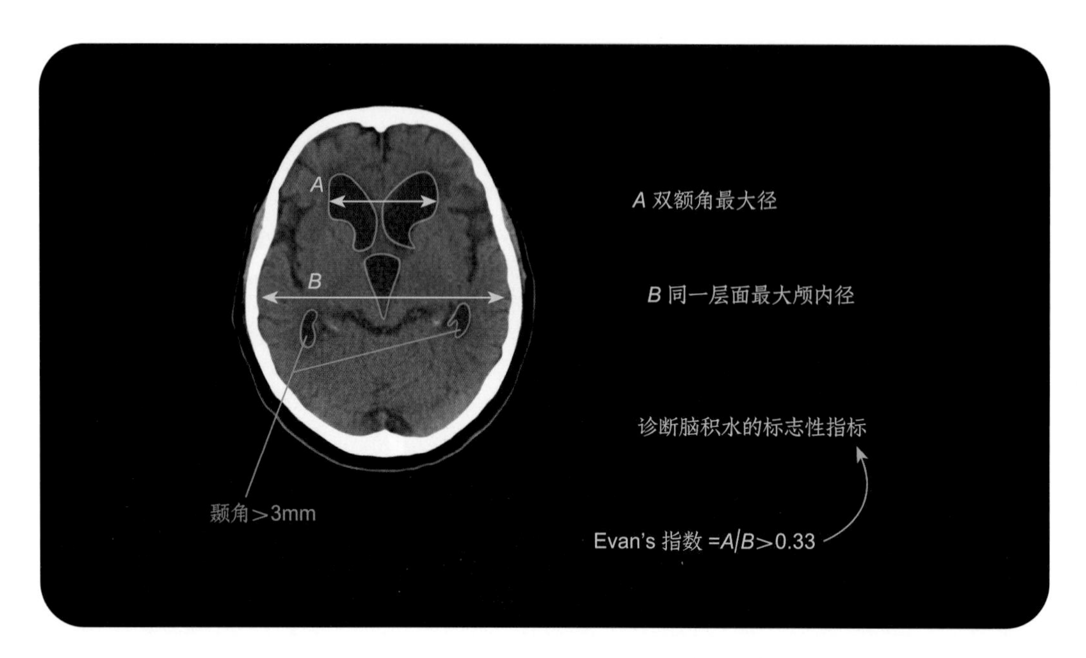

图 6-6　头颅 CT：脑积水的 Evan's 指数

（5）胼胝体角度（图 6-7）。

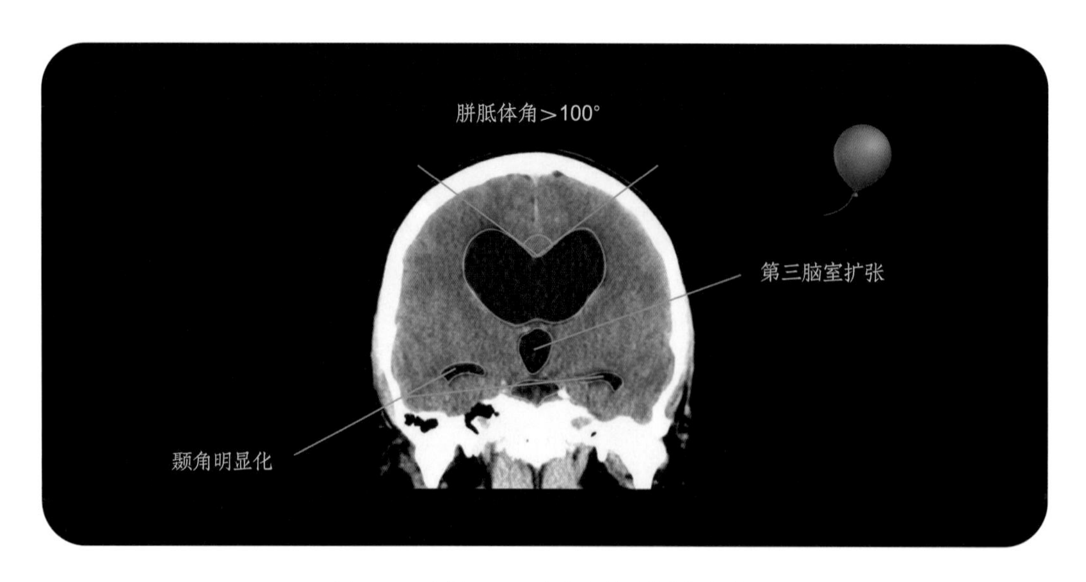

图 6-7　头颅 CT：脑积水的胼胝体角度

（6）头颅 CT 冠状位颞角扩展和侧脑室“心形”扩张（图 6-8）。

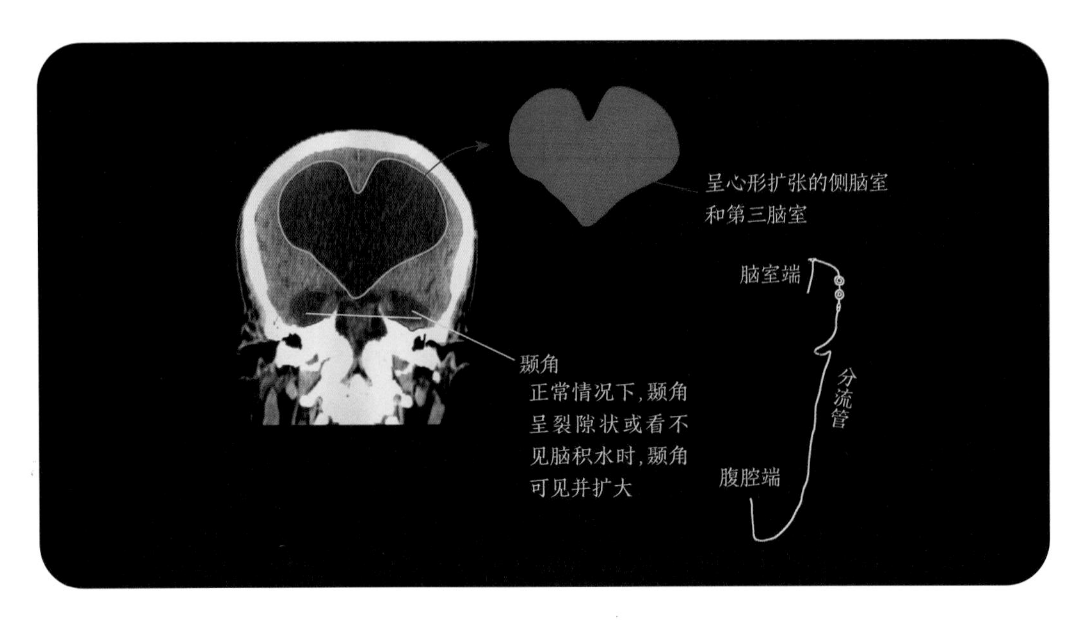

图 6-8 头颅 CT：“心形”脑积水

（7）头颅 CT 水平位“米老鼠头”征（图 6-9）。

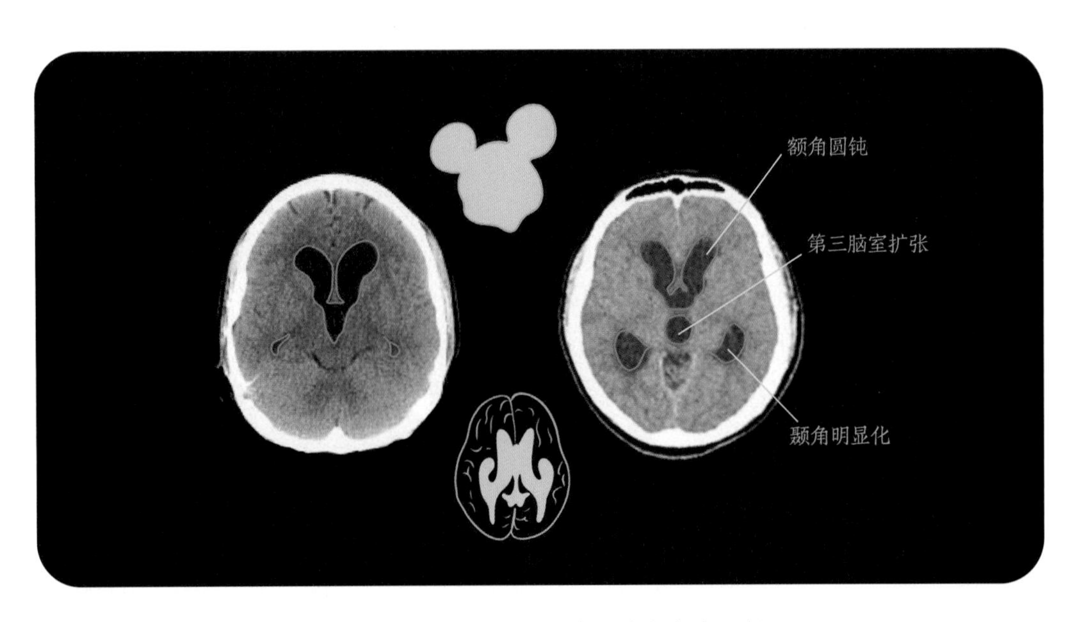

图 6-9 头颅 CT：脑积水“米老鼠头”征

（8）中脑导水管梗阻导致的脑积水（图 6-10）。

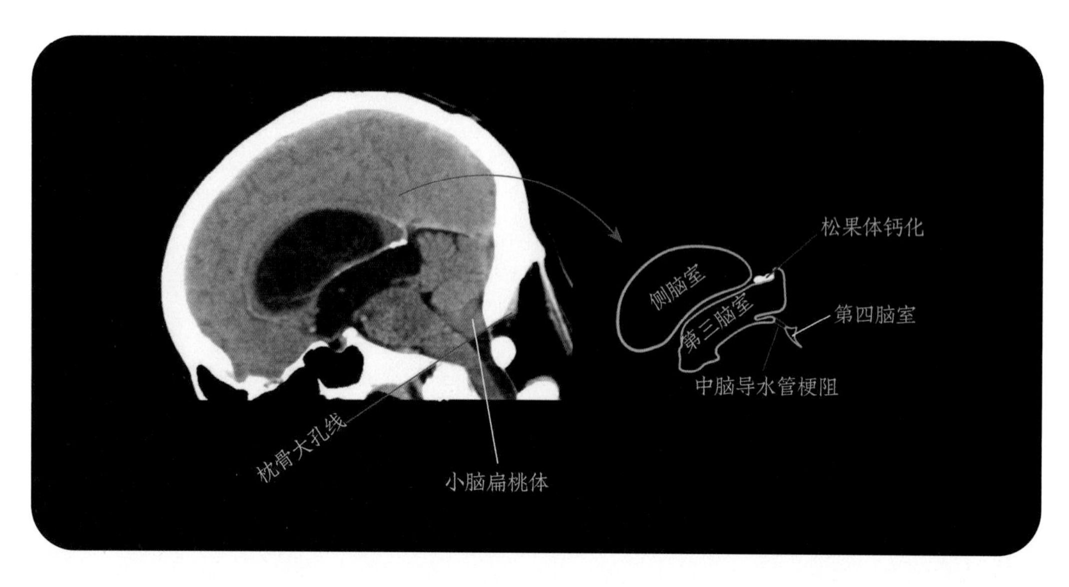

图 6-10　头颅 CT：中脑导水管梗阻性脑积水

（9）梗阻性脑积水的梗阻部位多在中脑导水管处，以双侧脑室和第三脑室扩张为主（图 6-11）。

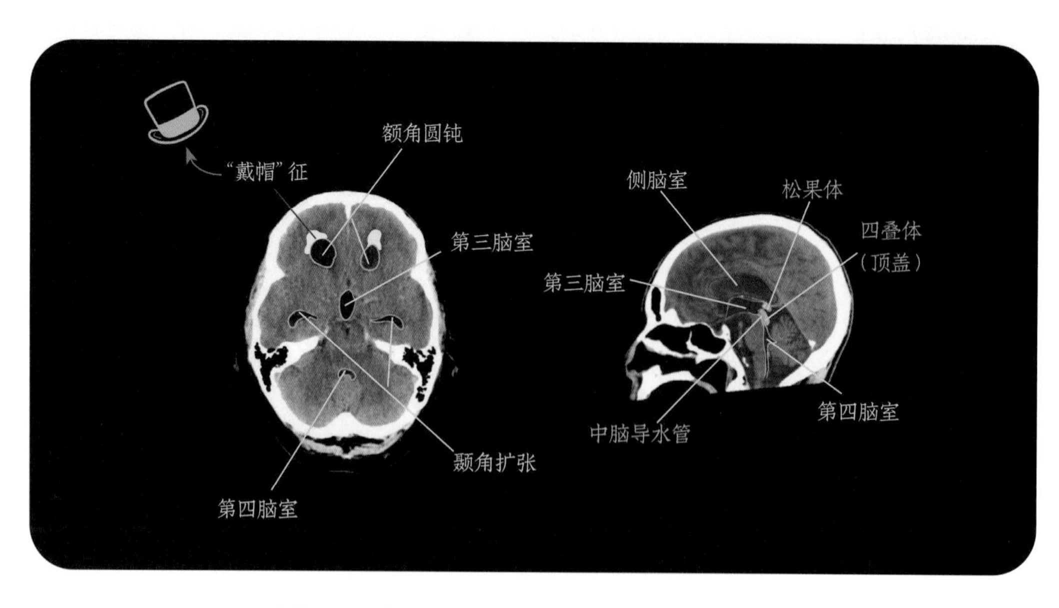

图 6-11　头颅 CT：梗阻性脑积水的影像征汇总

2. **正常压力脑积水** 正常压力脑积水是腰穿显示颅内压正常，而头部 CT/MRI 显示脑室扩大的一种脑积水。典型的“三联征”为：智力减退、行走困难和尿失禁。正常压力脑积水的颅内压在正常范围内，但实质上是一种波动性的颅内压增高。正常压力脑积水除具有高颅内压性脑积水的影像征外，还可以根据冠状位胼胝体角（图 6-12）和脑组织的萎缩情况（图 6-13）进行诊断。

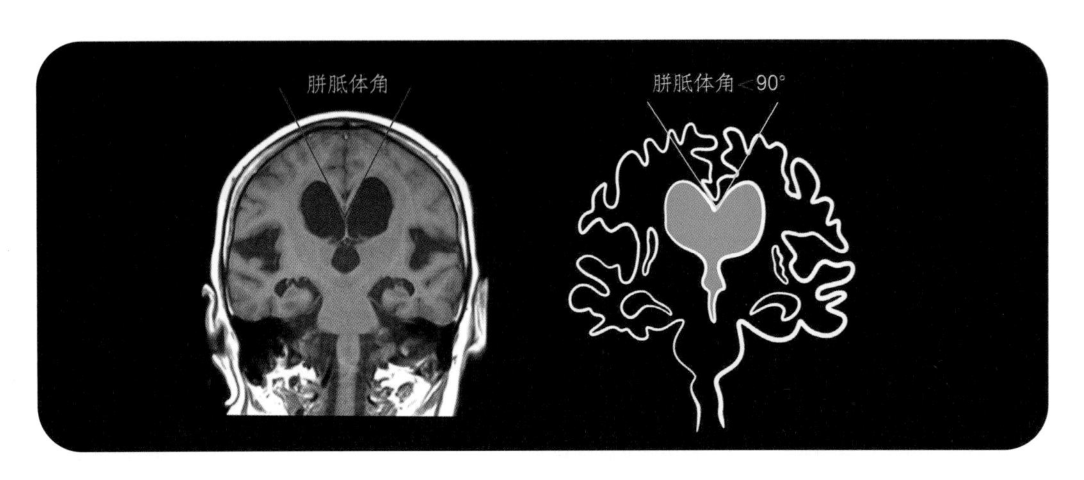

图 6-12 头颅 MRI：正常压力脑积水胼胝体角度

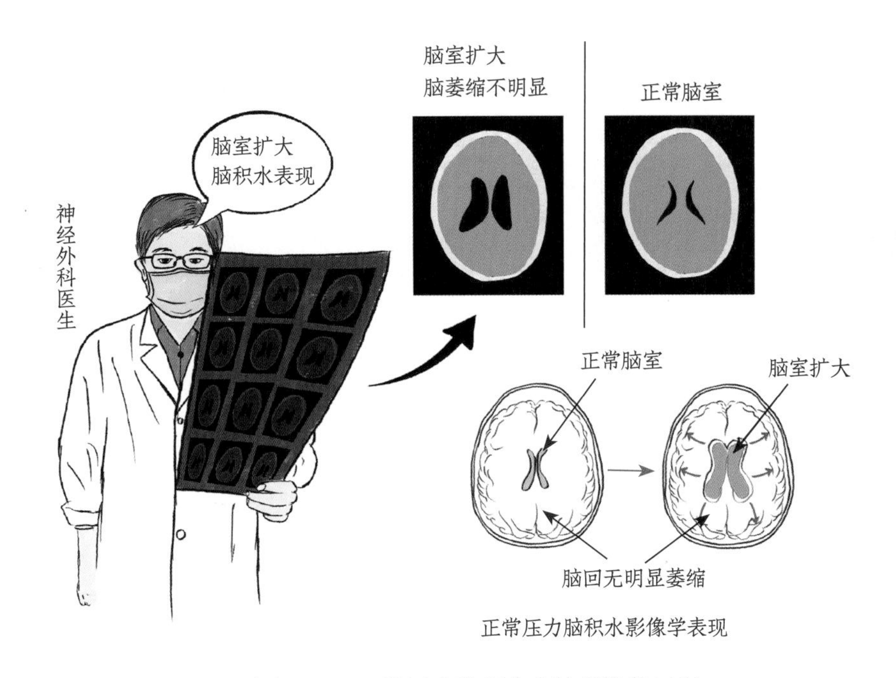

图 6-13 正常压力脑积水和脑萎缩的区别

二、儿童脑积水

多种原因造成脑室系统内脑脊液积聚过多，大量脑脊液压迫脑组织并引起脑室扩大，导致颅内压增高（图 6-1、图 6-2），进而引起脑功能障碍。脑积水在儿童中表现为头围增大、“落日眼”征和前囟增大等，轻症者可无头颅外观的异常。

三、脑脊液分流术

脑脊液分流术（图 6-14）不是治愈脑积水，是将脑脊液引流到其他体腔；一旦分流管断裂、梗阻或感染等，脑积水会再次出现。

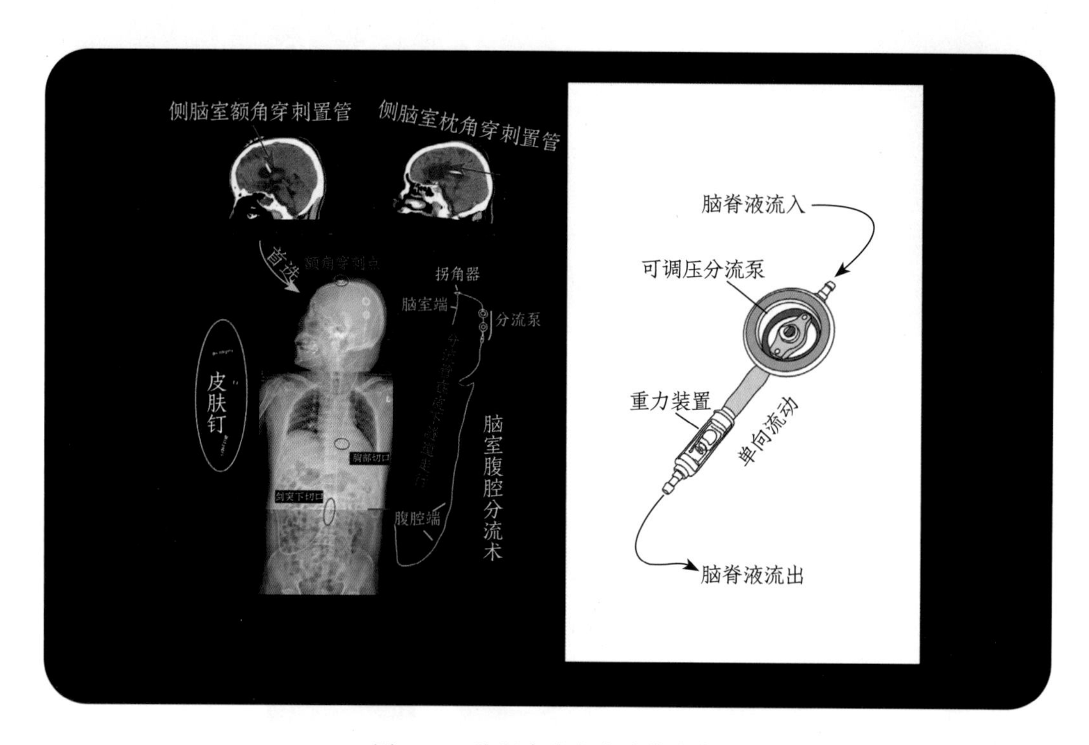

图 6-14 脑积水脑室腹腔分流术

第七章

颅内感染

病原体侵入颅内后导致的感染，称为颅内感染。依据感染部位分为脑膜炎、脑炎和脑膜脑炎。病原体包括细菌、病毒、真菌、寄生虫、支原体、衣原体和立克次体等，所以颅内感染是一个非常广的概念。开放性颅脑损伤、开颅手术和面部危险三角区感染等是导致颅内细菌感染的常见方式。真菌感染多与自身免疫力降低有关。食用生的食物易造成寄生虫感染。

一、细菌感染

引起颅内感染的常见细菌有脑膜炎球菌、肺炎球菌、流感嗜血杆菌、葡萄球菌、大肠埃希菌、变形杆菌、沙门菌属以及绿脓杆菌等。细菌引起颅内感染的途径有直接感染、病灶感染、血行感染和由脑脊液的进入所引起。

1. 脑脓肿 脑脓肿为局灶性脑实质感染，可分为三期：急性脑炎期、化脓期和包膜形成期。头颅 MRI 增强扫描时，可见中央呈坏死区，无强化，周边壁呈薄厚一致的环状强化，即“指环”征，在环状强化的外围可以看到指状水肿（图 7-1）。

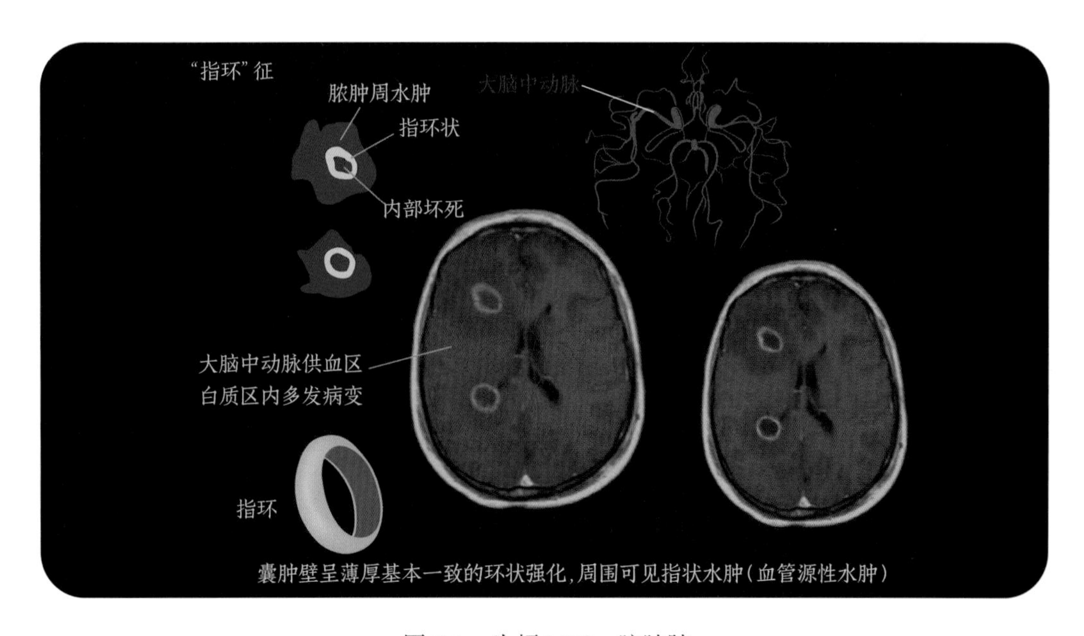

图 7-1 头颅 MRI：脑脓肿

2. **结核性脑膜炎**　结核性脑膜炎好发于脑底部,炎性渗出常进入基底池中,如脚间池、鞍上池和环池等(图 7-2),在影像学表现为上述部位的脑膜强化。继发的血管狭窄和闭塞,容易导致基底节区梗死;此外,儿童还常见脑积水。结核性脑膜炎的 MRI 征象有:基底池强化、脑积水和结核球;磁共振波谱成像(MRS)显示脂质峰(表示病变内部坏死),其他峰不明显(图 7-3)。

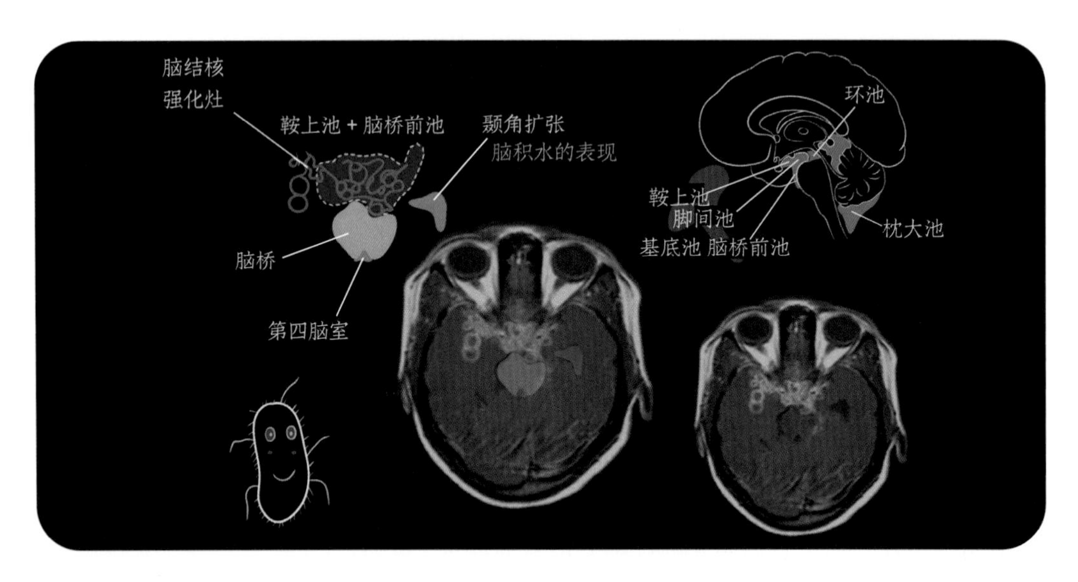

图 7-2　头颅 MRI：脑结核

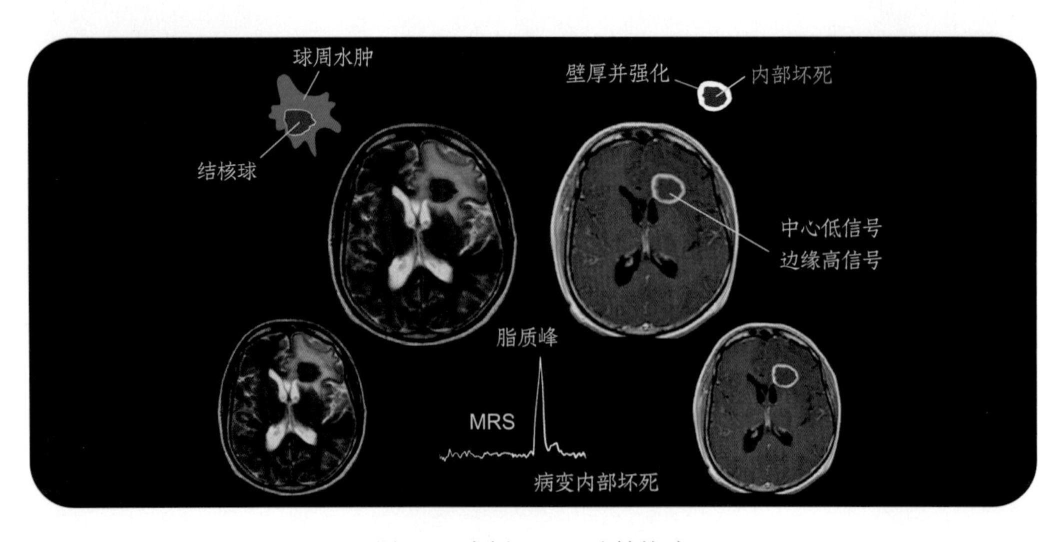

图 7-3　头颅 MRI：脑结核球

MRS：磁共振波谱成像

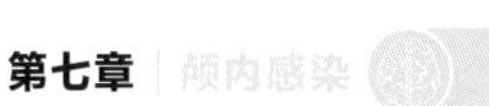

二、病毒感染

病毒多导致脑实质的炎症，临床表现有发热、头痛、食欲缺乏、浑身酸痛等。

1. **单纯疱疹病毒感染** 单纯疱疹病毒通过嗅神经和三叉神经侵入脑组织，常选择性损伤额叶基底部和颞叶，通常不累及基底节区。影像上显示的病灶分布多不对称，可从颞叶内侧面、额叶眶面延续累及扣带回、岛叶，而基底节区通常豁免，形成典型的“料理刀”征（图 7-4）。

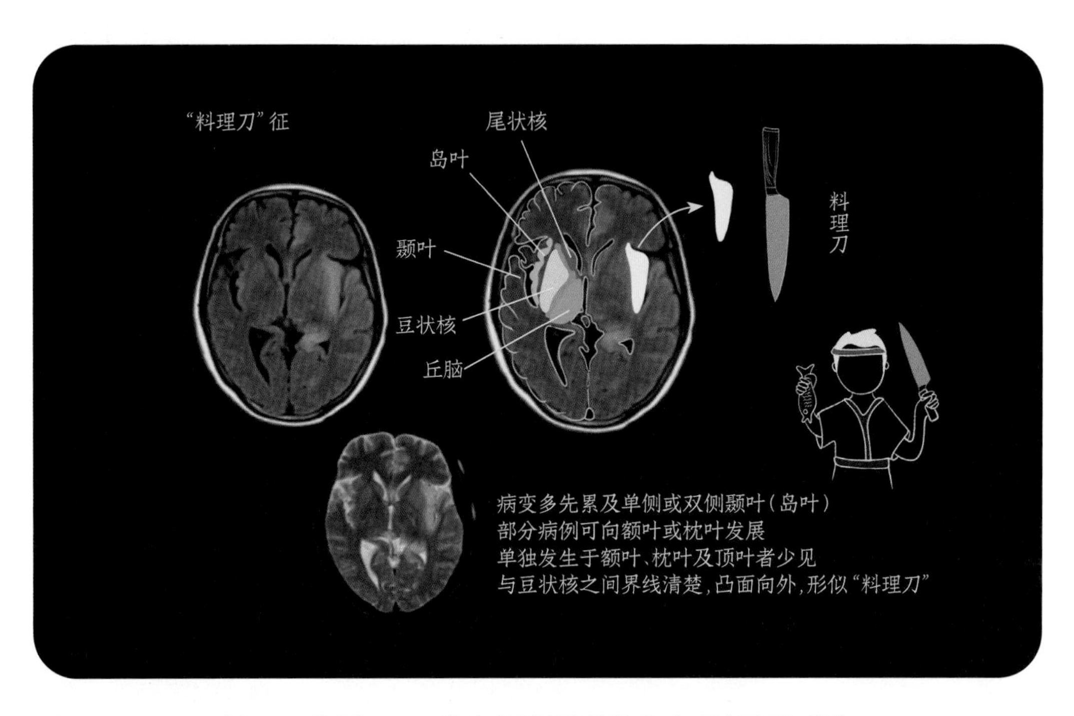

图 7-4 头颅 MRI：单纯疱疹病毒性脑炎（“料理刀”征）

2. **EB 病毒感染** 基底节区包括尾状核、豆状核和丘脑，尾状核和豆状核在前端相连接，并不完全分开，合为纹状体。EB 病毒对基底节区具有特殊的亲和性，MRI 的 T_2WI 上常可见双侧纹状体高信号改变，形成“纹状体突显征”（图 7-5），也可累及丘脑、脑白质、脑干和胼胝体压部等，但少见。

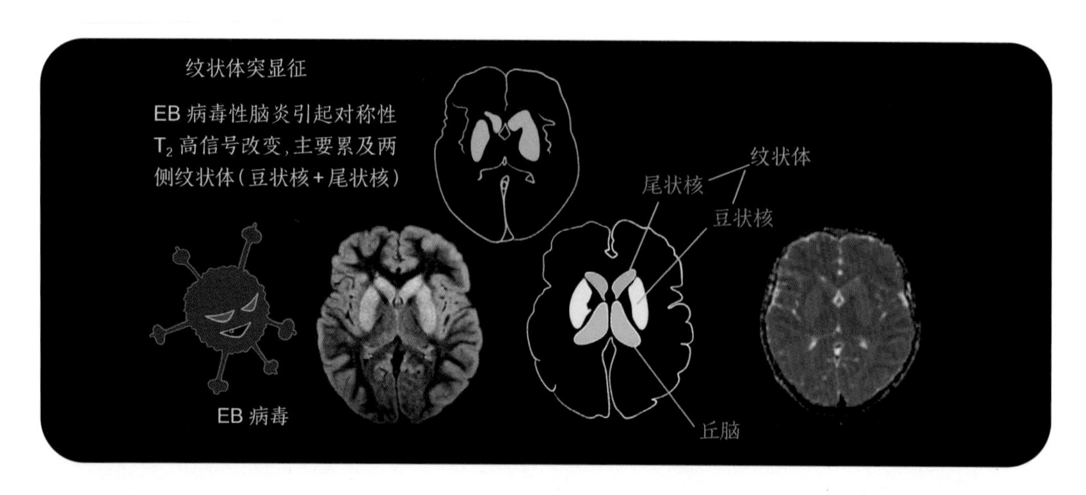

图 7-5　头颅 MRI：脑 EB 病毒感染

三、真菌感染

真菌感染主要见于糖尿病患者和免疫力低下者，可导致脑膜炎、脑炎、肉芽肿性炎、继发性脑出血和脑梗死等。临床上，常见病变有隐球菌脑膜炎和真菌性动脉瘤。

1. **隐球菌脑膜炎**　隐球菌脑膜炎是新型隐球菌感染导致的脑膜炎，可以慢性起病或者亚急性起病，抵抗力差者多急性起病。头颅 MRI 检查表现为脑深部结构的点状异常信号区（图 7-6），部分患者累及小脑部位（图 7-7）。

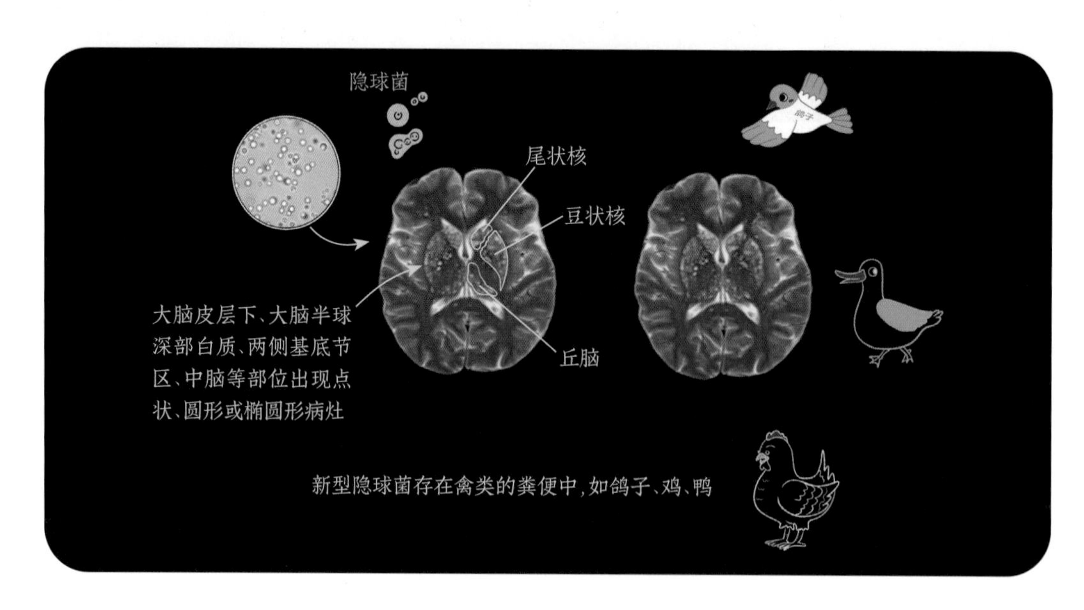

图 7-6　头颅 MRI：脑隐球菌感染

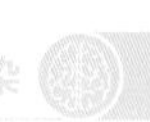

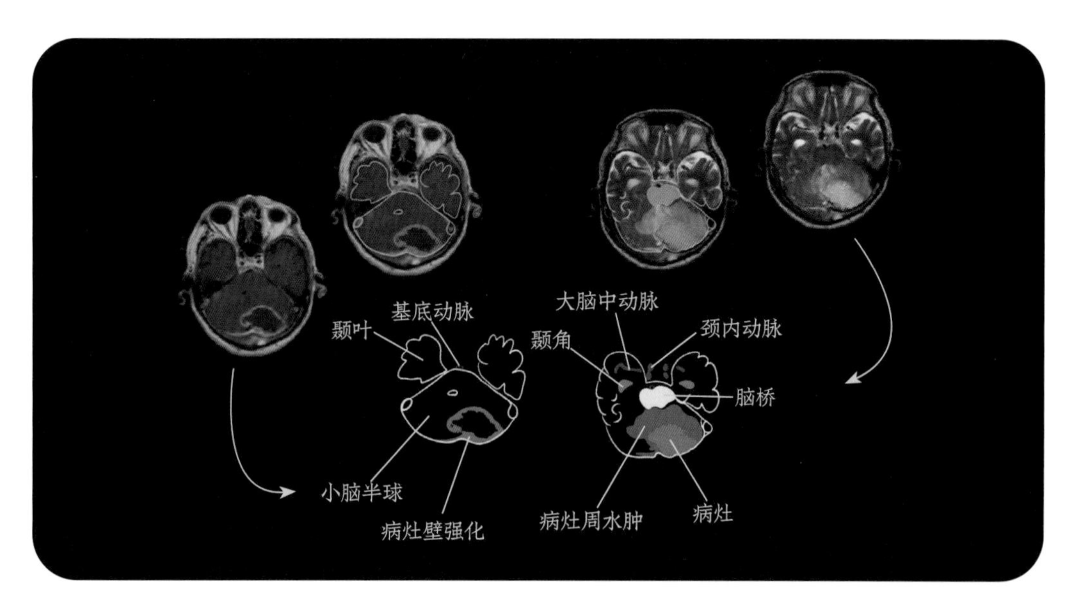

图 7-7　头颅 MRI：左小脑半球隐球菌感染

2. **真菌性动脉瘤**　真菌性动脉瘤是脑血管局部真菌性动脉炎所致，在心内膜炎患者及静脉毒品滥用者中多见。真菌性动脉瘤常位于前循环的远端分支，多为"纺锤"形，瘤体直径较小（图 7-8），DSA 是真菌性动脉瘤检测的金标准（图 7-9）。

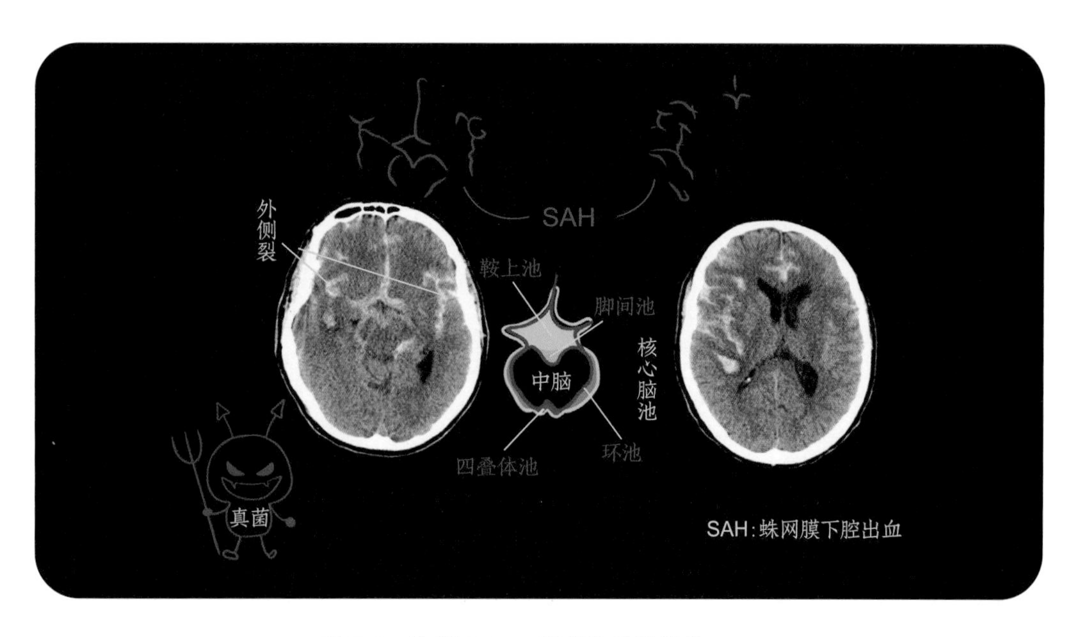

图 7-8　头颅 MRI：真菌性动脉瘤性 SAH

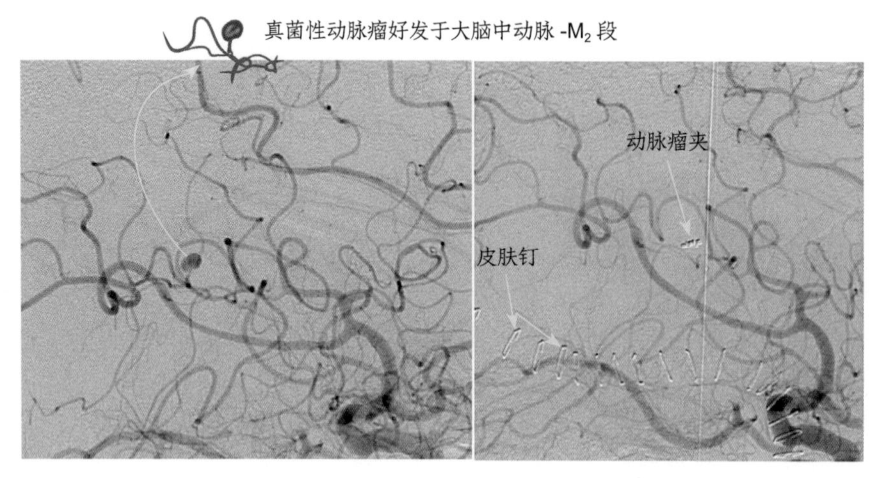

图 7-9　真菌性动脉瘤术前和术后

四、寄生虫感染

寄生虫进入颅内会导致脑的寄生虫感染，如脑棘球蚴病、脑囊虫病等。颅内寄生虫感染的临床表现多样，常见的症状是反复癫痫发作（大发作或失神发作），以及头痛、恶心、呕吐和视物不清等颅内压增高的症状；此外，还可出现精神失常和智力衰退。

1. **脑棘球蚴病**　脑棘球蚴病是细粒棘球绦虫（棘球蚴）引起的一种慢性寄生虫病。头颅 MRI 检查可见含有子囊的棘球蚴囊肿，因子囊液较母囊液的密度低，可见母囊内子囊的数量及排列情况，呈“蜂巢状”（图 7-10）。

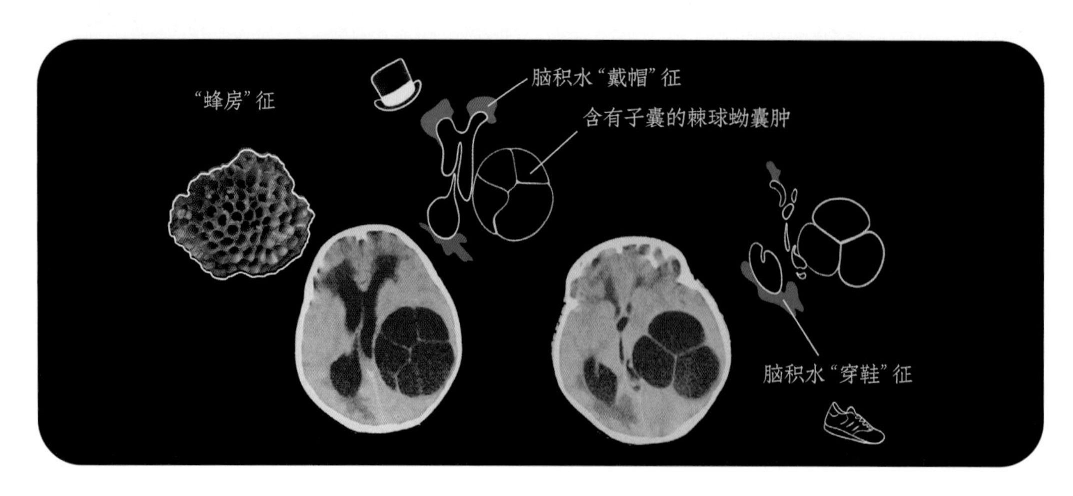

图 7-10　头颅 CT：脑棘球蚴病

2. **脑弓形虫病** 脑弓形虫病是由刚地弓形虫引起的一种脑部寄生虫病，约 50% 的弓形虫患者存在脑弓形虫病。MRI 特征为脑室周围白质与皮质区不规则长 T_1、长 T_2 异常信号区，可伴脑积水，典型征象为“偏心靶”征（图 7-11）。

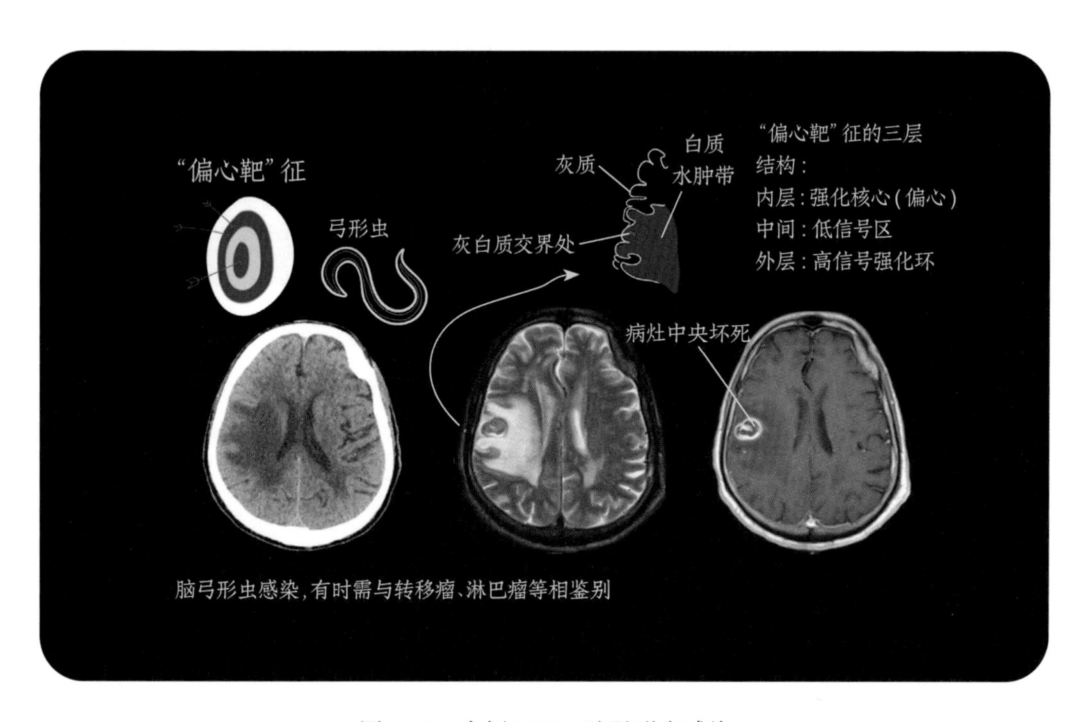

图 7-11 头颅 MRI：脑弓形虫感染

五、朊病毒感染

克 - 雅病（Creutzfeldt-Jakob disease，CJD）是一种中枢神经系统的慢性、进行性、人畜共患的传染病。其致病因子为朊病毒，朊病毒本身无核酸，但具有超强的感染力。CJD 的 MRI 表现分为两类：①皮层“花边”征，又叫“飘带”征；②“双曲棍球棒”征：表现为基底节区和丘脑的高信号，常累及的部位包括壳核、尾状核头、丘脑枕和背内侧丘脑（图 7-12）。

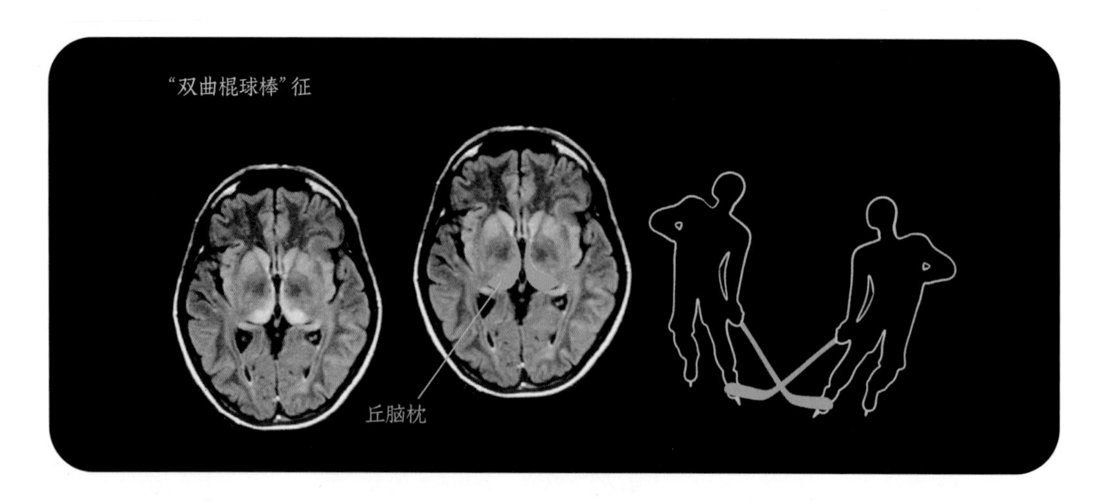

图 7-12　头颅 MRI：克 - 雅病（CJD）

“双曲棍球棒”征：表现为双侧丘脑枕和背内侧丘脑同时对称性受累的高信号病变（T_2、FLAIR 或 DWI），常见于变异型 CJD，在其他朊病毒病中也可见。

第八章

颅脑先天畸形

颅脑先天畸形包括颅骨和脑的先天性发育异常。由于优生优育的实施，颅骨的畸形在临床上已较为罕见。临床上，常见的脑发育异常包括畸形、囊肿和发育异常等。

一、胼胝体发育不全

胼胝体位于脑的核心区，是一个有髓神经纤维的集合体，连接双侧大脑半球。胼胝体发育不全可表现为部分胼胝体缺如或全部胼胝体及周围结构缺如(图 8-1、图 8-2)。先天性胼胝体缺如本身一般不产生症状，其症状与伴发的脑畸形有关。

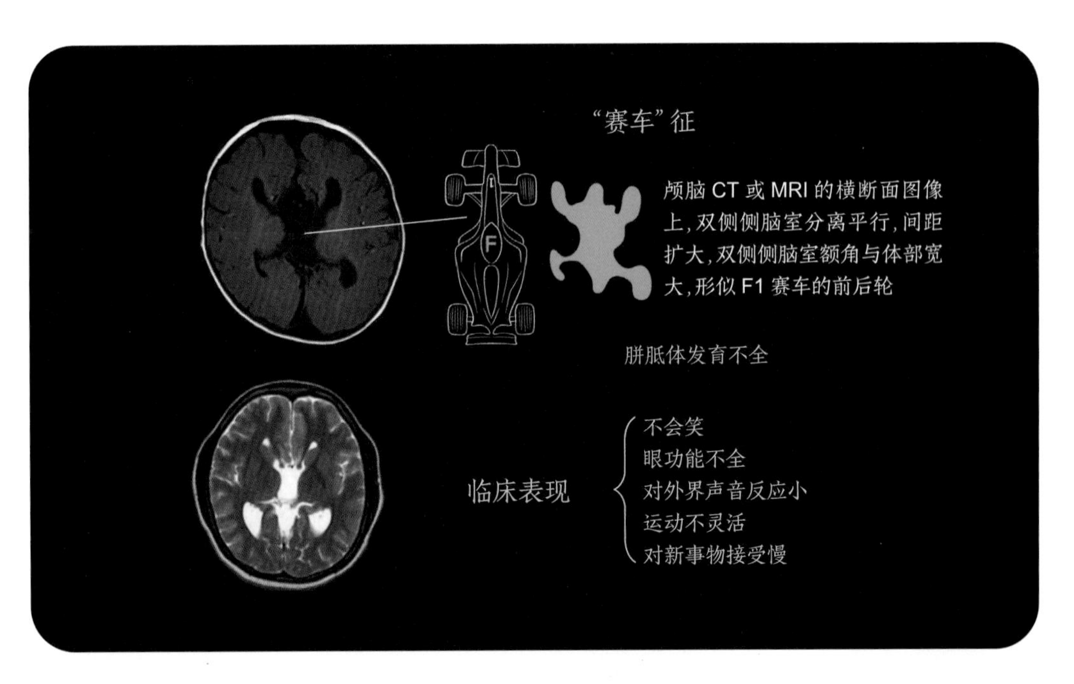

图 8-1　头颅 MRI：胼胝体发育不全的"赛车"征

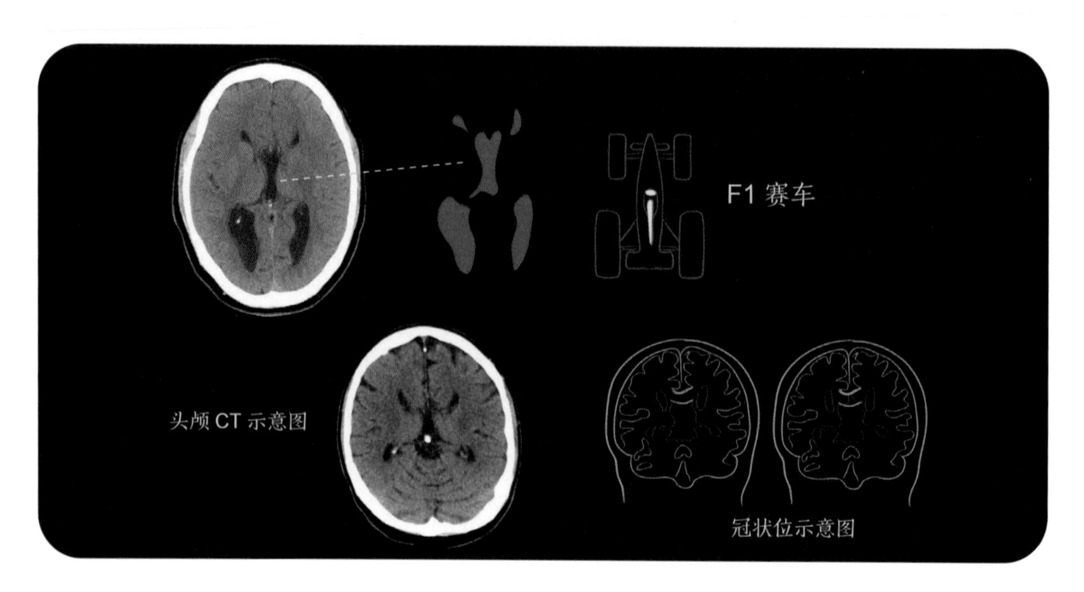

图 8-2 头颅 CT：胼胝体发育不全的“赛车”征

二、小脑扁桃体下疝畸形

小脑扁桃体下疝畸形又称 Chiari 畸形，其影像学表现为小脑扁桃体下部疝入椎管内，脑桥、延髓和第四脑室延长、扭曲，并向椎管内移位（图 8-3），约 56% 伴有脊髓空洞畸形。Chiari 畸形可分为 4 型：Ⅰ型、Ⅱ型、Ⅲ型、Ⅳ型。Chiari 畸形Ⅰ型较多见。诊断标准：小脑扁桃体下端疝出枕骨大孔平面大于 5mm（图 8-4）。

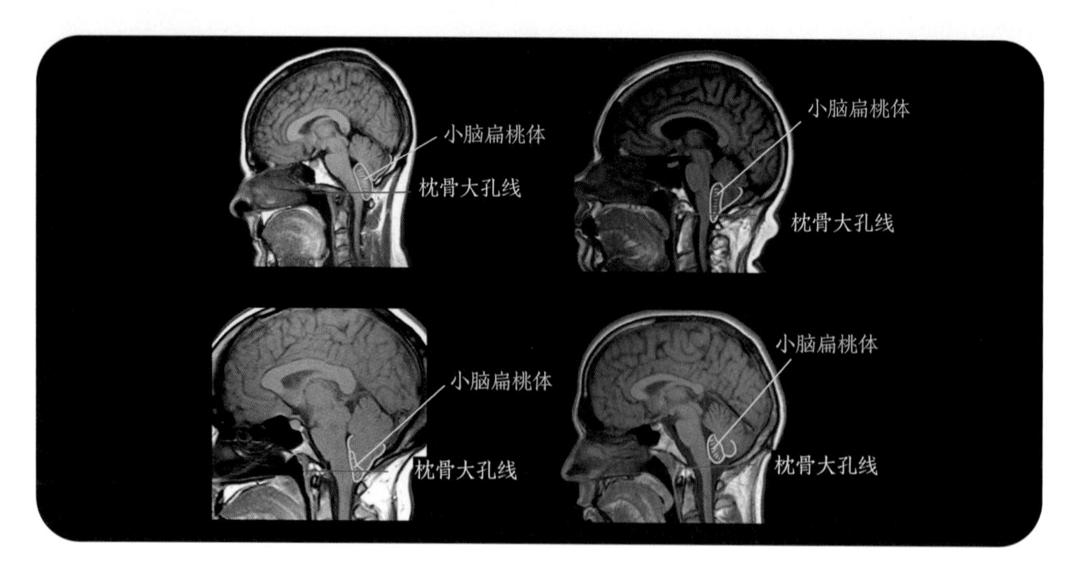

图 8-3 头颅 MRI：小脑扁桃体下疝畸形

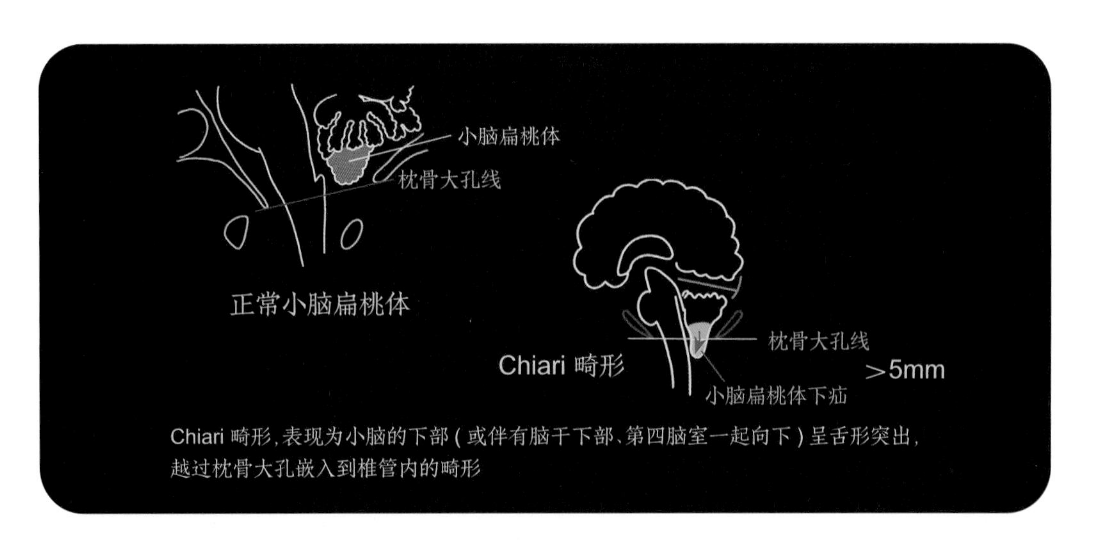

图 8-4　小脑扁桃体下疝畸形示意图

三、菱脑融合畸形

菱脑融合畸形（rhombencephalosynapsis，RES）是一种罕见的小脑发育畸形，原因和机制尚不明确。典型表现为小脑蚓部缺如，小脑半球背部、齿状核、小脑上脚融合。头颅 MRI-T_2 冠状位显示小脑半球融合，横向穿过中心，小脑蚓部缺如，侧脑室扩张（图 8-5）。

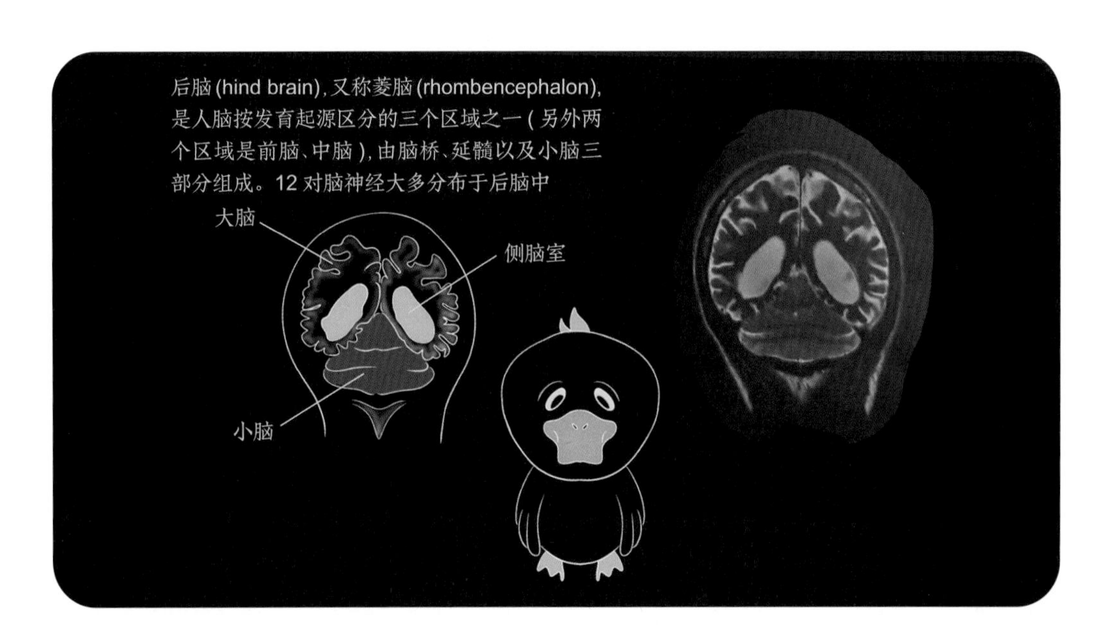

图 8-5　头颅 MRI：菱脑融合畸形的小脑畸形

四、Dandy-Walker 畸形

Dandy-Walker 畸形包含一系列颅后窝的异常：第四脑室扩张、小脑蚓部缺失、小脑延髓池（枕大池）扩张、侧脑室扩张（图 8-6、图 8-7、图 8-8）以及合并畸形，如胼胝体缺如、多囊肾、唇腭裂和心脏畸形等。

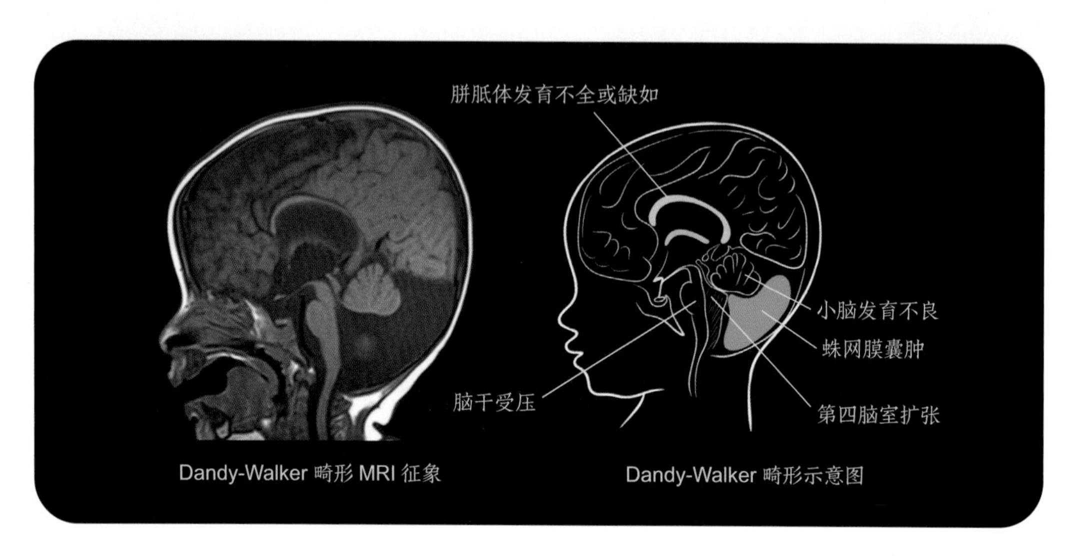

图 8-6　Dandy-Walker 畸形

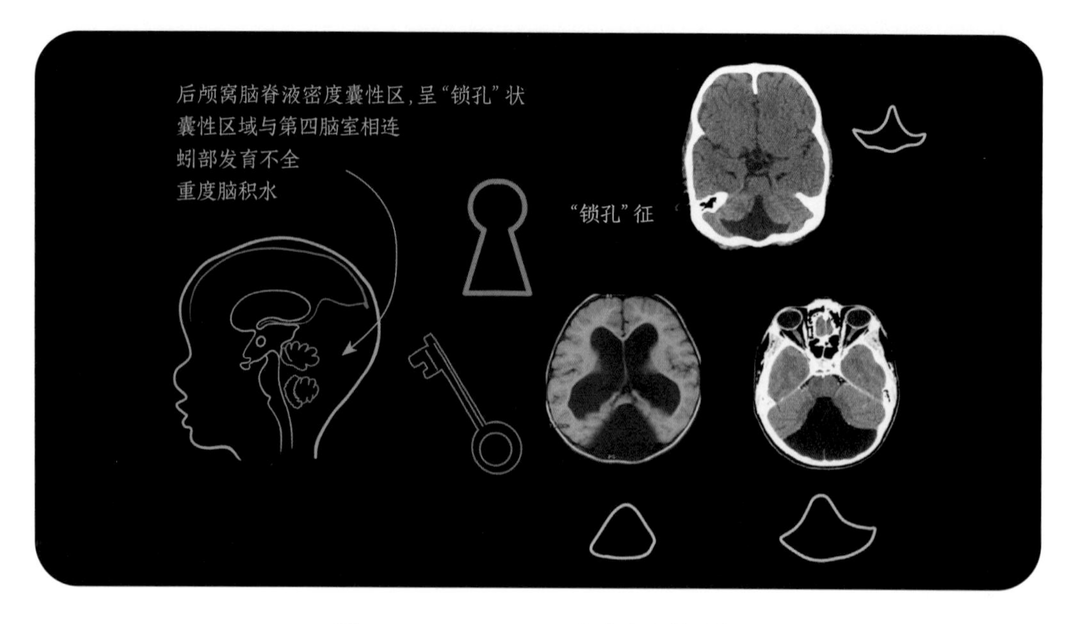

图 8-7　Dandy-Walker 畸形（变异型）

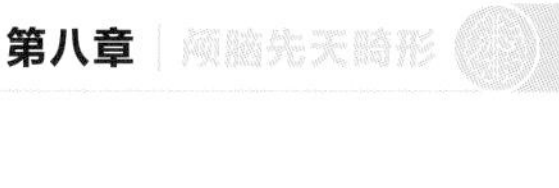

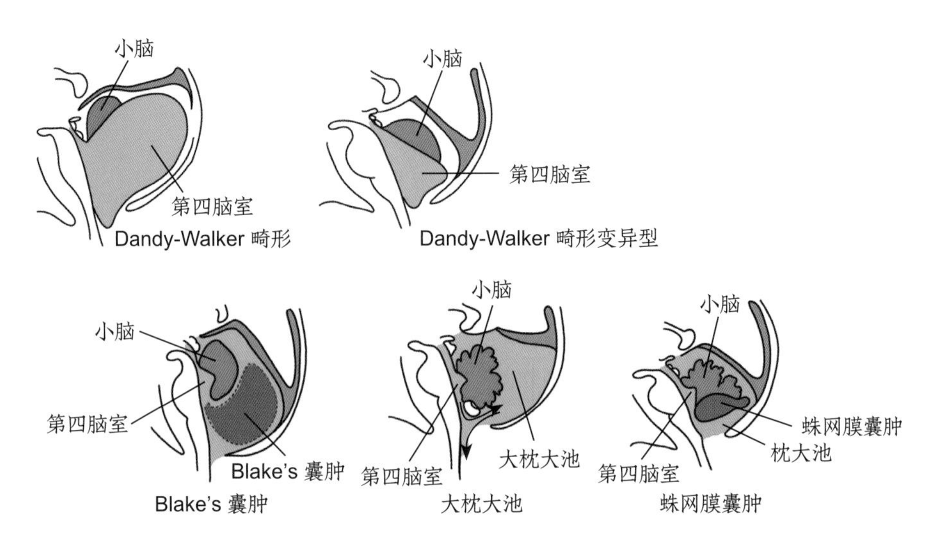

图 8-8 颅后窝囊肿性病变汇总

五、蛛网膜囊肿

蛛网膜囊肿属于颅内的一种先天畸形，是一种良性病变，常发生于外侧裂、颅后窝、桥小脑角区和鞍上池等处(图 8-9、图 8-10)。蛛网膜囊肿如同一个"充了水的气球"，头颅 CT 和 MRI 检查可以确诊(图 8-11)。蛛网膜囊肿患者基本上无症状，多因为外伤、体检和其他原因而意外发现(图 8-12、图 8-13)。位于枕大池的蛛网膜囊肿需要与大枕大池相鉴别(图 8-14)。

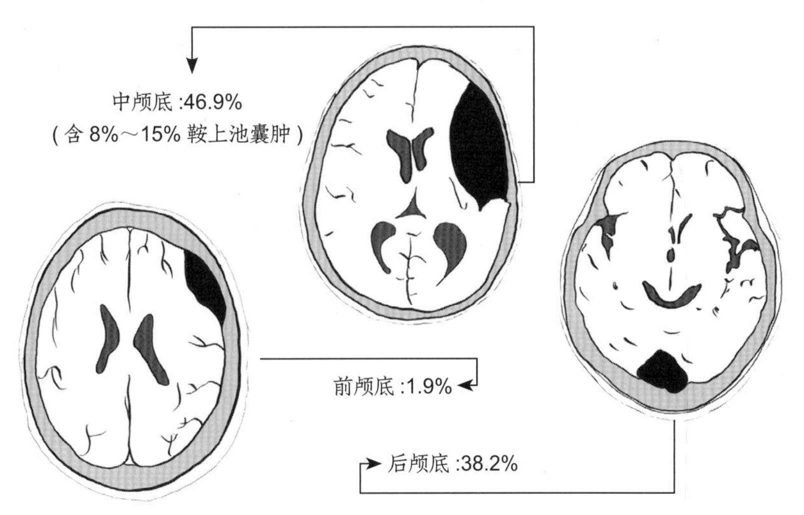

图 8-9 颅内蛛网膜囊肿的分布

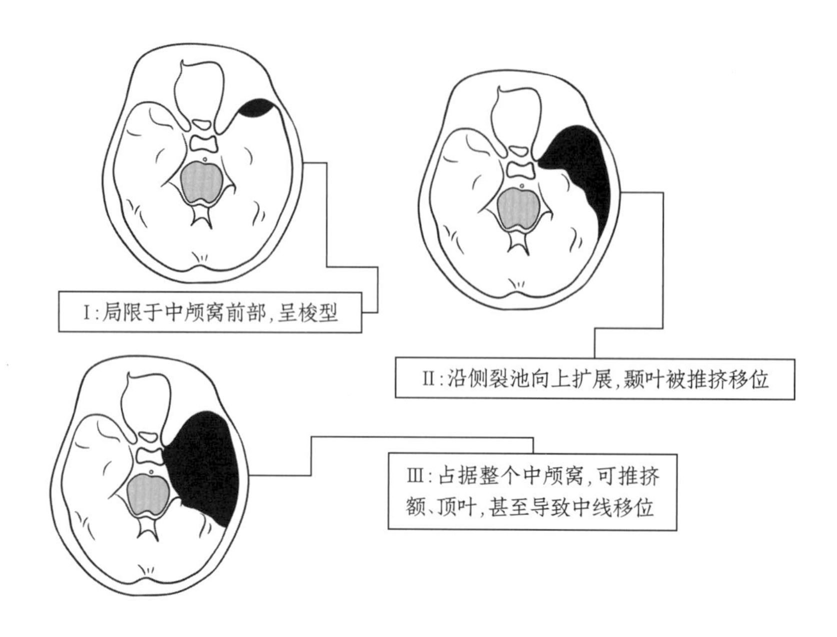

图 8-10　颞叶蛛网膜囊肿的 Galassi 分型

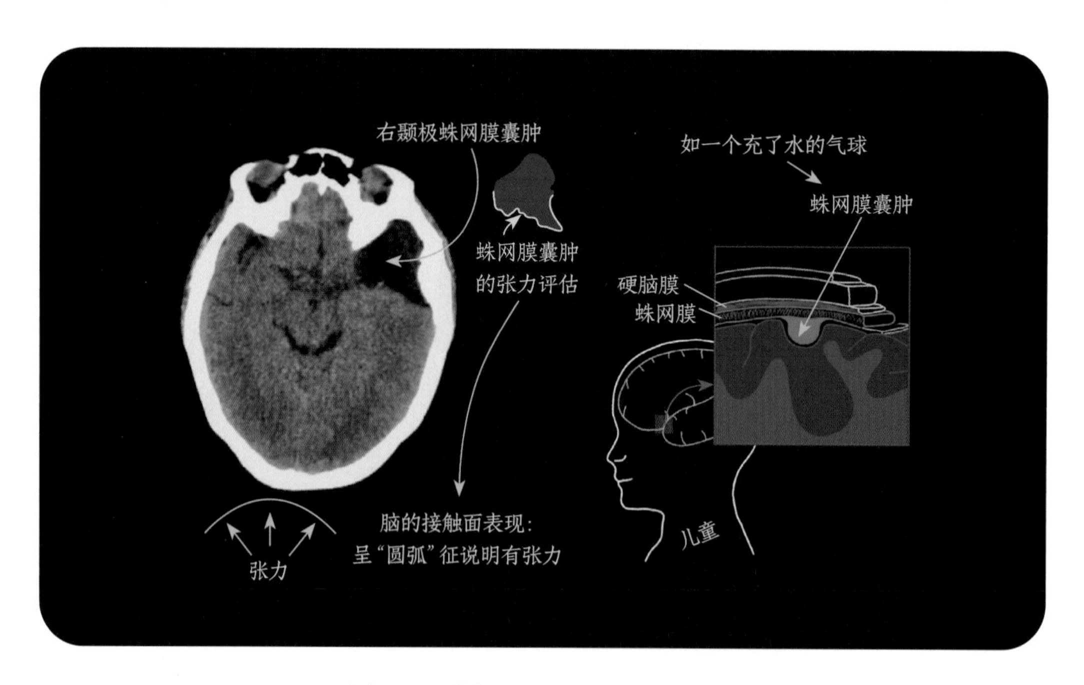

图 8-11　头颅 CT：颅内蛛网膜囊肿

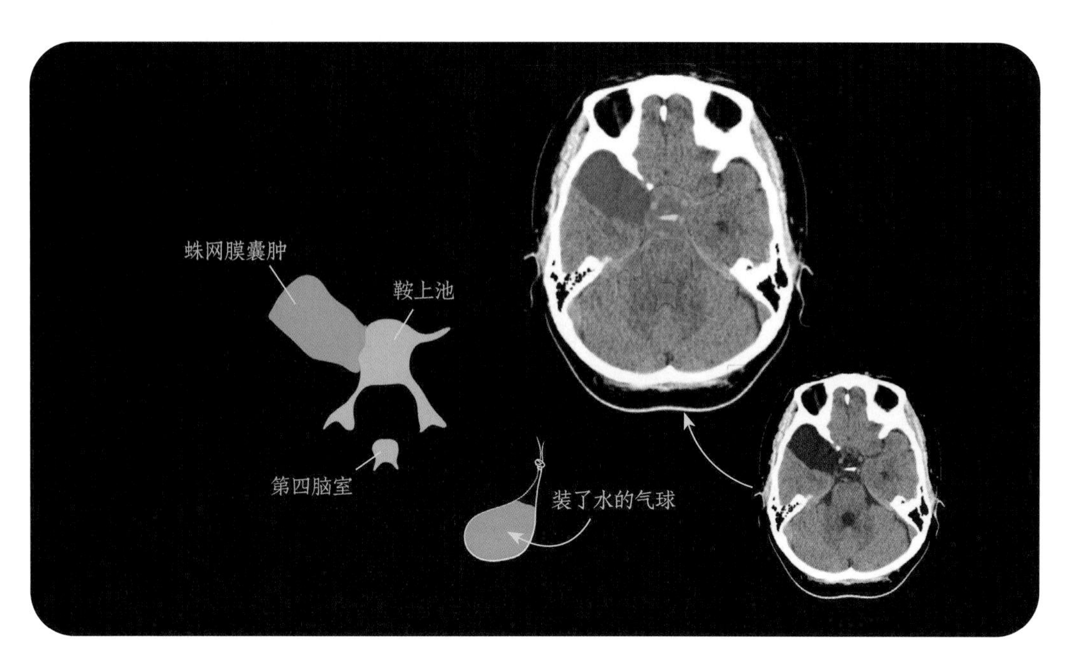

图 8-12 头颅 CT：颅内“意外”蛛网膜囊肿

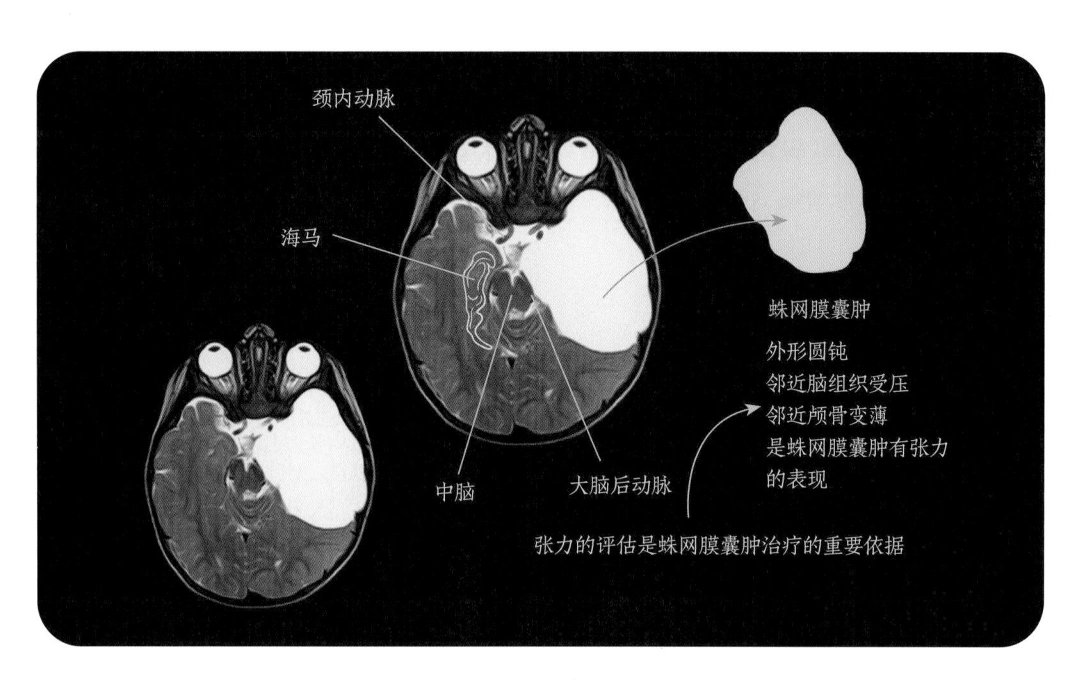

图 8-13 头颅 MRI：颅内“意外”蛛网膜囊肿

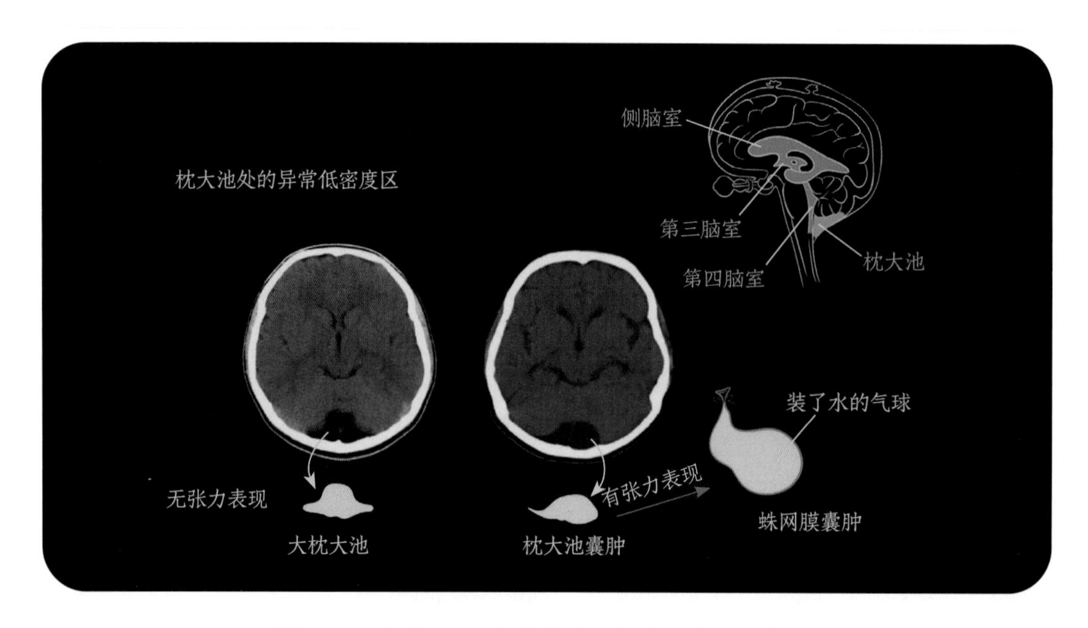

图 8-14　头颅 CT：大枕大池和枕大池蛛网膜囊肿

六、烟雾病

烟雾病（moyamoya disease）是一种病因不明的，以双侧颈内动脉末端、大脑前动脉和大脑中动脉起始部慢性进行性狭窄或闭塞为特征，并继发颅底异常血管网形成的一种脑血管疾病。这种颅底异常血管网在 DSA 图像上形似“烟雾”，故称为烟雾病（图 8-15、图 8-16）。烟雾病 MRI 的典型征象为“常春藤”征（图 8-17），软脑膜侧支在大脑表面表现为弥散信号增强，如同常春藤。

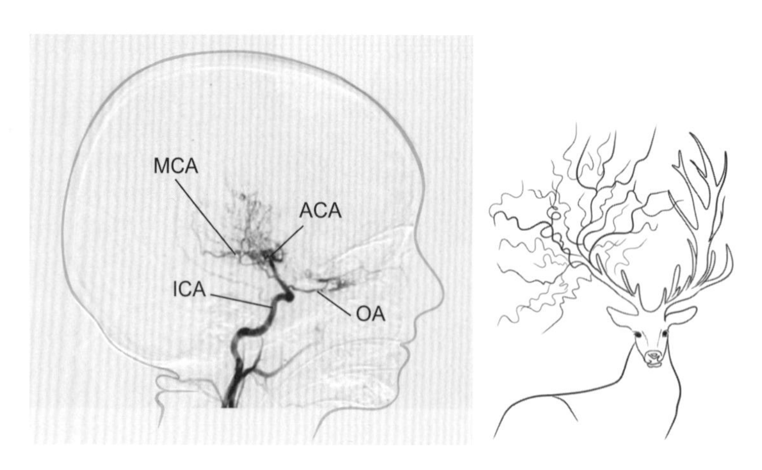

图 8-15　烟雾病

MCA 为大脑中动脉；ACA 为大脑前动脉；OA 为眼动脉；ICA 为颈内动脉。

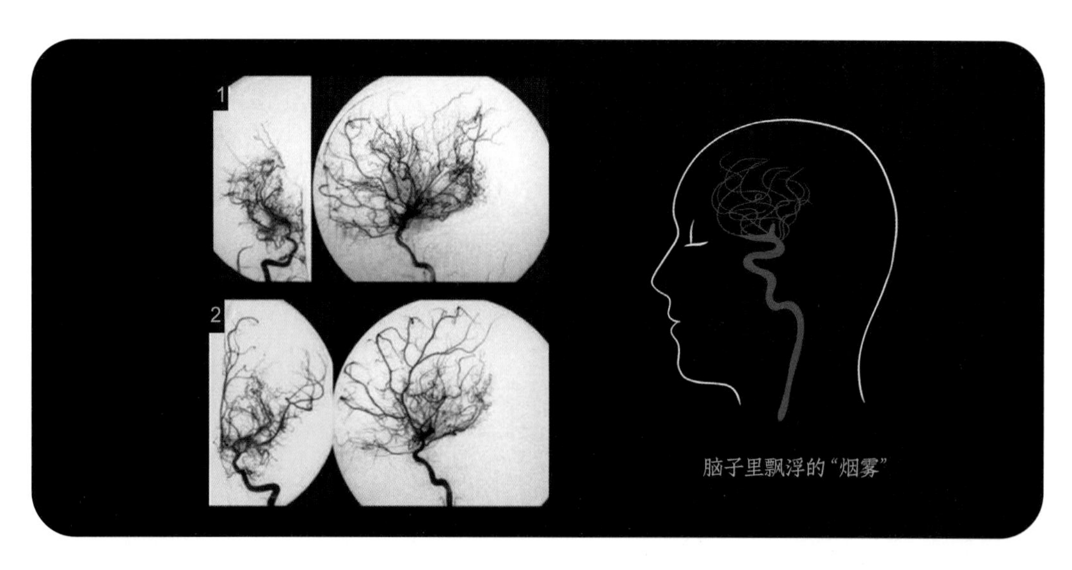

图 8-16　头颅 DSA：烟雾病

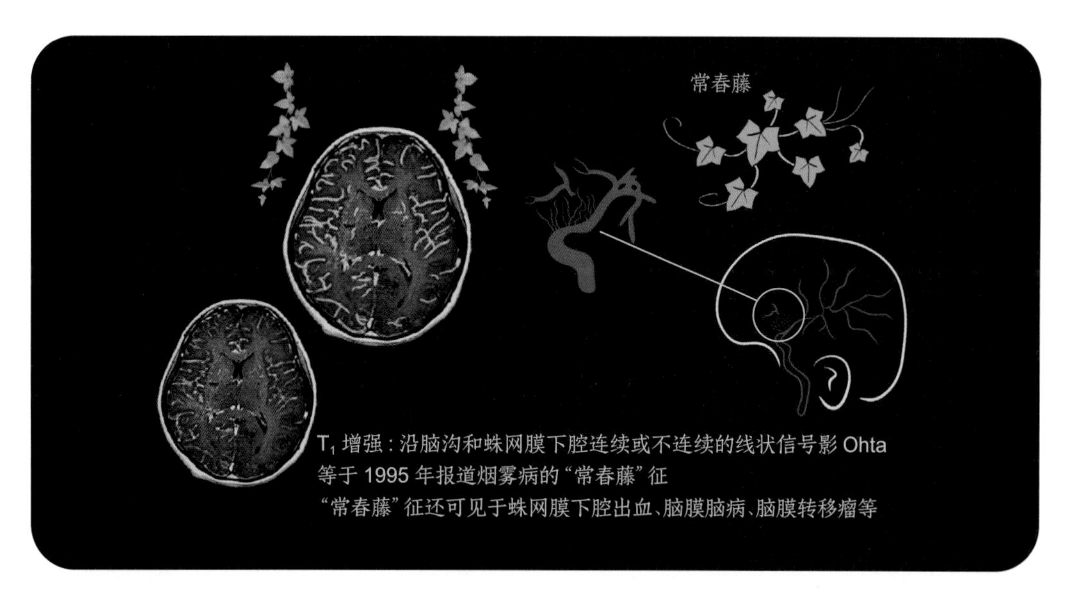

图 8-17　头颅 MRI：烟雾病的“常春藤”征

七、基底核钙化症

基底核钙化症即特发性基底核钙化，由 Fahr 在 1930 年首先报道，故又称 Fahr 病。Fahr 病头颅 CT 可表现为对称性基底核钙化，部分患者还伴有小脑齿状核和皮质散在钙化（图 8-18）。

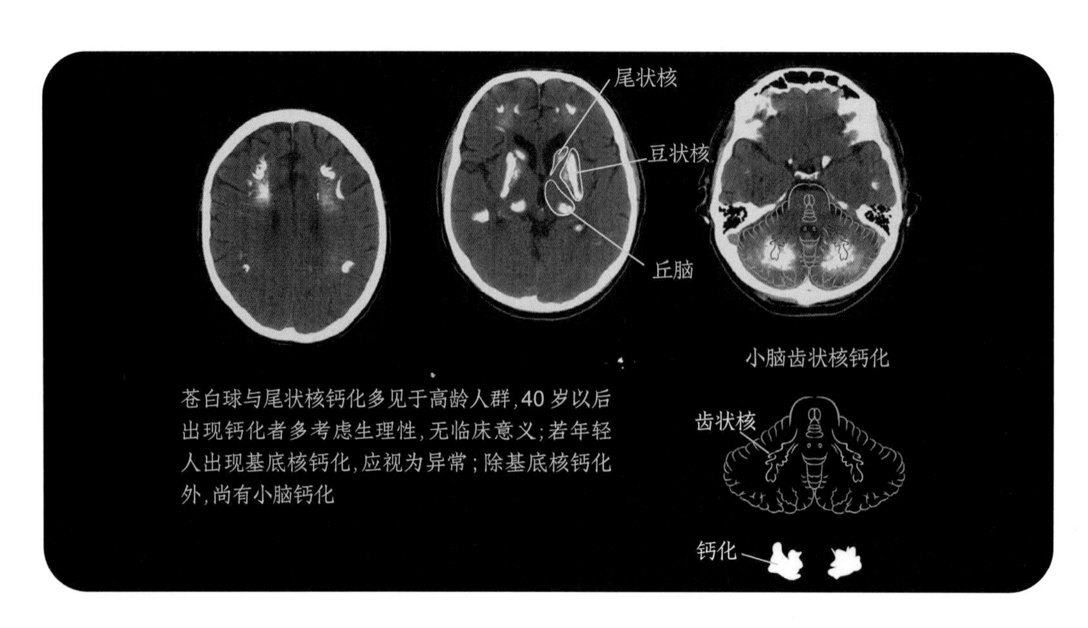

图 8-18　头颅 CT：Fahr 病钙化征

八、透明隔囊肿和透明隔腔

透明隔囊肿是先天性的囊肿,常在因其他原因行头颅 CT 和 MRI 检查时发现,需与透明隔腔相鉴别(图 8-19)。

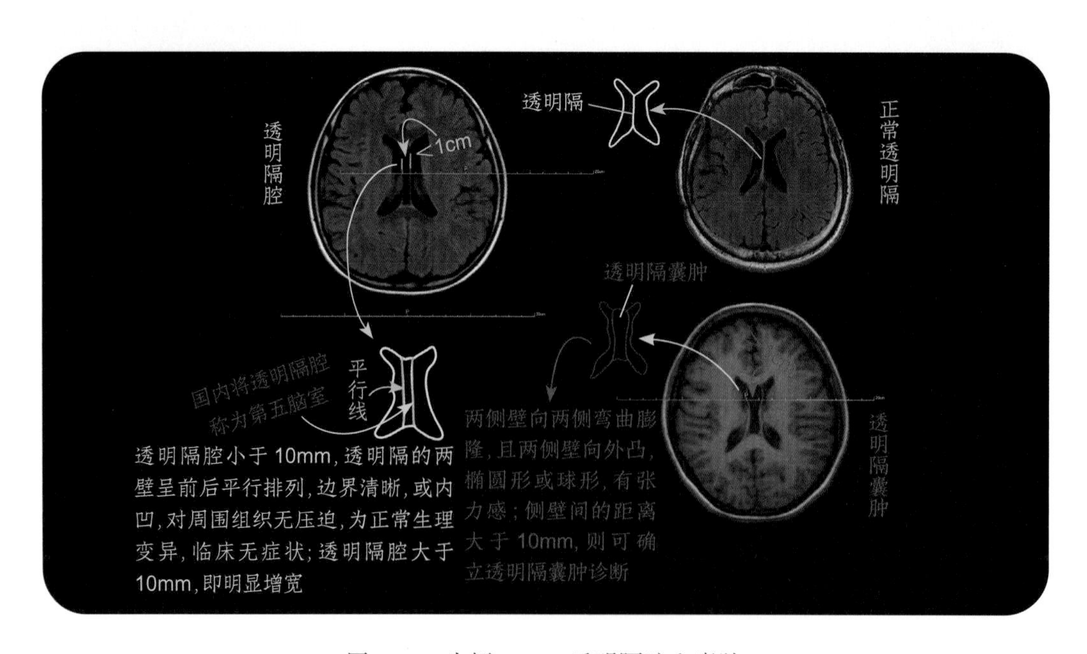

图 8-19　头颅 MRI：透明隔腔和囊肿

九、Sturge-Weber 综合征

Sturge-Weber 综合征又称脑面血管瘤病，多为散发病例。头颅 CT 在确诊颅内钙化上优于 MRI，Sturge-Weber 综合征患者常见血管瘤部位的脑皮质外缘钙质沉积，形成“轨道”征（图 8-20）。

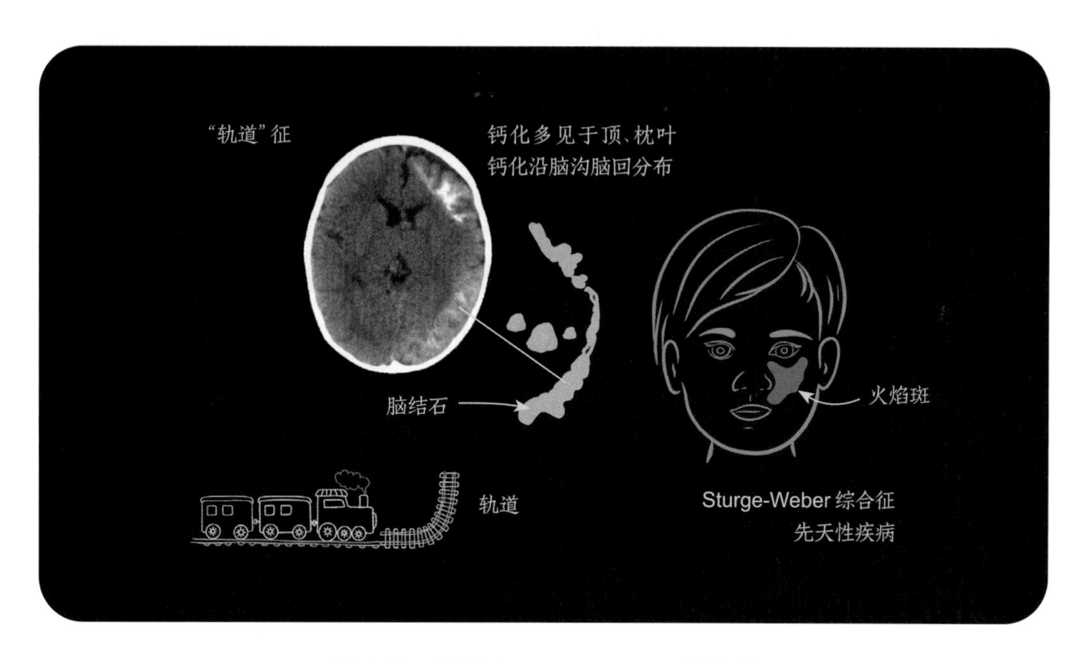

图 8-20　头颅 CT：Sturge-Weber 综合征

十、肌萎缩侧索硬化

肌萎缩侧索硬化（amyotrophic lateral sclerosis，ALS）就是“渐冻症”，是累及上运动神经元和下运动神经元及其支配的躯干、四肢和头面部肌肉的一种慢性、进行性变性疾病。ALS 缺乏特征性影像征象，冠状位皮质脊髓束高信号，即从半卵圆中心至脑干层面双侧皮质脊髓束走行区高信号构成的“三角杯”征（图 8-21），有一定的特征性。

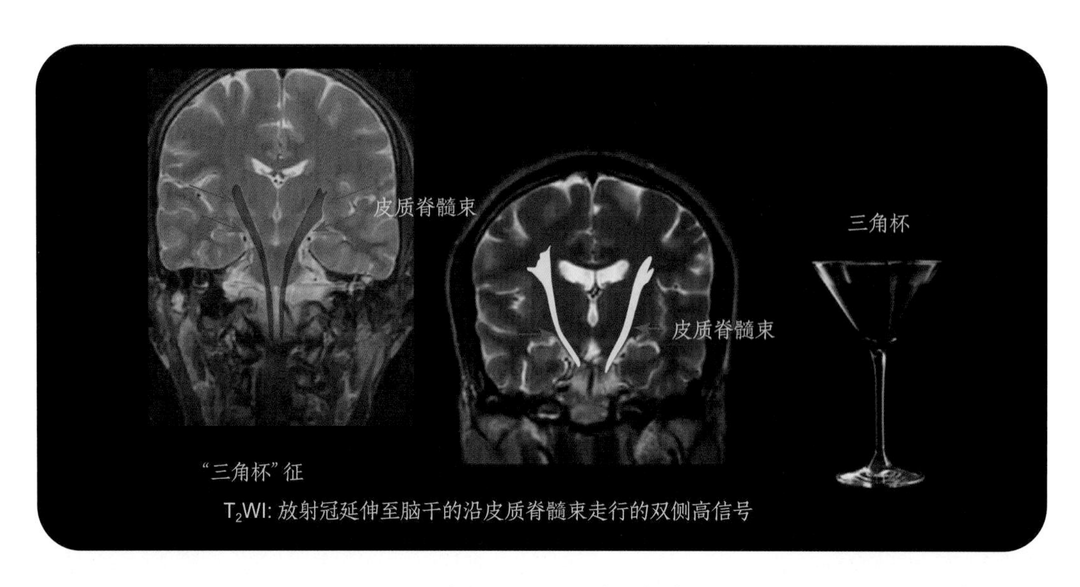

图 8-21　头颅 MRI：肌萎缩侧索硬化

十一、遗传性痉挛性截瘫

遗传性痉挛性截瘫是一组以对称性双下肢进行性肌无力和肌张力增高为主要表现的神经系统遗传变性病。此类患者头颅 T_2 和 FLAIR 显示胼胝体变薄，以及侧脑室额角旁白质内出现异常高信号，水平位上形似猞猁耳尖簇状的毛发，称为"猞猁耳"征（图 8-22）。

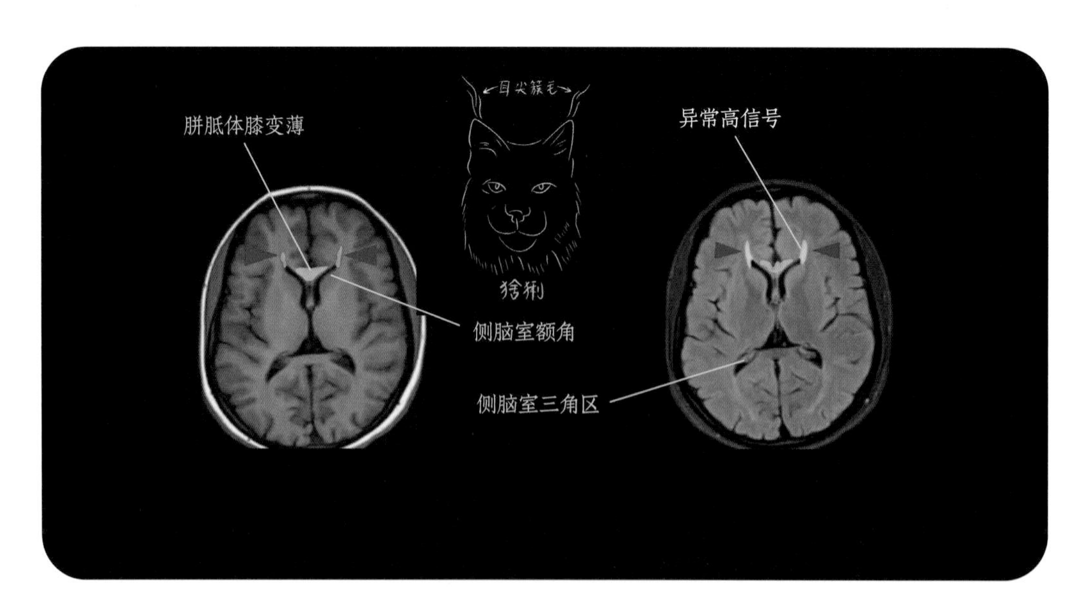

图 8-22　头颅 MRI：遗传性痉挛性截瘫

第九章

遗传和中毒性脑病

一、肝豆状核变性

肝豆状核变性（hepatolenticular degeneration）又称威尔逊病（Wilson disease），是一种常染色体隐性遗传的铜代谢障碍疾病。铜在体内沉积，主要导致肝硬化和以豆状核为主的脑部病变。临床上，肝豆状核变性表现为进行性加重的锥体外系症状、肝硬化、精神症状、肾功能损害及K-F环。“熊猫脸”征是肝豆状核变性经典的MRI征象，分为“大熊猫脸”征和“小熊猫脸”征。

1. **“大熊猫脸”征**　T_2WI 上红核呈现对称性的低信号，红核周围的内侧丘系、大脑脚上部、红核脊髓束及皮质脑干束神经纤维受累呈高信号（图 9-1）。

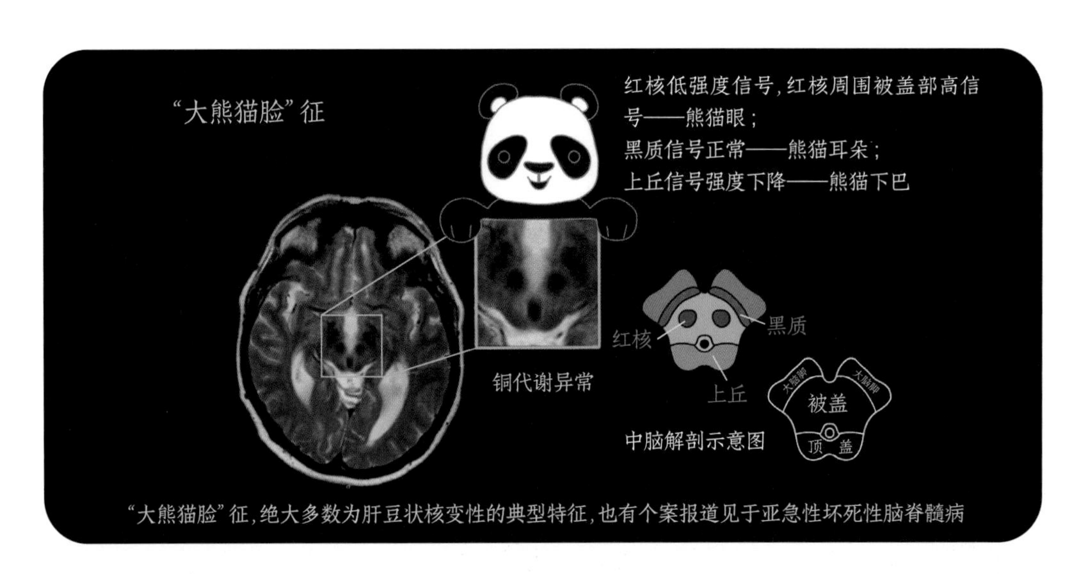

图 9-1　头颅 MRI：肝豆状核变性（“大熊猫脸”征）

2. **“小熊猫脸”征**　双侧大脑脚、双上丘、导水管、导水管周围灰质核团等构成了“小熊猫脸”，双侧受累而呈长 T_2 信号的红核周围纤维束与短 T_2 的中央被盖束勾勒出“小熊猫的双眼”（图 9-2）。

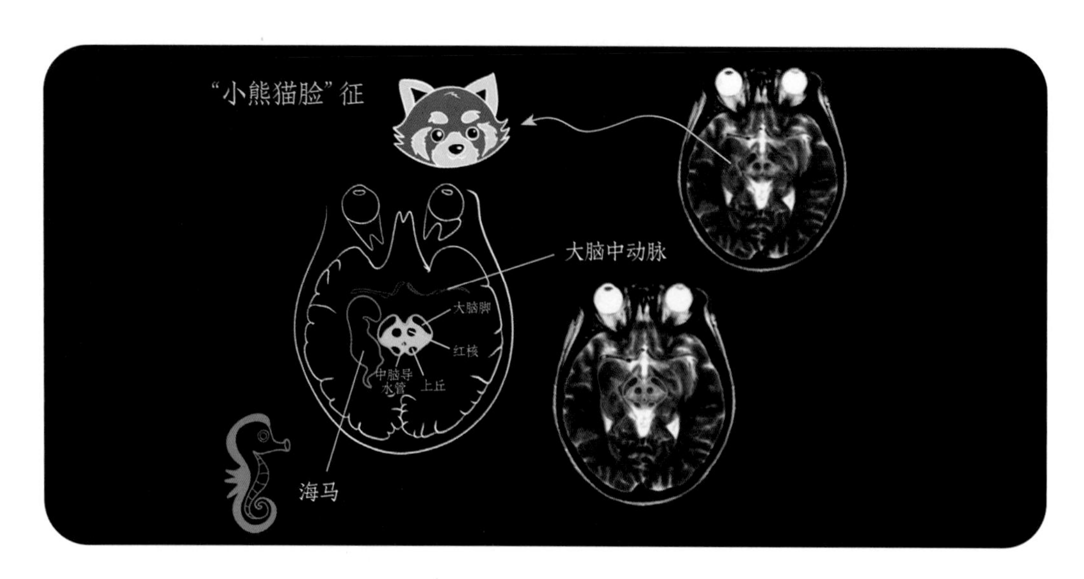

图 9-2　头颅 MRI：肝豆状核变性（"小熊猫脸"征）

二、哈勒沃登 - 施帕茨病

哈勒沃登 - 施帕茨病（Hallervorden-Spatz disease，HSD）又称苍白球黑质红核色素变性，是一种铁元素代谢障碍的遗传性疾病。该病临床表现类似帕金森病，表现为缓慢进展的锥体外系症状。"虎眼"征是该病的典型 MRI 征象，表现为 T_2 上双侧"苍白球"信号减低，而在低信号中间可见片状或点状高信号，看起来与老虎的眼睛极为相像，故称之为"虎眼"征（图 9-3）。

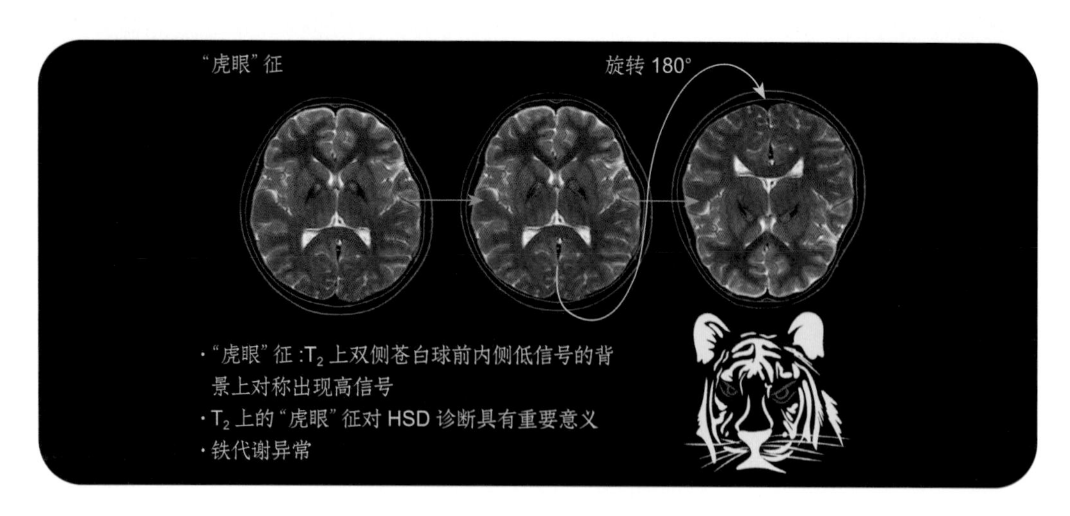

图 9-3　头颅 MRI：哈勒沃登 - 施帕茨病

HSD：哈勒沃登 - 施帕茨病。

三、肥厚性硬脑膜炎

肥厚性硬脑膜炎是一种慢性自身免疫性病变，主要症状是慢性头痛。头颅 MRI 表现为颅内硬脑膜弥漫性增厚和信号异常，在冠状位上，大脑镰和小脑幕呈现“三叉星”征（图 9-4）。

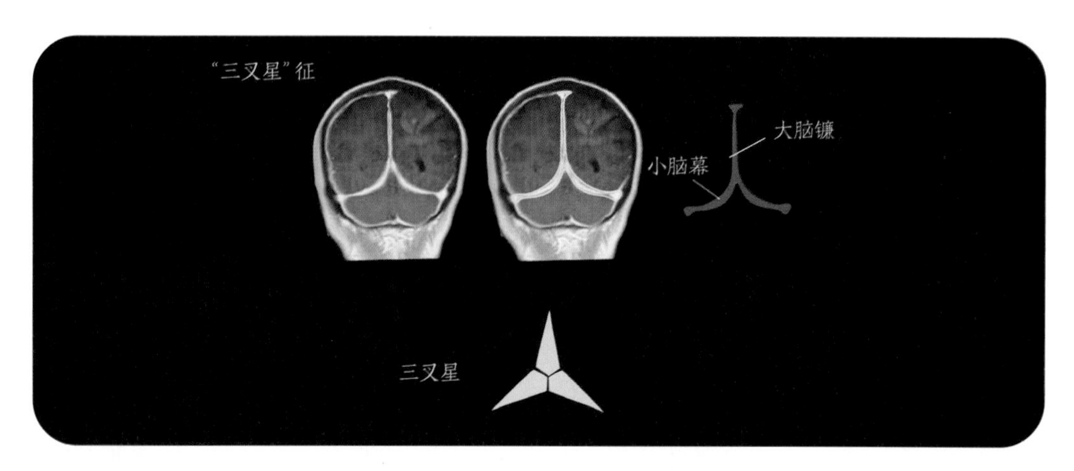

图 9-4　头颅 MRI：肥厚性硬脑膜炎

四、急性中毒性代谢性脑病

急性中毒性代谢性脑病（toxic-metabolic encephalopathy，TME），通常是全身性疾病的后果，多种病因都可以导致，尤其是尿毒症。大多数 TME 是可逆的，迅速识别和治疗非常重要。TME 的典型头颅 MRI 征象为“叉子”征（图 9-5），豆状核在 T_2、FLAIR 上为基本对侧的异常高信号（T_1 上呈低信号），头颅 CT 上豆状核呈低密度。

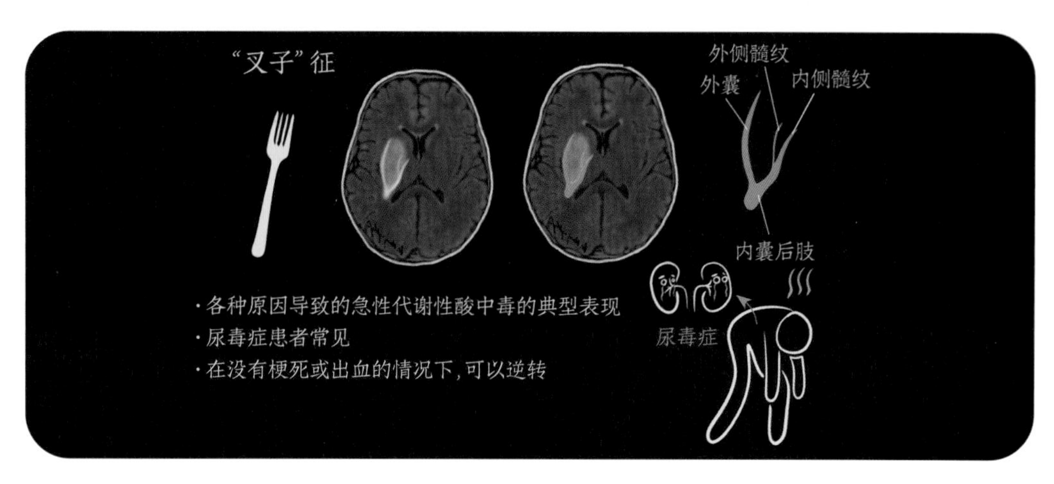

图 9-5　头颅 MRI：急性中毒性代谢性脑病

五、急性有机溶剂中毒性脑病

急性有机溶剂中毒性脑病是中毒性脑白质病的一种，病理上主要表现为弥漫性脑白质病变及髓鞘破坏。临床表现为颅内高压、意识障碍、癫痫、认知障碍、精神障碍等，严重者甚至死亡。急性中毒患者的头颅 MRI 典型征象为“向日葵”征（图 9-6），表现为双侧对称性（或弥漫性）脑白质、基底节区、齿状核异常信号，少数可累及小脑和脑干。

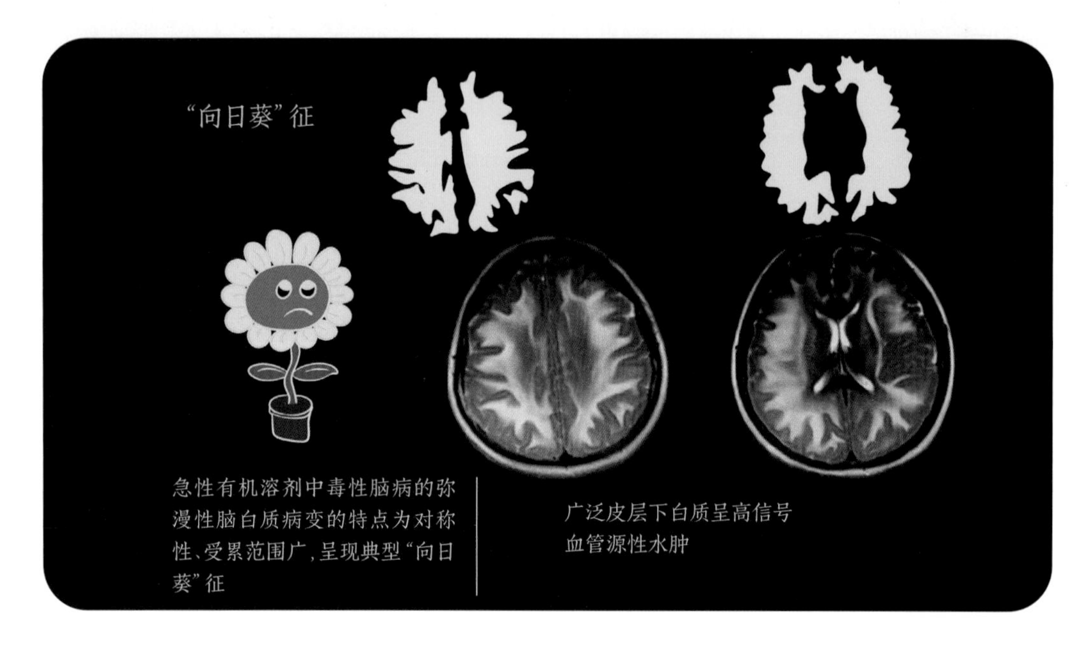

图 9-6　头颅 MRI：急性有机溶剂中毒性脑病

第十章

功能性脑病

一、癫痫

癫痫是一种长期性神经系统疾病，以癫痫抽搐发作为特征。癫痫是大脑皮质的神经系统活动过度或异常导致的结果，可导致癫痫的病因很多（图 10-1）。

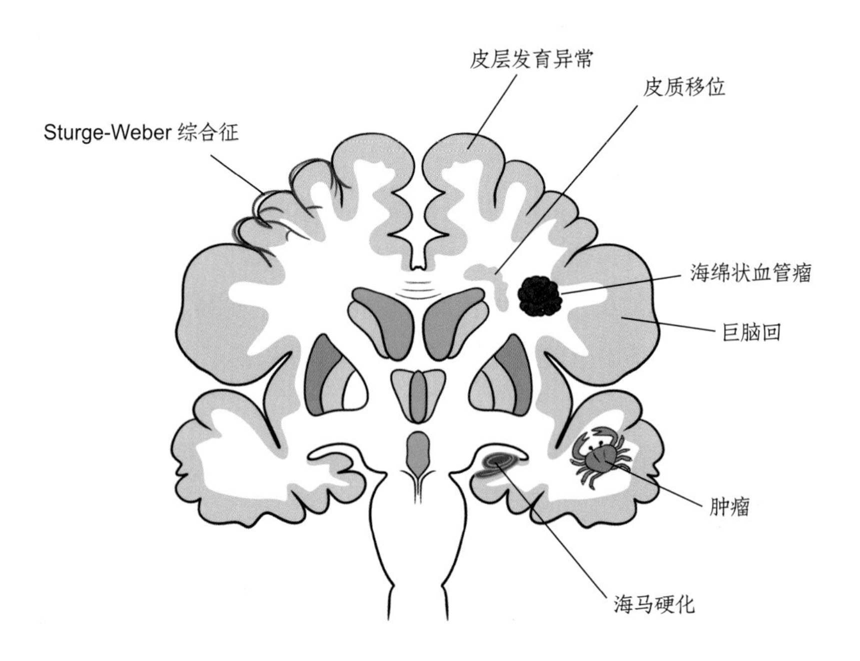

图 10-1　与癫痫相关的脑部病变

1. **局灶性皮质发育不良**　局灶性皮质发育不良（focal cortical dysplasia，FCD）是由脑皮质神经元移行障碍或细胞增殖障碍所导致的一种疾病，是皮质发育畸形的一种，是导致难治性癫痫的常见病因之一。MRI 表现为局灶性的皮质增厚、灰白质边界不清、皮质或皮质下高 T_2-FLAIR 信号、脑回增宽和脑沟走行异常等。2 型局灶性皮质发育不良患者，从发育不良皮质向脑室周区域延伸放射状导向白质带的高信号神经元迁移束，这种征象称为穿透征（图 10-2）。

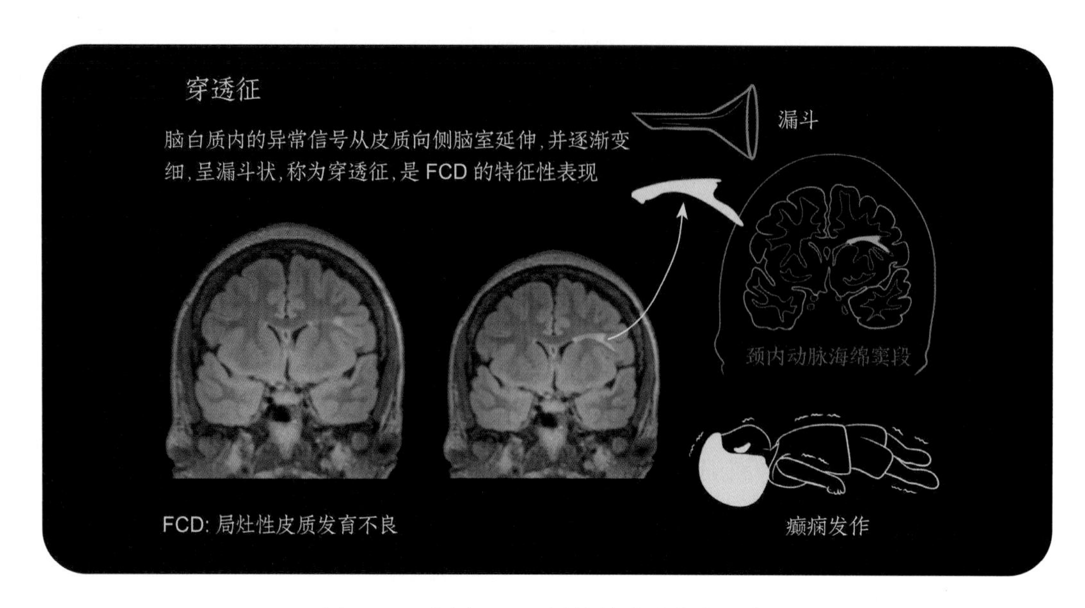

图 10-2　头颅 MRI：局灶性皮质发育不良

2. **海马硬化**　目前，海马硬化被认为是癫痫，特别是颞叶癫痫的重要原因。海马硬化的主要病理表现是海马萎缩，可以是单侧海马萎缩，也可以是双侧。海马硬化可能与婴幼儿时期的各种损伤有关，如外伤、惊厥、高热痉挛等。头颅 MRI 检查测量海马的体积、缩小程度，观察海马体附近的病变，可为癫痫的诊断和治疗提供有力依据（图 10-3）。

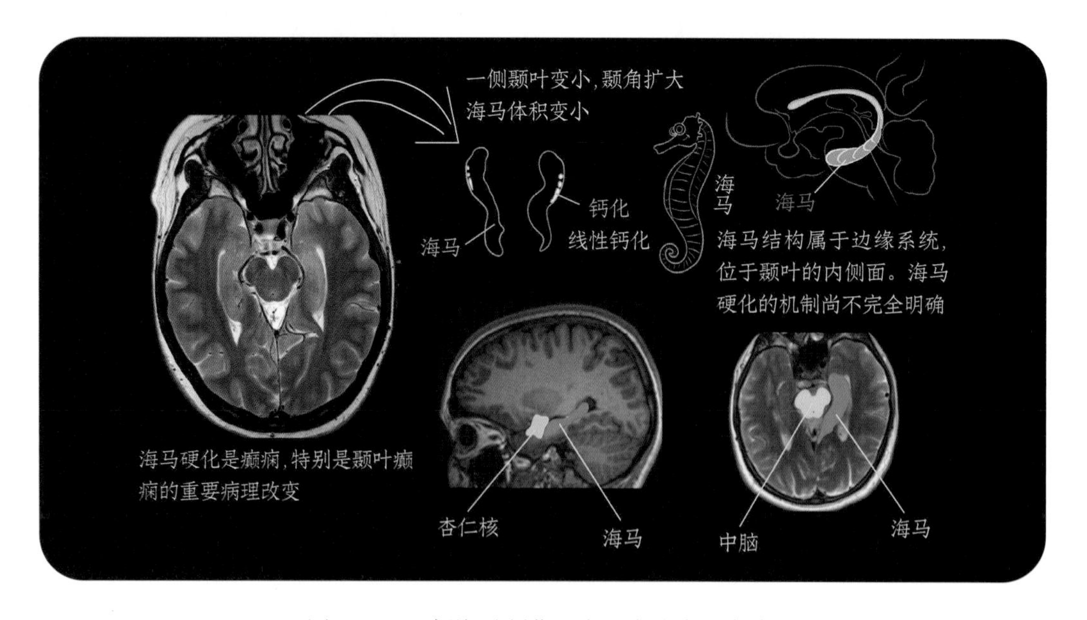

图 10-3　双侧海马硬化和海马在脑中的定位

二、帕金森病

帕金森病又称震颤麻痹，是一种常见的老年神经系统退行性疾病，包含两大类症状：①特征性运动症状，如静止性震颤、运动迟缓、肌强直和姿势平衡障碍等；②非运动相关症状，如智力减退、社交回避、睡眠障碍和自主神经功能障碍等。在头颅 MRI 高分辨率 T_2 和 SWI（磁敏感加权成像）水平位上，正常黑质核团 -1 轴位形似燕尾，称为“燕尾”征（图 10-4、图 10-5）。“燕尾”征消失是帕金森早期诊断的重要影像征象。

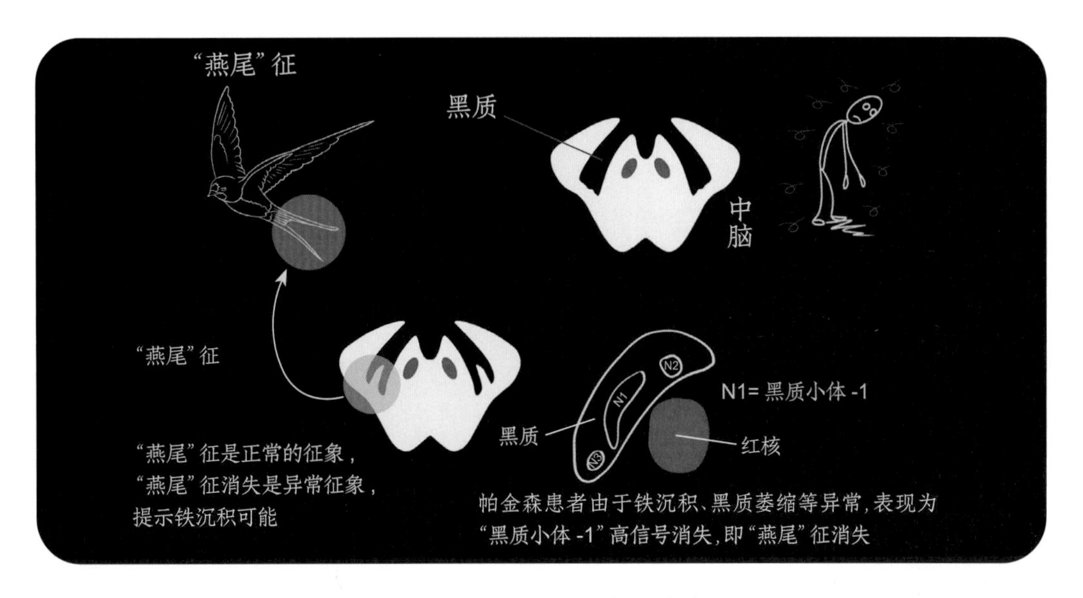

图 10-4 头颅 MRI：帕金森病

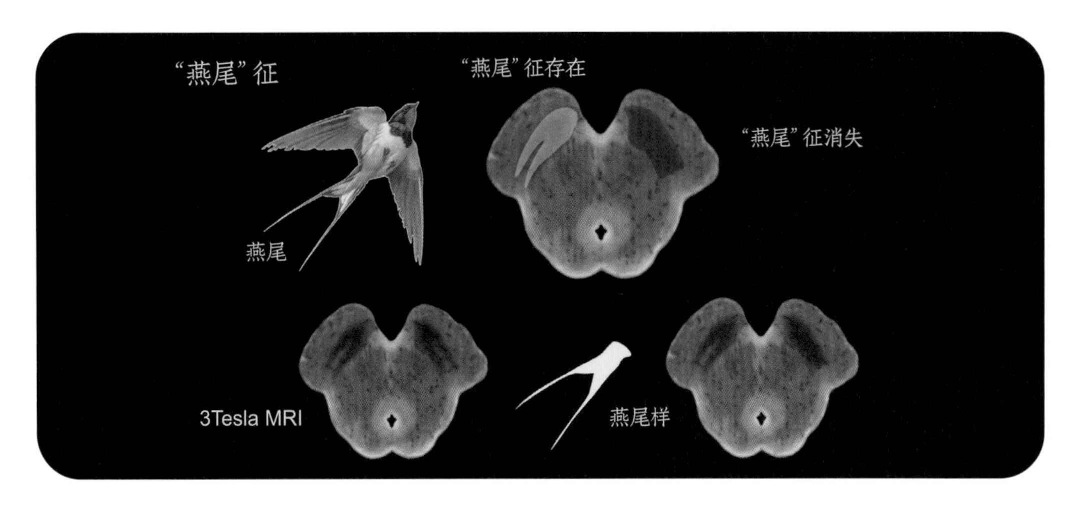

图 10-5 头颅 MRI 水平位：SWI“燕尾”征

三、阿尔茨海默病

阿尔茨海默病(Alzheimer disease,AD)是老年和老年前期发生的,以进行性认知功能障碍和行为异常为特征的中枢神经系统退行性病变。临床上表现为记忆障碍、失语、失用、失认和视空间能力损害。AD 与海马体萎缩有相关性,在头颅 CT 或 MRI 检查上,“大象”征是比较特异的影像学征(图 10-6)。

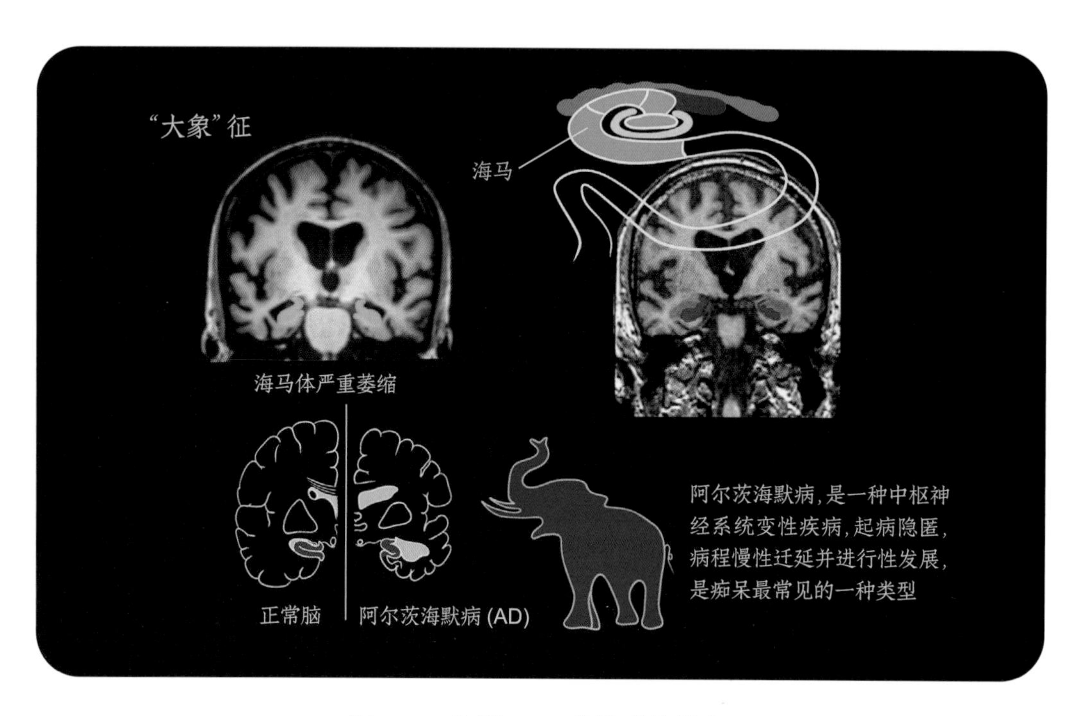

图 10-6　头颅 MRI:阿尔茨海默病

四、红核与两种强直状态

去大脑强直和去皮质强直是临床上经常遇到的两种强直状态。去皮质强直表现为上肢屈曲,呈“c”形,下肢伸直;去大脑强直表现为四肢伸展样强直,上肢呈“e”形。两者的区别主要在于损伤的位置不同,去皮质强直是广泛大脑皮层损伤,去大脑强直损伤主要在中脑水平(图 10-7)。

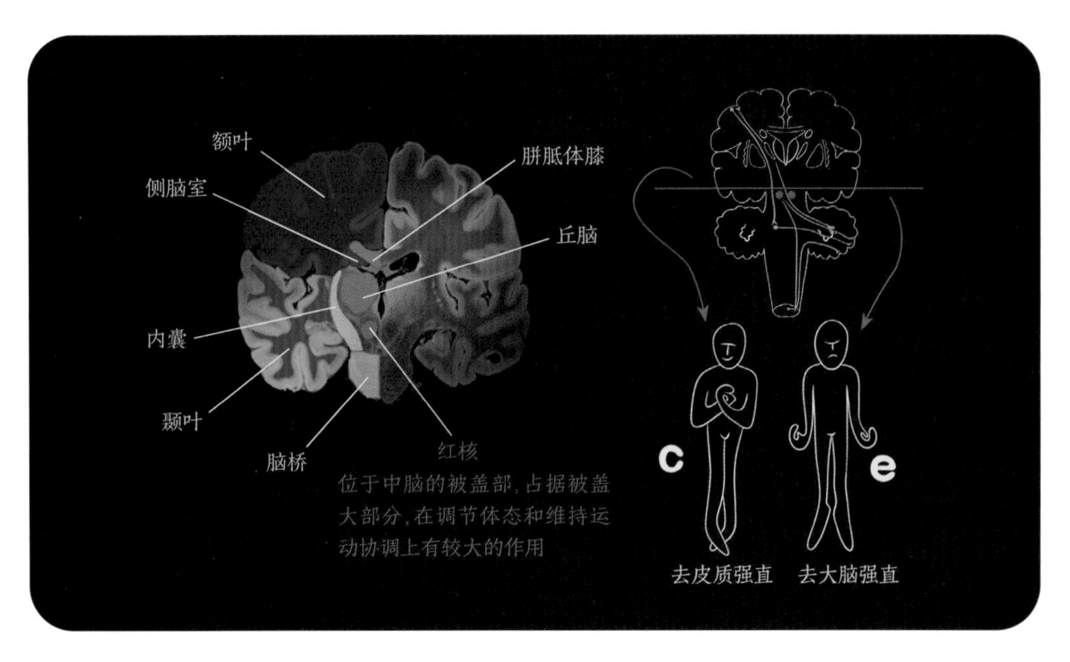

图 10-7 头颅 MRI：红核定位与两种强直